カラダを温めて冷えをとる！

温活365日

イシハラクリニック副院長 石原新菜

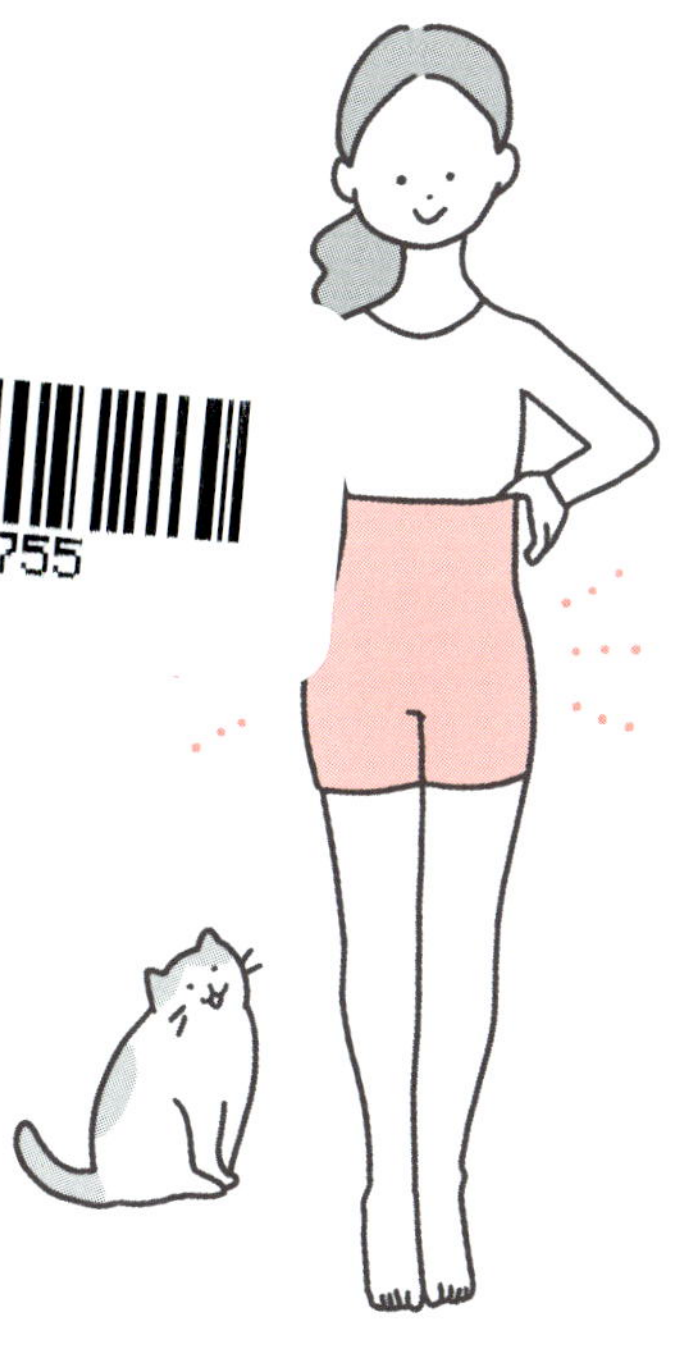

内外出版社

はじめに

肩こりや頭痛、便秘、生理不順、生理痛……
病院に行くほどでもないけれど、何かしらいつも調子が悪い。
これは、すべて「冷え」が原因です。

現代の日本人の体温は35・5度から36・2度が最も多く、
昔に比べるとかなり低くなっています。
1957年、東京大学医学部の田坂定孝教授が
約3000人の健康な日本人を対象に体温を測定したところ、
7割以上の人が36・9度ありました。
そこから70年経って、約1度も下がっているのです。

なぜ、現代人はこれほど体温が下がってしまったのでしょうか。
いちばんは運動不足です。日常的に体を動かすことが少なくなりました。
70年前は階段を登り降りしていた駅やビルにも、
今はエスカレーターやエレベーターが設置されています。

掃除は、ロボット掃除機がボタンひとつで隅々までかけてくれます。
最近ではリモートワークが増加し、ますます動かなくなっています。
体温の約4割は筋肉でつくられているので、
体を動かさなければ筋肉はつくられず、体温も上がりません。
現代人の体温が下がっているのも、当然といえます。

また、インターネットの発達により、
昔は時間がかかったものもすぐに返事が来るようになりました。
息をつく暇もなく物事が進んでいくため、
忙しさも増し、ストレスも溜まりやすくなっているといえます。
ストレスも、体を冷やす原因のひとつです。そのほか、
シャワーだけで湯船につからない、
食事の内容が変わったことなどもあげられます。

この本では、冷えを改善して体温を上げる方法を季節ごとに
365日分紹介します。
気軽に取り組めそうなところから、トライしてみてください。

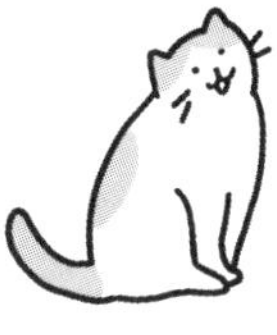

はじめに … 2
温活って? … 10
漢方と温活 … 11
自律神経と温活 … 12
腸活と温活 … 13
おわりに … 222

spring 春 … 14

3月

1日 腹巻をする … 16
2日 緑茶より紅茶、紅茶よりしょうが紅茶 … 18
3日 花粉症きた！ と思ったら漢方「小青竜湯」を飲む … 19
4日 花粉がひどい日は番茶で鼻洗浄 … 19
5日 酢酸菌と乳酸菌で花粉症を抑える … 19
6日 花粉症には塩風呂 … 19
7日 毎日7時間寝る … 20
8日 間食は黒糖をひとかけ食べる … 21
9日 おやつにドライフルーツを食べる … 21
10日 小腹が空いたらナッツを食べる … 21
11日 勤務中の間食に高カカオチョコ … 21
12日 野菜チップスはヘルシーおやつ … 21
13日 口寂しいときは黒あめ … 21
14日 気軽なプチ断食にトライ！ … 22
15日 穀物を6割、肉・魚を1割、野菜・果物を3割食べる … 23
16日 体温を上げるしょうが生活 … 24
17日 毎日、湯船につかる … 26
18日 50～60度の白湯を飲む … 27
19日 シナモンを足してコーヒーを飲む … 27
20日 ランチのお供はウーロン茶 … 27
21日 肌あれにはハトムギ茶を飲む … 27
22日 コンビニランチは海苔のおむすびと味噌汁を … 28
23日 まだまだ活躍！ 機能性インナー … 29
24日 大判ストールは常時持参 … 29
25日 下着はフィットするものを … 29
26日 軽い羽織りものは必ずバッグに … 29
27日 圧迫される下着は着ない … 29
28日 通勤バッグはリュックサック … 29
29日 冷え性の人は天然の塩をとる … 30
30日 ゴルフボールを足裏で踏む … 31
31日 朝食は、にんじんリンゴジュースに決まり … 32

4月

1日 ゆるっとした服の下に肌に密着する下着を着る … 34
2日 きのこや海藻など食物繊維をとる … 35
3日 発酵食品はいつも食卓に … 35
4日 貧血は体を冷やす！ 鉄分を意識する … 35
5日 ビタミンA・C・Eで美肌に … 35
6日 1日30回はスクワット … 36
7日 歯磨きしながらスクワット … 37
8日 隙間時間に壁腕立て伏せ … 37
9日 オフィスワーク中につま先上げ … 37
10日 デスクの下でかかとを上げ下げ … 37
11日 電車の中で姿勢を保つ … 37
12日 吊り革を持ってつま先立ち … 37
13日 朝10時に体温を測る。目標は36・5度以上 … 38
14日 休日は1日1食生活でデトックス … 39
15日 体質に合わせて「陽性食品」「陰性食品」を選ぶ … 40
16日 正しい姿勢を心がけて歩く … 42
17日 5分でいいから外に出る … 43
18日 階段を昇ってみる … 43
19日 ノー残業デーは一駅歩いてみる … 43
20日 音楽を聴きながら早歩き … 43
21日 ジムに行くなら絶対近所！ … 44
22日 玄米を選ぶ。発芽玄米ならなお◎ … 45
23日 乳製品はヨーグルトやチーズを … 45
24日 お肉を食べるなら羊肉！ … 45
25日 小松菜で免疫力アップ … 45
26日 冷凍野菜を常備する … 45
27日 アリウム属の野菜で血液サラサラ … 45
28日 ヒールは血流が悪くなる。パンプスを履く … 46
29日 運動靴はホールド性とクッション性を重視 … 47
30日 あずきがさまざまな不調を改善 … 48

contents 目次

5月

1日 眠れない夜に「しそ酒」。お酒が苦手なら「しそ湯」…50
2日 ドライヤーの風を膝裏に当てる…51
3日 合谷と三陰交をドライヤーで温める…51
4日 ドライヤーで耳や肩甲骨を温める…51
5日 名づけてドライヤーストレッチ…51
6日 腹八分目を意識して生活する…52
7日 湯船にしょうがを入れてみる…53
8日 5月はしょうぶ湯の季節…53
9日 しその葉を湯船に浮かべて…53
10日 婦人科系の悩みによもぎ湯…53
11日 レモン湯でつるつる美肌に…53
12日 にんにく湯で芯からポカポカ…53
13日 息を長〜く吐いて夜寝る前に腹式呼吸…54
14日 湿疹やアトピーが出てきたら「葛根湯」を飲んでみる…55
15日 家事は運動と思って、しっかり体を動かす…56
16日 熱中できる趣味を見つけて、今に集中できる暮らしを…58
17日 肌荒れにヨーグルトパック…59
18日 炭酸泡パックで顔の血流を促す…59
19日 洗顔剤は使わずぬるま湯で洗う…59
20日 季節の変わり目はこうじ水で肌ケア…59
21日 自分のメンタルは自分で整える…60
22日 予定を入れすぎない…61
23日 自分ルールを決め過ぎない…61
24日 ため息をつく…61
25日 週に1日はダラダラ過ごす…61
26日 水をとり過ぎたらマッサージで出す…61
27日 大声を出してストレス発散…61
28日 生活リズムを整える…62
29日 変化をつくらない…63
30日 雨で不調になる人は、汗をかいて水を抜いておく…64
31日 顔のツボ押しを試してみる…65

summer 夏 …66

6月

1日 夏に太りやすい人は水太りが多い！ 水分のとり過ぎに気をつける…68
2日 半身浴で下半身の血流を促す…70
3日 メンタル不調にはGABA…71
4日 酢は最強食材。普通の酢より黒酢を…71
5日 おばあちゃんの食を意識する…71
6日 朝食にホットチーズバナナ…71
7日 体からのお便り。毎日便チェック…72
8日 白ワインより赤ワイン…73
9日 冷えに効くホットワイン…73
10日 日本酒の熱燗であったまる…73
11日 梅の栄養がとれる梅酒…73
12日 紹興酒は栄養豊富な穀物由来…73
13日 焼酎はお湯割りで…73
14日 塩風呂に入る…74
15日 こんなにスゴイ！ 玉ねぎパワー…75
16日 夏に向けて発汗体質をつくる…76
17日 ごはんを食べ終わったらすぐに歩く…78
18日 買いもの袋を上げ下げ…79
19日 座っているときも背筋シャキッ…79
20日 勢いよくバンザイ！…79
21日 四つんばいで上半身を伸ばす…79
22日 「本能」にしたがって食べる…80
23日 定食は栄養バランス◎…81
24日 昼食は温かいとろろそば…81
25日 白米を食べるなら黒ゴマを振る…81
26日 冷やし中華より熱々のうどん…81
27日 冷や汁なら味噌汁を…81
28日 オートミールは食物繊維が豊富…81
29日 ビールが飲みたいときは、その分汗をかく！…82
30日 はちみつの顔パックでモチモチ肌に…83

7月

1日 サウナでデトックス…84
2日 顔のマッサージでむくみをとる…86
3日 運動後は汗をふき、シャワーを浴びる…87
4日 ミントの入浴剤で入浴する…87
5日 お風呂上がりはバスローブを着る…87
6日 熱めのシャワーを上半身に当てる…87
7日 プールや海に行ったら積極的に泳ぐ…88
8日 制汗スプレーを使わない…89
9日 起きてすぐ歯磨き…89
10日 ニキビには「清上防風湯」…89
11日 糖質制限はしない…89
12日 布ナプキンを使う…89
13日 下から温めるよもぎ蒸しパッド…89
14日 オフィスの冷房冷えに！ あったかアイテムを仕込む…90
15日 目にホット蒸しタオルをのせる…91
16日 外と室内の寒暖差は7度以内がベスト…92
17日 太陽を1日1回は浴びて。日焼けは少しずつ重ねる…94
18日 出社してから腹巻をつける…95
19日 冷房下では足元を温める工夫を…95
20日 制服が膝丈の人は5分丈スパッツを下に履く…95
21日 リネンのワンピースを着る…95
22日 1日のエネルギー摂取の55～60％を炭水化物にする…96
23日 生野菜にはスパイスをかける…97
24日 夏野菜は熱して食べる…97
25日 炭酸ならジンジャーエール…97
26日 果物は赤紫のものをチョイス…97
27日 野菜には味噌をつけて…97
28日 献立に迷ったらラタトゥイユ…97
29日 扇風機やサーキュレーターで風を壁に当てる…98
30日 炭酸風呂でさっぱり…99
31日 手足のツボにお灸をする…100

8月

1日 腸内環境の改善に！ キャベツ活用テク…102
2日 スパッツやレギンスをスカートの下に履く…103
3日 ショッピングモールにサンダルは×…103
4日 コットンのTシャツを着る…103
5日 肩を出すときはおなかを温める…103
6日 筋膜ローラーで筋肉をゆるめる…104
7日 ビタミンCでメラニン生成を防ぐ…105
8日 MYしょうが粉末を持ち歩く…105
9日 料理ににんにくを使う…105
10日 牛肉より鰻を食べる…105
11日 味噌汁に海藻をたっぷり入れる…105
12日 むくみにはきゅうりの浅漬け…105
13日 夜寝るときは室温26～28度、湿度50～60％…106
14日 クール枕を使うとよく眠れる…107
15日 寝るときも冷房をつけて。パジャマは長袖長ズボン…108
16日 歯磨きは寝る1時間前に…110
17日 パジャマは天然素材を…111
18日 パジャマの色はブルーかグリーン…111
19日 スパッツは足先の出るものを…111
20日 寝るときも下着や腹巻はしっかり…111
21日 暑さで運動量がダウン。筋トレで筋肉を維持して…112
22日 タンパク質をとる…113
23日 夏バテ対策にビタミンB_1…113
24日 冷た過ぎない飲みものを飲む…113
25日 レモンを積極的にとる…113
26日 何にでもしょうがレモン酢…113
27日 朝起きたら、ちょい足し白湯…113
28日 食欲がないときは無理に食べない…114
29日 朝や夕方の涼しい時間にウォーキング…115
30日 スマホは寝る1時間前にやめる…116
31日 目に温タオル+アロマでぐっすり…117

autumn 秋 … 118

9月

1日 水を2リットル飲むのをやめる … 120
2日 朝起きたらカーテンを開けて朝日を浴びる … 122
3日 カフェラテよりソイラテ … 123
4日 オーツミルクは食物繊維たっぷり … 123
5日 気分転換にアーモンドミルク … 123
6日 甘いものがほしいときはココアを飲む … 123
7日 おなかを「の」の字にマッサージ … 124
8日 カリウムでむくみ解消 … 125
9日 甘酒はソースやドレッシングに … 125
10日 ネバネバ食材を取り入れる … 125
11日 酢大豆で元気をキープ … 125
12日 とうもろこしの毛でむくみとり … 125
13日 かぼちゃで手づくりおやつ … 125
14日 腰痛を感じたら有酸素運動 … 126
15日 整体院に行ってプチリフレッシュ … 127
16日 トータル9分でポッカポカ! 3-3-3入浴法 … 128
17日 体は馬毛ブラシで洗う … 130
18日 オリーブオイルで便はスルッ … 131
19日 夏バテ解消にMCTオイル … 131
20日 米油の原料は米ぬか … 131
21日 栄養豊富なアマニ油 … 131
22日 胃腸を丈夫にするのは「清暑益気湯」「補中益気湯」 … 132
23日 生理不順にはセリ科の野菜を … 133
24日 妊活には貝類を … 133
25日 生理不順にはごぼう … 133
26日 ニラが生理痛を緩和 … 133
27日 生理前こそ運動やお風呂 … 133
28日 生理前は3kgは増えるもの … 133
29日 美容院ではヘッドスパをプラス … 134
30日 美容院でイメチェンしてみる … 135

10月

1日 冷蔵庫に薬味ボックスを常備 … 136
2日 脱力スイッチオンで自分らしさを取り戻す … 138
3日 少し粗食を心がける … 139
4日 旬のものを食べる … 139
5日 食欲が増したら高級食材を少し … 139
6日 食べたものと似た体になる … 139
7日 気圧の変化に負けないよう意識的に長時間寝る … 140
8日 甘いものを食べるなら和菓子 … 141
9日 サラダチキンよりゆで卵 … 141
10日 おやつはさつまいも … 141
11日 スープはポタージュ … 141
12日 菓子パンよりもサンドイッチ … 141
13日 色の濃いお茶を選ぶ … 141
14日 ふくらはぎのマッサージをする … 142
15日 久々にラジオ体操をしてみる … 143
16日 イライラするときは体を動かす … 144
17日 心地よい気温の休日はお散歩に出かける … 146
18日 マスクをして外に出る … 147
19日 ホットアイマスクをつけて寝る … 147
20日 耳専用のお灸をする … 147
21日 マッサージ機を使ってみる … 147
22日 スカルプヘアブラシで頭皮の血行促進 … 148
23日 秋バテにとろろ豚汁 … 149
24日 肉も魚も中が赤いものが◎ … 149
25日 はちみつを料理に使う … 149
26日 タンパク質をとるなら魚缶が便利 … 149
27日 きのこは複数の種類を … 149
28日 ビタミンDで免疫力アップ … 149
29日 アウトドアは熱中症に注意 … 150
30日 心がザワザワする日は呼吸法をやってみる … 151
31日 股関節を伸ばすストレッチ、肩回りのストレッチで安眠 … 152

11月

1日 午後に重要な会議！炭水化物を抜いてみる…154
2日 痛気持ちいいところを押す…155
3日 浴室を暗くしてキャンドルで入浴…155
4日 手で顔をタッピング…155
5日 不眠には「抑肝散」「酸棗仁湯」…155
6日 かかとのないスリッパを履いて鍛える…156
7日 スマホは正しい姿勢でいじる…157
8日 カフェインは昼にとる…157
9日 よくかんで食べる…157
10日 プロテインの過剰摂取に注意…157
11日 夕飯は寝る3時間前までに…157
12日 夜は間接照明で過ごす…157
13日 脂肪を蓄える季節到来。有酸素運動を心がけて…158
14日 食欲の秋。3kg以上体重が増えたら注意する…159
15日 30分ランニングでイライラとサヨナラ！…160
16日 POAについて知る…162
17日 筋トレのやり過ぎはリスク大…163
18日 寝ながら腹筋…163
19日 ながら青竹踏み…163
20日 もも上げは腹筋に効く…163
21日 秋の夜長は好きな映画で笑いと涙…164
22日 起き抜けにガッツポーズ…165
23日 紙を思いっきり投げる…165
24日 柑橘系のアロマでリラックス…165
25日 心が疲れたら旅に出る…165
26日 わざとあくびをする…165
27日 人に悩みを聞いてもらう…165
28日 片足立ちのスゴイ効果…166
29日 歩数よりもインターバル速歩…167
30日 上半身から下半身に流れるアイソメトリック体操…168

winter 冬…170

12月

1日 頭寒足熱ファッションで温活とおしゃれを両立…172
2日 温泉旅行をする…174
3日 石原式ラフターヨガ…175
4日 なわとびで有酸素運動…175
5日 おなかと背中をツボ押し…175
6日 目覚めたらベッドでストレッチ…175
7日 生薬入りヘアケア&スキンケアを使ってみる…176
8日 寒くなったらしょうが入り甘酒…177
9日 野菜ジュースは56度未満に加熱…177
10日 就寝前のリラックスにはハーブティー…177
11日 しょうが紅茶+くず湯でポカポカ…177
12日 カフェでチャイティーラテを頼む…177
13日 眠れない夜はホットミルクで安眠…177
14日 発熱時は食事は控える。食べるなら石原式味噌汁！…178
15日 小顔ローラーでコロコロする…179
16日 大掃除は体を動かして雑巾がけ&窓ふき…180
17日 忘年会のおつまみに頼みたい3つのメニュー…182
18日 ゆず湯でリフレッシュ…183
19日 みかんの皮は湯船へ…183
20日 バラ湯で優雅な気分に…183
21日 大根の葉で生理痛解消…183
22日 クリスマスケーキは白くないものを食べる…184
23日 肩甲骨の間にカイロを貼る…185
24日 仙骨にカイロを貼って血行改善…185
25日 首にカイロを貼る…185
26日 おなかにカイロを貼る…185
27日 ふくらはぎにカイロを貼る…185
28日 カイロを布団の足元に貼って寝る…185
29日 健康を振り返る…186
30日 紅茶&緑茶うがいでウイルスを撃退…187
31日 忘年会の前に汗をかく…188

1月

1日 おせちは体を温める料理のオンパレード…190
2日 積極的にコタツに入る…191
3日 床暖房をつける…191
4日 部屋の窓を二重にする…191
5日 浴室暖房でヒートショックを防ぐ…191
6日 オフィスで湯たんぽを使う…192
7日 夕飯はニラ&ネギ入りの鍋…193
8日 夜ごはんは甘酒おでんに…193
9日 鍋は味噌鍋がおすすめ…193
10日 善玉菌を増やす発酵白菜…193
11日 免疫力の底上げに1日1リンゴ…193
12日 緑黄色野菜と果物で免疫力を強化…193
13日 首、手首、足首、3つの首を温める…194
14日 しょうがや玉ねぎを枕元に置いて安眠…195
15日 年末年始の食べ過ぎに1日断食で体をリセット…196
16日 梅醤番茶で胃腸を整える。下痢には大根湯…198
17日 小豆カイロを肩にのせる…199
18日 靴下用カイロを足裏と足首の上に貼る…199
19日 頭痛やめまいには手首カイロ…199
20日 みぞおちカイロで胃腸回復…199
21日 電車に乗る前にコートを脱ぐ…200
22日 電気敷布は寝るときに電源オフ…201
23日 レッグウォーマーを履いて寝る…201
24日 小型ヒーターを脱衣所に置く…201
25日 ドア下の隙間にスポンジを挟む…201
26日 厚めのカーテンをつける…201
27日 窓に断熱用フィルムを貼る…201
28日 デザイナーズフーズ・ピラミッドを意識する…202
29日 顔のむくみには温冷タオル…203
30日 キムチは腸にいい発酵食品。キムチくんマークつきを買う…204
31日 腹巻パンツは一人二役…206

2月

1日 タートルネックを着る…207
2日 家ではルームソックスを履く…207
3日 外出時はお気に入りのマフラーを…207
4日 ゆるい靴下で重ね履き…207
5日 どれにしようか悩んだら根菜類を使ったメニュー…208
6日 くつろぐなら床よりソファ…209
7日 毛布は布団の上からかける…209
8日 パネルウォーマーでホカホカ…209
9日 ホットマットで下半身を温める…209
10日 部屋着は着る毛布にする…209
11日 ベストを活用する…209
12日 顔にスチーマーを当てる…210
13日 お風呂から出たら1分以内に保湿をする…211
14日 お風呂に入れない日は手浴・足浴をする…212
15日 起きる前に暖房タイマー…214
16日 風邪をひいたら「葛根湯」…215
17日 インフルエンザには「麻黄湯」…215
18日 風邪のひき始めに効く「湯」…215
19日 軽い熱の日には薬湯やサウナ…215
20日 加湿器をうまく使う…216
21日 しょうが湿布を手づくり…217
22日 ニラ湿布で血行促進…217
23日 熱産生にはにんにく湿布…217
24日 こんにゃくでおなかを温める…217
25日 あぶったネギで呼吸をラクに…217
26日 すりおろしたきゅうりで解毒…217
27日 銭湯に行って温冷交代浴をする…218
28日 室温22度、湿度50%以上を保てるように注意する…220

温活って？

温活とは、体を温めて、体温を上げる活動のことです。

体が温まると血流がよくなり、老廃物がしっかり排出されて代謝がアップします。体温が1度上がると代謝は13%上がるといわれています。代謝が上がるとやせやすくなり、皮膚の隅々まで血液が届いて美肌になります。免疫力も上がります。また、「冷え」が原因の肩こりや頭痛、便秘、生理痛なども改善します。

体を温めるには「運動」「食事」「腹巻」「食べ物」の4つを軸に考えましょう。温活四カ条です。こちらをメインに、その他、季節ごとにさまざまな温活のテクニックを紹介しています。自分に合うものから試してみてください。

温活で体をポカポカにして、めぐりのいい、健康できれいな人になりましょう。

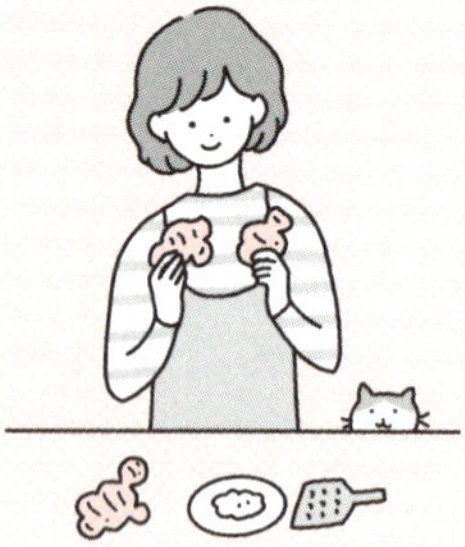

WHAT IS ON-KATSU?

漢方と温活

漢方では、健康な体は「気」（生命エネルギー）、「血」（血液）、「水」（血液以外の水分）のバランスから成り立つと考えられています。

「気」は元気の気。気がめぐらないと、うつ病や自律神経失調症、パニック障害などを発症しやすくなります。メンタルに影響するのです。

「血」のめぐりが悪く、血が滞った状態を「瘀血《おけつ》」といいます。生理不順や冷え、のぼせを招きます。血流が悪いと、不調が起こって代謝が下がり、免疫力も下がります。

「水」は老廃物を排出して水分バランスを整えますが、水が溜まると「水毒」になって頭痛やむくみ、下痢などの原因になります。

体温が上がると「気・血・水」の流れがよくなり、脂肪も燃え、肥満や様々な病気の予防、解消に大いに効果があります。

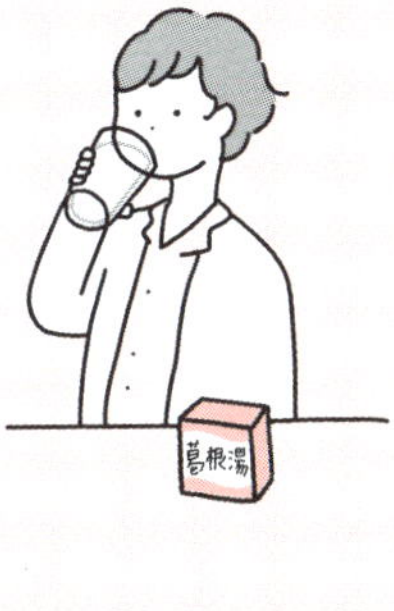

CHINESE MEDICINE & ON-KATSU

自律神経と温活

自律神経とは、呼吸や消化、排泄など、自分の意思と関係なく生命維持のために自律的に働く神経のことをいいます。活動するときに働く「交感神経」とリラックスするときに働く「副交感神経」の2つから構成されています。これらは拮抗二重支配で、交感神経が働いているときは副交感神経は休んでおり、副交感神経が働いているときは交感神経が休んでいます。両方の働きがよい状態であることが大切です。

寒暖差や日々のストレスが重なると、自律神経が乱れます。気候の変化やストレスに負けない体をつくるには、日頃から自律神経を整えておくことが大切です。

ストレスが強いとずっと交感神経が優位で、体が興奮している状態になります。体がリラックスできません。交感神経が働いていると、血管が収縮して血流が悪くなります。そうすると夜もぐっすり眠れず、眠れないと体は冷えきってしまいます。

自律神経を整えるには、お風呂につかる、ストレッチをするといった温活が有効です。

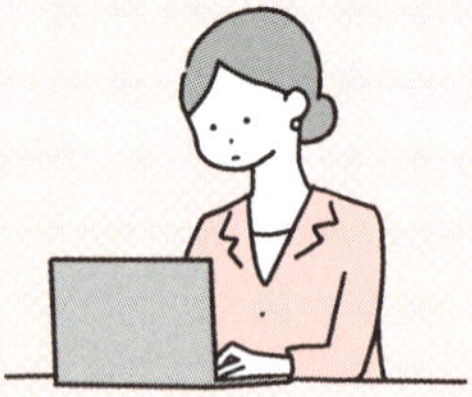

AUTONOMIC NERVOUS SYSTEM & ON-KATSU

腸活と温活

温活をすれば腸の血流もよくなり、腸活にもなります。腸内環境を整えると健康につながります。

腸内環境を整えるには、腸の中にいる腸内細菌のバランスが重要です。腸内細菌は善玉菌：日和見菌：悪玉菌＝2：7：1の割合で腸内に存在し、これが理想の状態です。

「善玉菌」は体によい働きをする菌で、「悪玉菌」は腸内の有害物質を増やす菌です。「日和見菌」はどっちつかずな菌で、腸内に善玉菌が多いときは悪さをしませんが、悪玉菌が優位になるとそちらの味方について、同じように有害物質を生み出します。それゆえ善玉菌をなるべく増やして、この割合をキープすることが大事です。食物繊維やオリゴ糖は、善玉菌のエサになって善玉菌を増やす働きがあるため、そういった栄養素を含む食品を意識的にとるとよいでしょう。

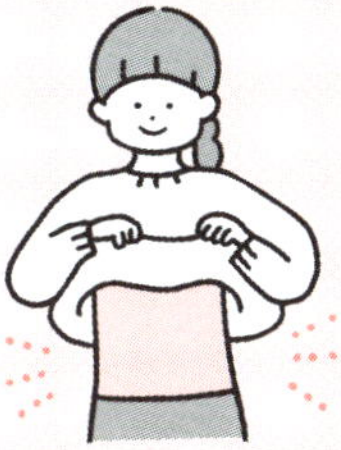

第1章　春　spring

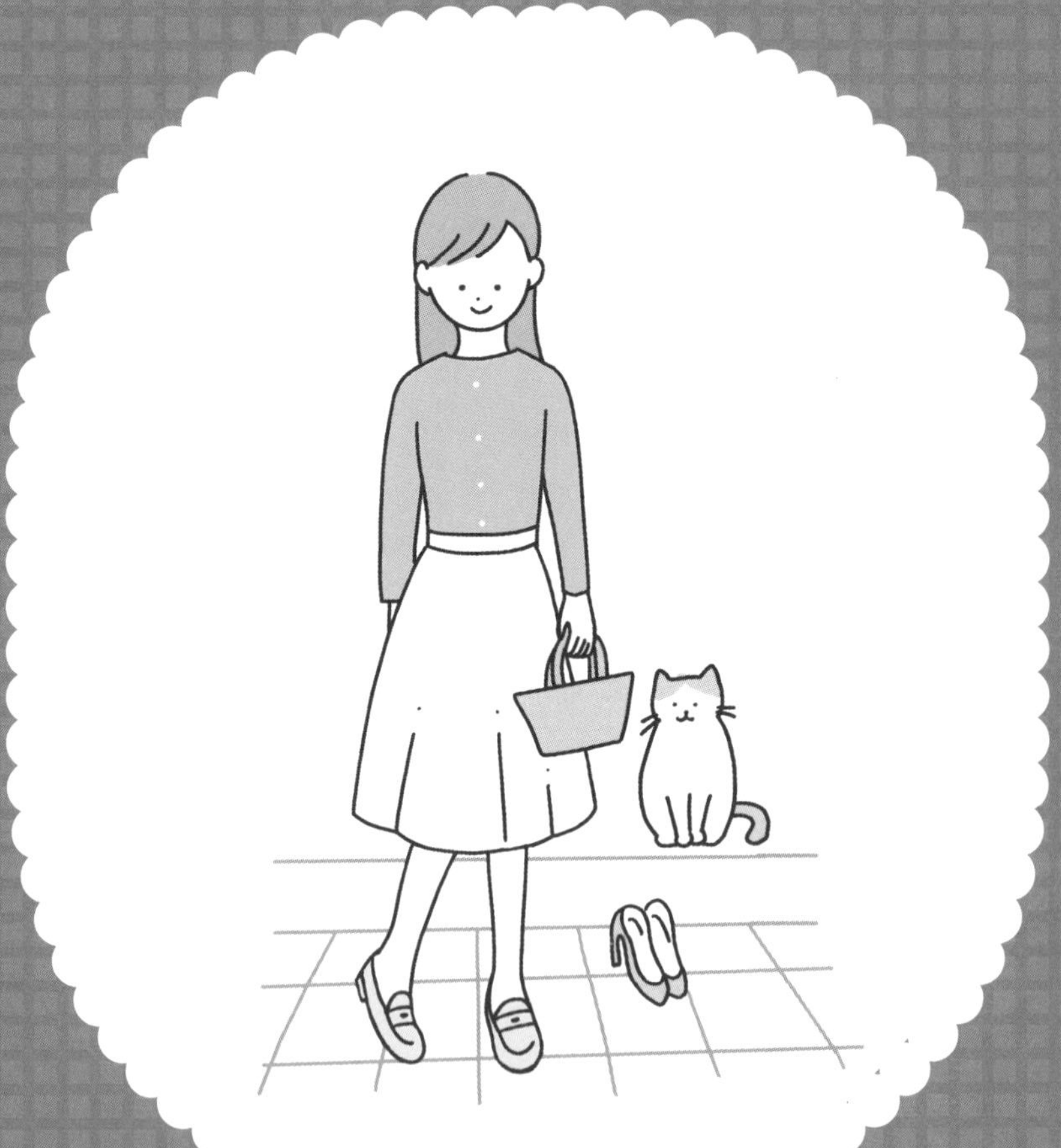

春のポイント

春は就職や転職、引っ越しなど環境の変化が多く、新しい人間関係の中で自律神経が不安定になりやすいです。知らず知らずのうちに多くのストレスを受け、メンタル面で不調を抱えたり、体調をくずしたりすることがあります。温活で、日頃から体調を整えておきましょう。温活という新しい習慣を始めるのにも、春はピッタリな季節です。

春は花粉症の季節です。漢方では、花粉症の原因は「水毒」と考えます。くしゃみや鼻水などは、体に溜まった余分な水分を出しています。そのため、運動や入浴で余分な水分を排出し、体をデトックスすることが重要です。

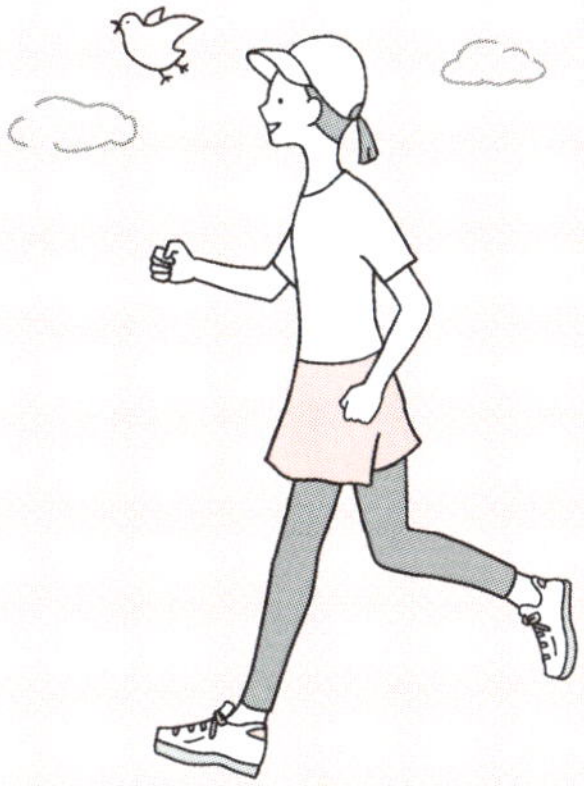

spring

3月
1日

腹巻をする

☑ おなかを温めると、
体全体が元気になる

☑ 暑い日も夜も
基本的に24時間365日つける

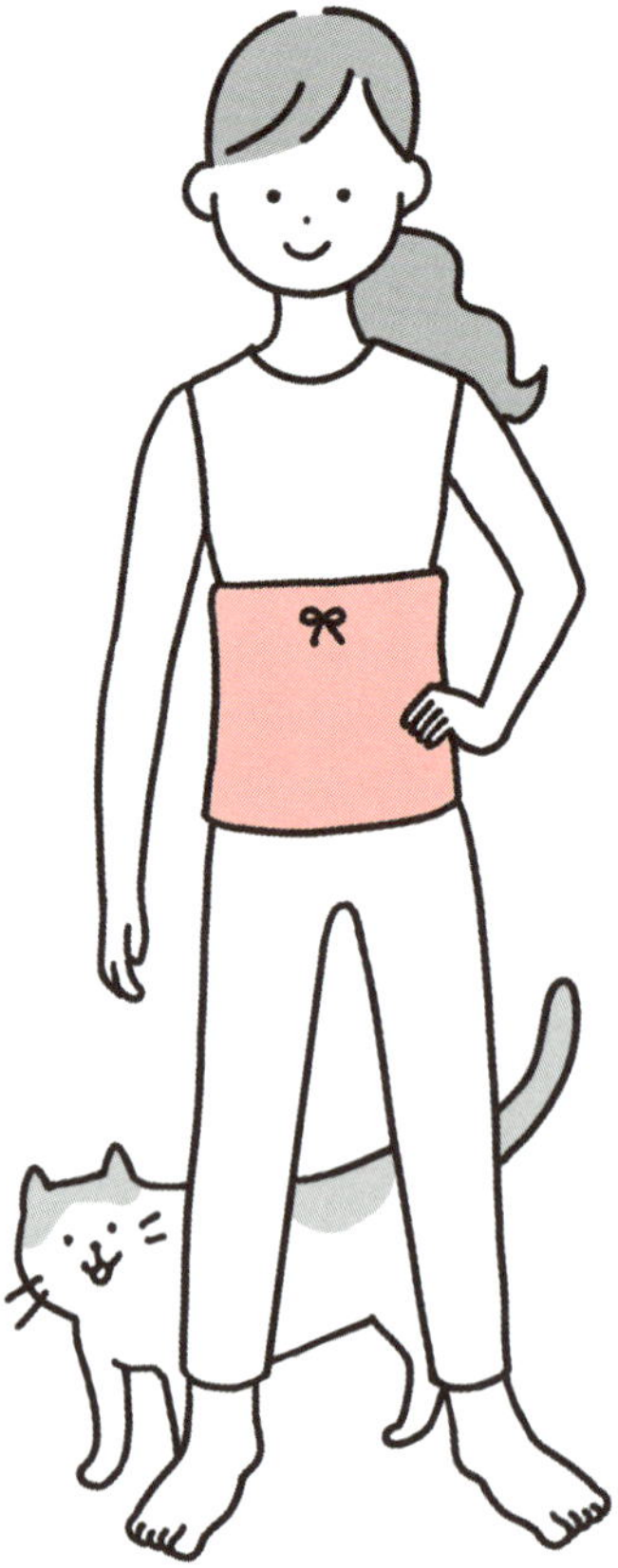

腹巻で内臓を温めると、各器官の働きが活発になります。

腹巻の種類

ウール

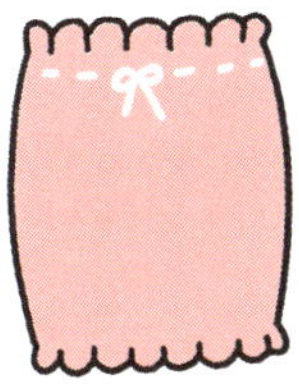

保温性が高く、寒い季節も温かさをキープ。冬に適しています。

シルク

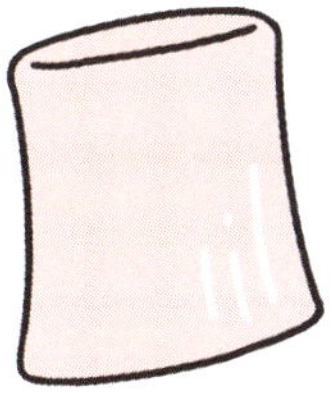

肌ざわり抜群で、吸湿性＆放湿性にすぐれているため、夏向き。

コットン

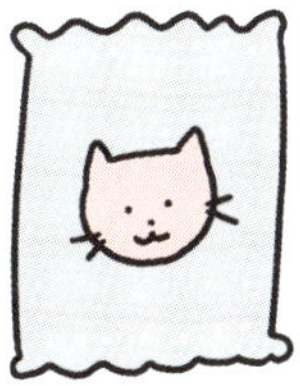

通気性や吸水性が高く、オールシーズン使える素材。洗濯にも強い。

代謝アップ、血流促進、ダイエットにも効果的

東洋医学では、おなか＝体の中心と考えます。胃腸や腎臓などの臓器、子宮や卵巣などの生殖器が集まっている大切な場所。腹巻をつけておなかを温めると、内臓の働きがよくなり代謝が上がります。また血流もよくなり、免疫細胞が活発に働くようになります。さらに排尿や排便が促されてダイエットの助けにも。

腹巻は、基本的に365日24時間つけましょう。日中はアウターに響かない薄手、夜は厚手のものを。敏感肌の人は、綿やシルクなど天然素材を選ぶとよいでしょう。

spring
3月
2日

緑茶より紅茶、紅茶よりしょうが紅茶

しょうが紅茶の作り方

1 しょうがをすりおろす

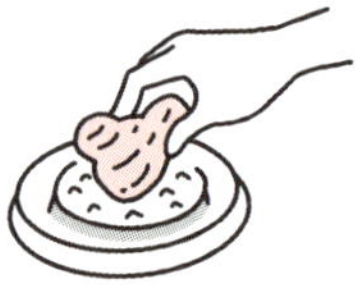

しょうが10 g（親指大）を皮つきのまますりおろす。

2 カップに材料を入れる

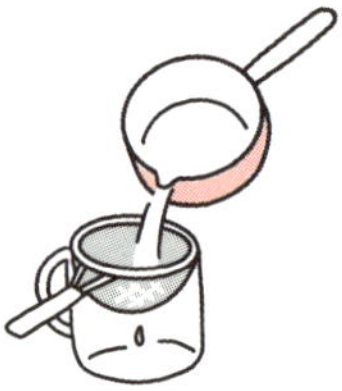

小鍋に水を入れて沸騰したら1を入れて、茶こしでこしながらカップに注ぎ、紅茶のティーバッグを入れる。

3 できあがり

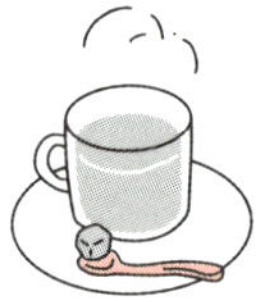

好みで黒砂糖やはちみつを入れても。

緑茶を発酵させるとウーロン茶や紅茶に

緑茶は体によさそうなイメージですが、実は体を冷やすお茶。なるべく温めて飲みましょう。さらに梅干しを入れると体がポカポカに。でも、おすすめは緑茶の茶葉を発酵させたお茶。緑茶を半発酵させたのがウーロン茶、さらに発酵させると紅茶、プーアル茶になります。発酵させるほど、体を温める効果がアップします。

ふだんとり入れやすいのが、ティーバッグで簡単に飲める紅茶でしょう。すりおろしたしょうがを温かい紅茶に入れた「しょうが紅茶」は、最強の温活ドリンク。水筒に入れて、職場やお出かけなど、どこにでも持ち歩きましょう。

3月3日

花粉症きた！と思ったら漢方「小青竜湯《しょうせいりゅうとう》」を飲む

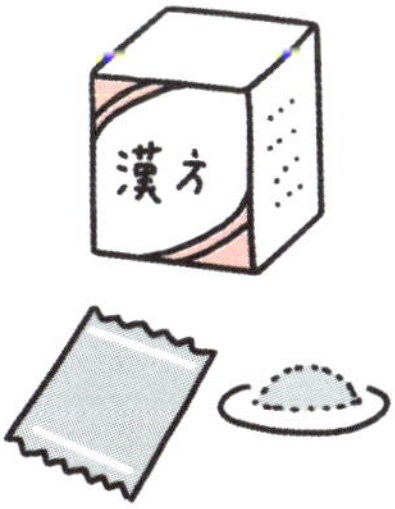

「小青竜湯」は抗アレルギー作用が強く、即効性の高い漢方。抗ヒスタミン薬のように、飲んでも眠気が出ないのも○。

3月4日

花粉がひどい日は番茶で鼻洗浄

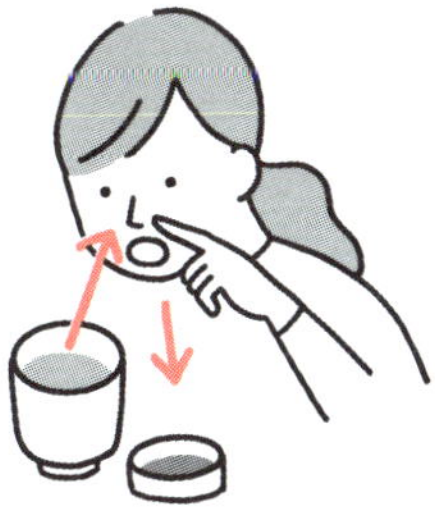

人肌に冷ました番茶を片方の鼻の穴から吸い込み、口から出して。番茶のタンニンが鼻粘膜を洗浄し、アレルゲンを排出します。

3月5日

酢酸菌と乳酸菌で花粉症を抑える

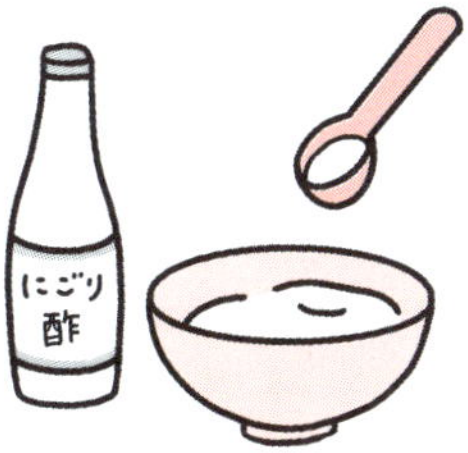

酢酸菌と乳酸菌を一緒にとるとアレルギーの抑制効果が約2倍に。ヨーグルトに黒酢やバルサミコ酢、にごり酢などを足して。

3月6日

花粉症には塩風呂

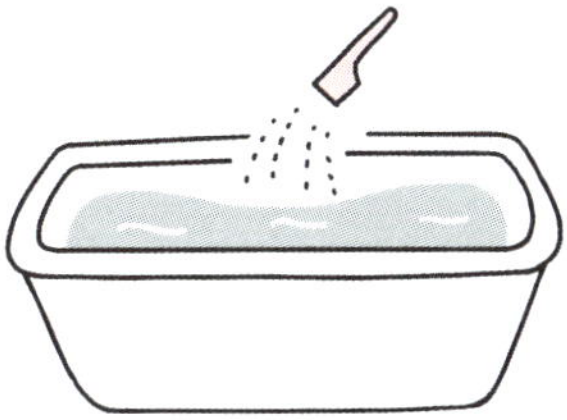

ひとつかみのあら塩を湯船に入れると、老廃物や水分を排出する力がアップ。鼻詰まりや目のかゆみが緩和します。

spring

3月
7日

毎日7時間寝る

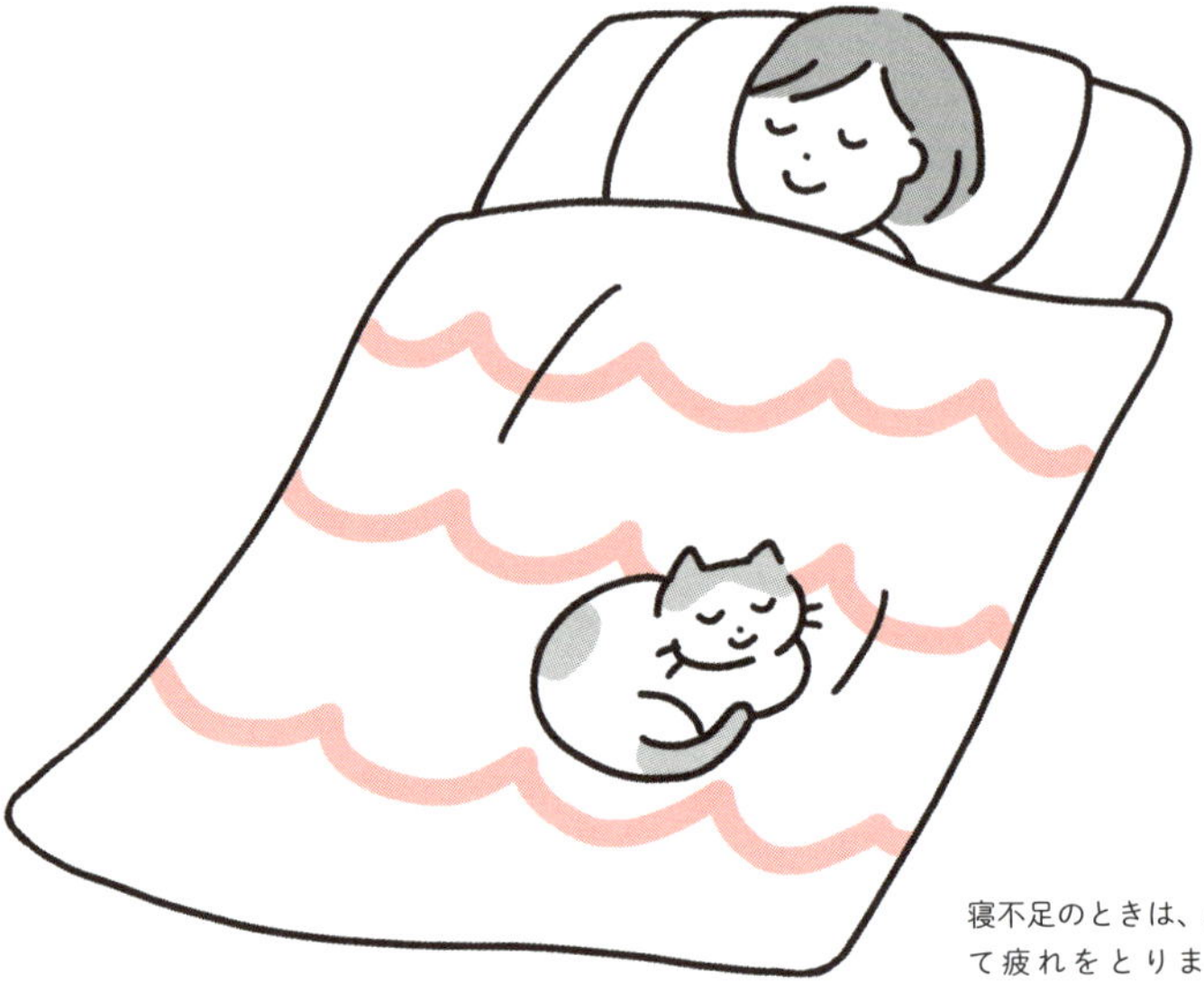

寝不足のときは、昼寝をして疲れをとりましょう。15～30分以内の昼寝は、3～4時間の睡眠に匹敵する効果があります。

睡眠時間が長いと風邪をひきにくくなる！

睡眠時は副交感神経が優位になるため体がリラックスし、免疫力がアップします。睡眠時間が5時間未満の人は7時間以上の人と比べて、風邪罹患率がなんと4倍以上！ 24時前には布団に入って7時間の睡眠時間は確保し、眠りの質を上げるように心がけましょう。

スッと寝つくには、お風呂から上がって1時間以内にベッドに入ること。入浴で上がった体温が急降下するタイミングで布団に入るとよいでしょう。ただし、冷えがあるとこの体温の落差がつきにくいので、夕方から運動などで体温を上げておくと、ぐっすり眠れます。

3月8日

間食はひとかけ黒糖を食べる

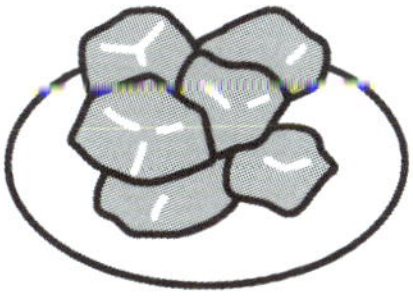

さとうきびの搾り汁からつくった黒糖は、ミネラルが豊富。空腹時に◎。

3月9日

おやつにドライフルーツを食べる

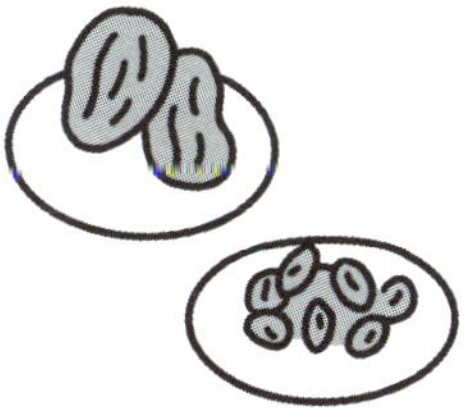

熱を加えて干したドライフルーツは体を温めます。水溶性食物繊維も含有。

3月10日

小腹が空いたらナッツを食べる

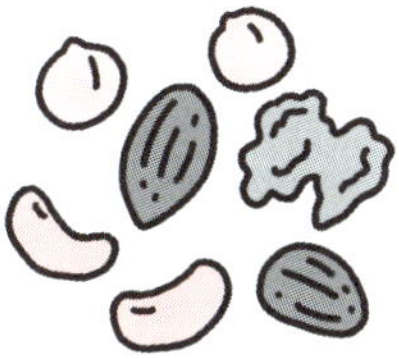

ナッツはビタミンEが豊富。血行を促進して、冷えや生理痛を解消。

3月11日

勤務中の間食に高カカオチョコ

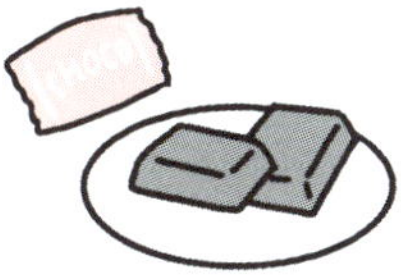

有害物質から身を守るカカオポリフェノールは、高カカオほど含有量多め。

3月12日

野菜チップスはヘルシーおやつ

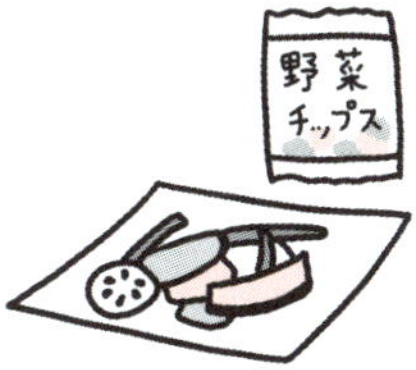

素材の栄養をそのままとれてヘルシー。ノンフライ・低カロリーのものを。

3月13日

口寂しいときは黒あめ

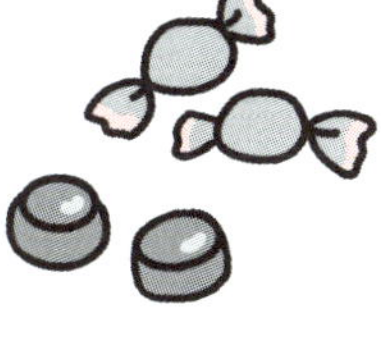

黒糖由来の黒あめは、栄養価が豊富。独特の風味とコクも癖になります。

spring
3月
14日

気軽なプチ断食にトライ！

朝

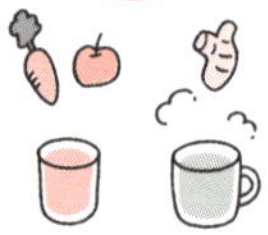

にんじんリンゴジュースor しょうが紅茶

ジュースは、これだけで食物繊維やビタミンがとれます（★ P.33 参照）。しょうが紅茶は温め作用抜群（★ P.18 参照 ）。

昼

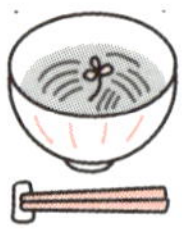

温かいそば

そばは体を温める陽性食品。七味やネギなど薬味を加えると、さらにポカポカに。

夜

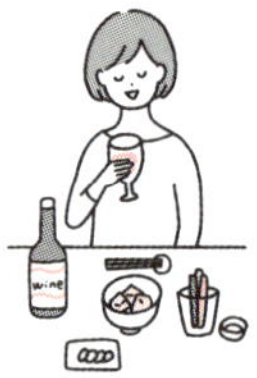

和食中心

食べたいものを腹八分目に。お酒も OK。和食にすると、自然と体が温まります。

野菜ジュースや紅茶に置きかえるだけ

断食をして空腹時間をつくると、胃腸が休まる、血液がきれいになる、免疫力が上がる、排便が促されて便秘が解消する……いいことがたくさんあります。

といってもイシハラ式断食は、空腹を我慢するストイックなものではなく、食事を野菜ジュースや紅茶に置きかえるプチ断食。その方法は、朝は「にんじんリンゴジュース」か「しょうが紅茶」だけで朝食抜き。昼は、消化のよい「温かいそば」などで軽くすませます。夕食は何を食べてもＯＫですが、腹八分目が大切。よくかんで食べると、満腹感が得られて過食を防ぎます。

spring
3月
15日

穀物を6割、野菜・果物を3割、肉・魚を1割、食べる

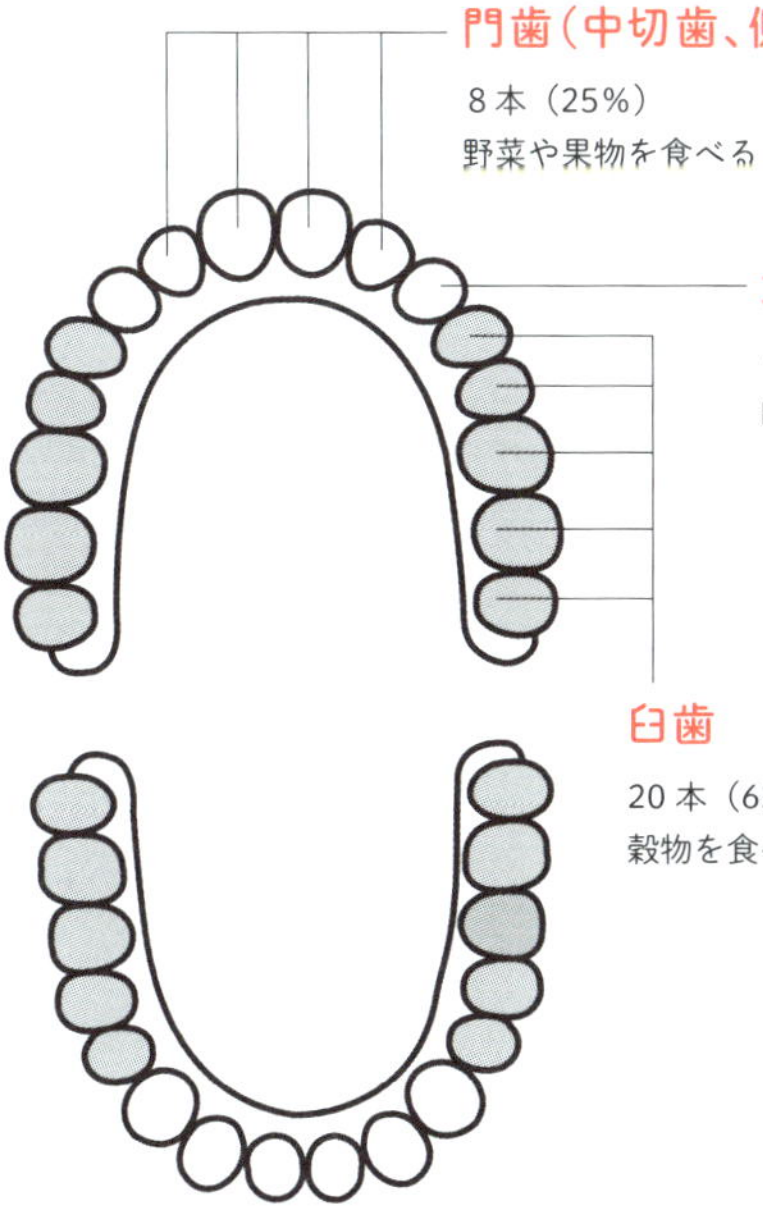

穀物を中心に野菜や果物を食べて、動物性食品は控えめに。これが無理なく消化できるベストな食事バランス。

歯の役割に合わせて食べるものを考える

私たちは何をどれくらい食べればよいのか。それは「歯」が教えてくれます。成人の歯は、全部で32本。「門歯《もんし》(中切歯《ちゅうせっし》、側切歯《そくせっし》)」「臼歯」「犬歯」の3種類あり、それぞれに役割があります。

門歯(中切歯、側切歯)は、野菜や果物を食べるための歯で8本。全体の25%です。臼歯は、穀物を食べるためで20本。最も多く全体で62・5%。犬歯は、肉や魚を食べるためで4本。全体の12・5%です。この歯の比率に合わせて食べるのが理想的なので、だいたい「穀物：野菜・果物：肉・魚＝6：3：1」と考えるとよいでしょう。穀物はしっかりとって！

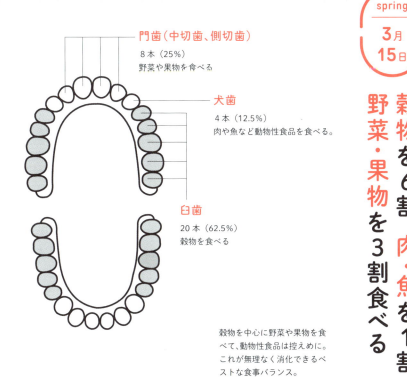

spring

3月

16日

体温を上げるしょうが生活

- [x] しょうがは漢方薬の7割に含まれる最強温活食材
- [x] 加熱すると温活効果がさらにパワーアップ

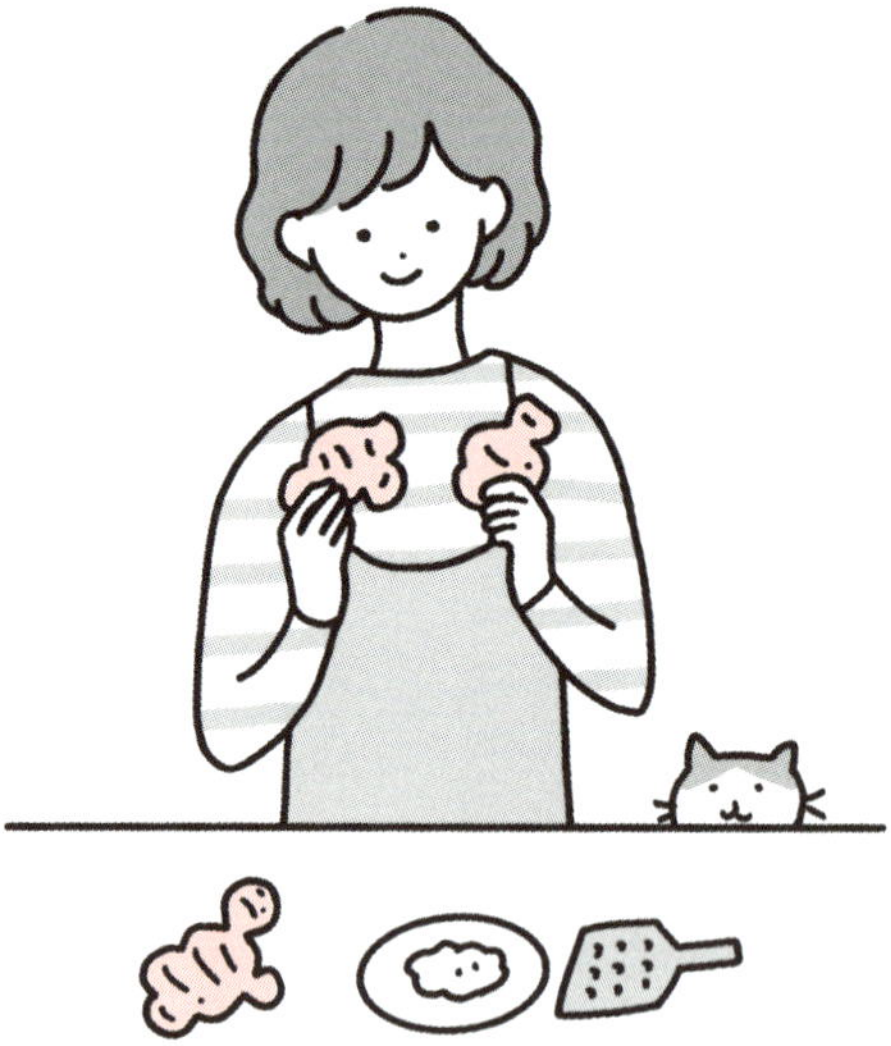

加熱して粉末にする

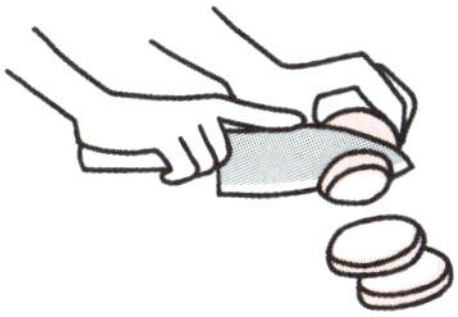

❶しょうがを皮ごと1㎜の厚さにスライスする。

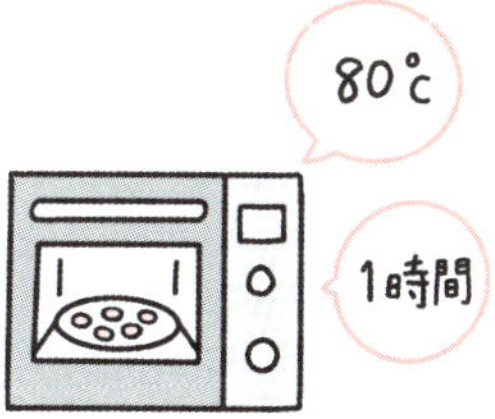

❷80度にセットしたオーブンで、しょうがを1時間加熱。

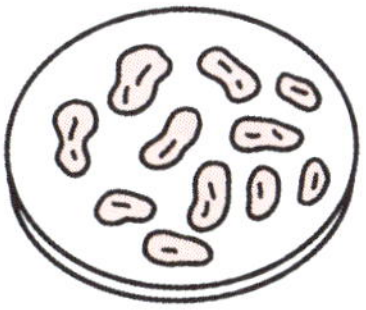

❸十分に乾燥していない場合、パリパリに乾燥するまで追加で加熱する。

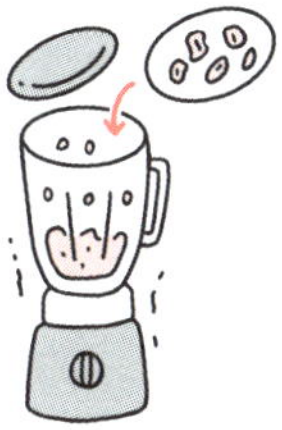

❹乾燥したしょうがはフードプロセッサーやミキサーで粉砕して粉末にする。味噌汁やスープにちょい足し。

すりおろす

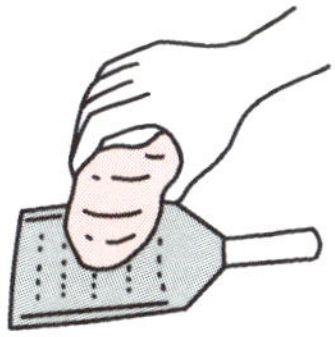

すりおろしたしょうがを、紅茶や白湯に入れて飲みます。

酢に漬ける

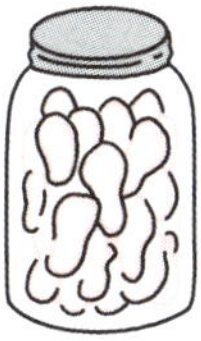

皮ごとスライスしたしょうがを保存びんに入れて、酢を注ぎ入れて1日以上おくと、薄ピンク色に。刻んでサラダや納豆にかけて。

体力を底上げしたいなら 毎日親指2本分を食べて

漢方薬の約7割に含まれているしょうがは、体を温める最強食材。血管を拡張させて血流を促進するほか、排尿を促すことでむくみや水太りを改善。消化をよくし、コレステロールも下げます。

しょうがの辛味成分であり温め作用のある「ジンゲロール」は、加熱すると「ショウガオール」に変化し、温め作用がさらにパワーアップします。すりおろして温かいものに入れたり、蒸して粉末にして使うとよいでしょう。

1日にとってほしい量は20g。親指2本分です。粉末なら2円玉分と覚えておきましょう。

spring
3月17日

毎日、湯船につかる

入浴前後の運動でお風呂の効果が倍増！

忙しいとついシャワーで済ませがちですが、湯船にしっかりつかって体を温めることは大事です。40～41度の熱めのお湯に、10分ほど肩までつかりましょう。額や頬などにポツポツ汗が出てきたら、血流がめぐり全身が温まったサイン。湯船から上がる目安です。入浴前にスクワットを行うと、自家発電のように体が温かくなり、湯船につかる時間を短くできます。

お風呂上がりはストレッチをしましょう。温め効果がアップし、下半身の血流がよくなります。その流れで腹式呼吸をすると、自律神経のバランスが整い、完全にリラックスモードに。

理想の入浴の流れ

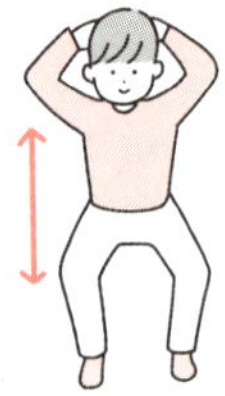

1 スクワット

10～30回行う。

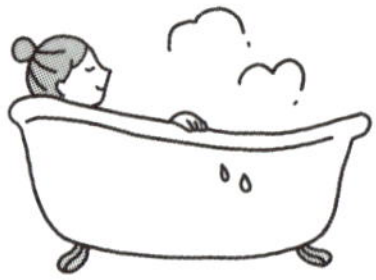

2 湯船につかる

40～41度で10～15分つかる。

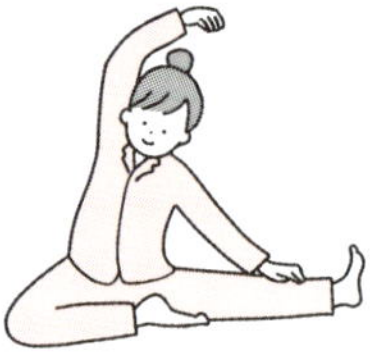

3 ストレッチ

全身をしっかり伸ばす。

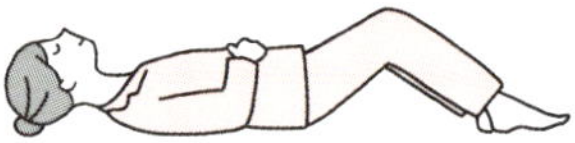

4 腹式呼吸

おなかをふくらませながら鼻から息を吸い、口からゆっくり吐き切る。

3月18日

50～60度の白湯を飲む

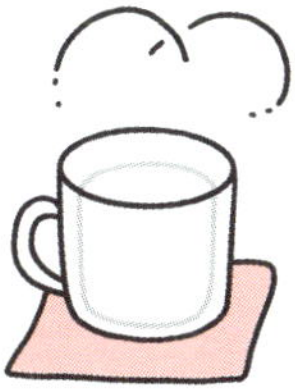

朝1杯の白湯は、内臓を温めて代謝を高めてくれます。水道水を一度沸騰させて、50～60度まで冷まし、ゆっくり飲んで。

3月19日

シナモンを足してコーヒーを飲む

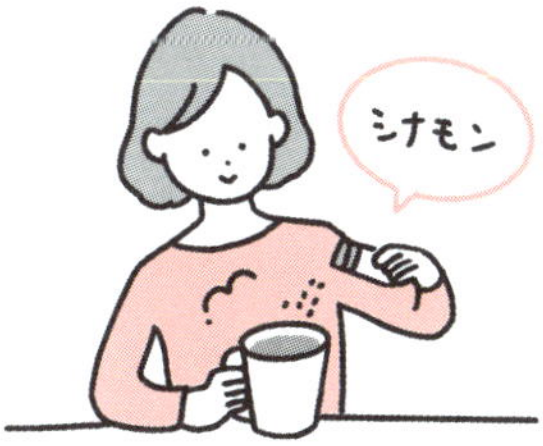

コーヒーを飲むときは、血のめぐりをよくするシナモンを加えて。シナモンの香りは、気分の落ち込みを解消する作用も。

3月20日

ランチのお供はウーロン茶

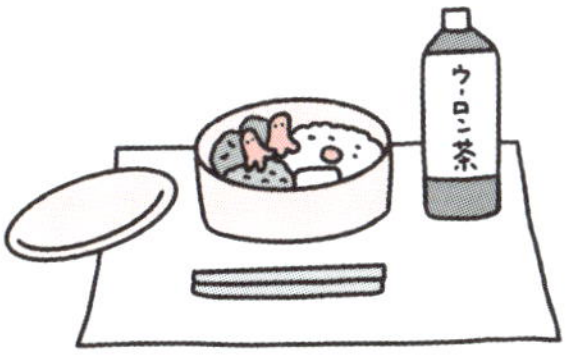

ランチのお茶は、発酵していない緑茶より、半発酵しているウーロン茶を選んで。脂肪吸収を抑える効果も期待できます。

3月21日

肌あれにはハトムギ茶を飲む

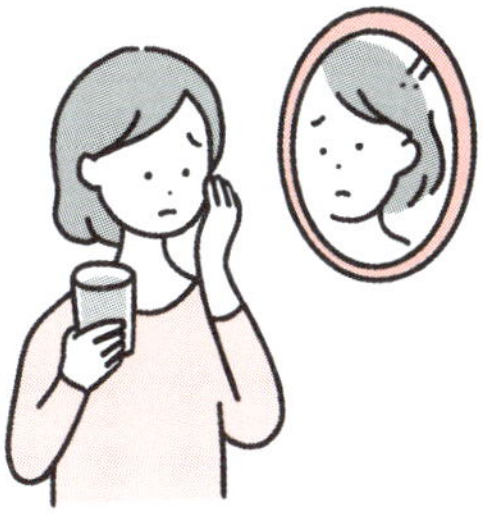

ハトムギに含まれるコイクセノリドという成分が肌のターンオーバーを促進。肌荒れが気になったら、ハトムギ茶を。

spring

3月
22日

コンビニランチは海苔のおむすびと味噌汁を

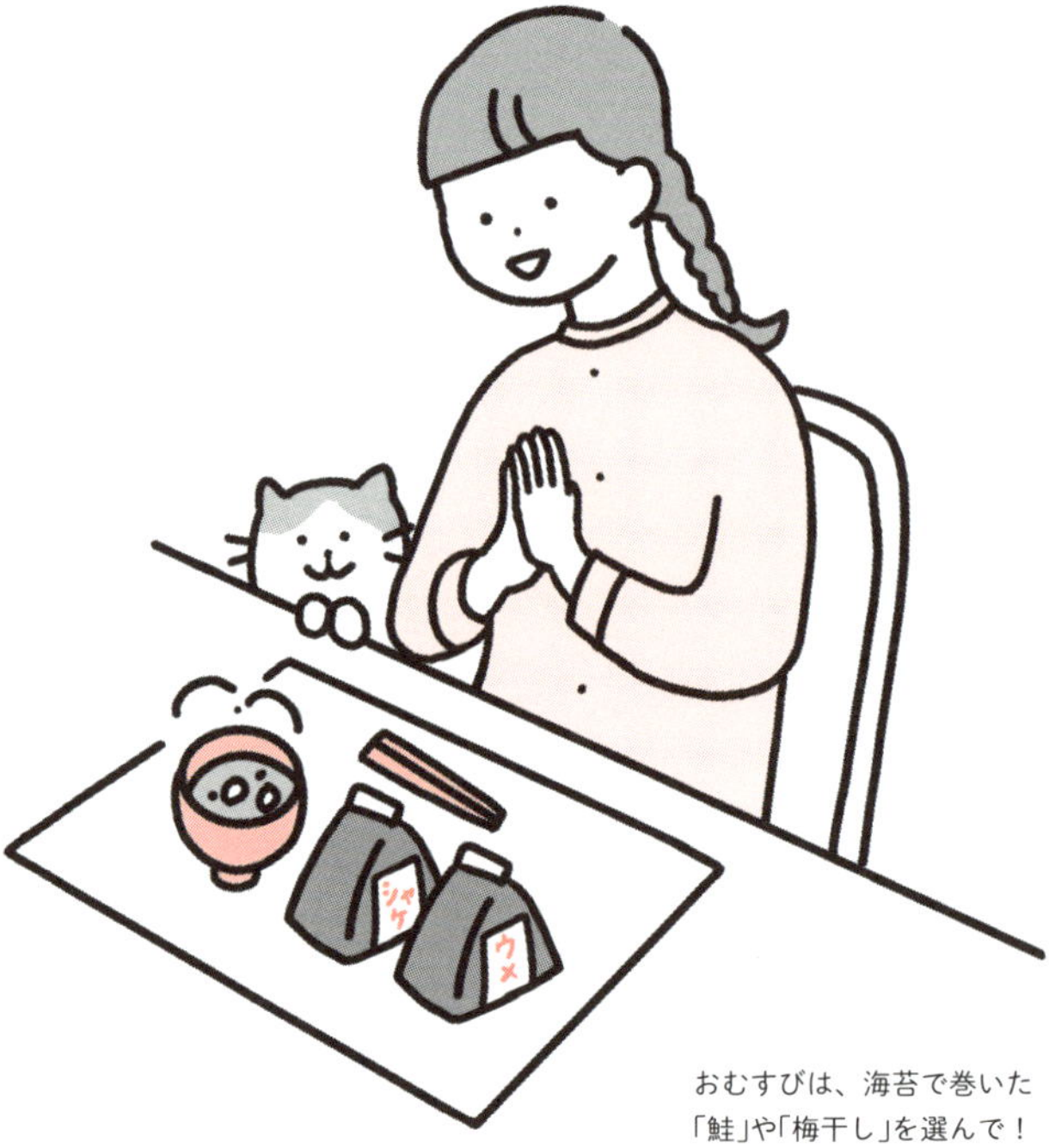

おむすびは、海苔で巻いた「鮭」や「梅干し」を選んで！味噌汁もマスト。

おむすびの海苔は食物繊維がたっぷり

コンビニでお昼ごはんを買うときは、海苔で巻いたおむすびと味噌汁をチョイスしましょう。海苔は食物繊維が豊富で、味噌汁は発酵食品。腸活的にも理想の組み合わせです。おむすびの具は、鮭や梅干しがおすすめ。鮭は、タンパク質のほか、ビタミンB_6やビタミンDが豊富。また鮭に含まれるアスタキサンチンは抗酸化作用が強く、免疫を高める力があります。梅干しは、ビタミンB群やミネラル、クエン酸などを含み、疲労回復に効果が期待できます。味噌汁に、ワカメやとろろ昆布、納豆をプラスすると、栄養価がアップします。

3月23日

まだまだ活躍！機能性インナー

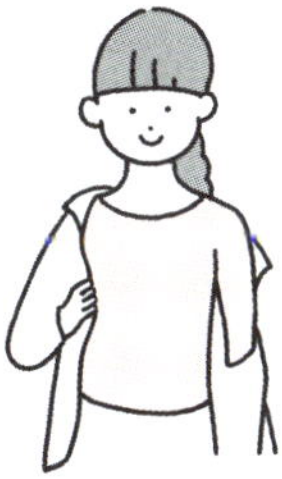

肌着1枚で、体感温度が約1度違います。機能性インナーで冷えを防止。

3月24日

大判ストールは常時持参

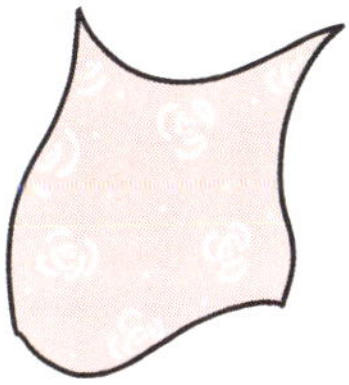

薄手の大判ストールはいろいろな使い方ができて、冷え予防に活用度大。

3月25日

下着はフィットするものを

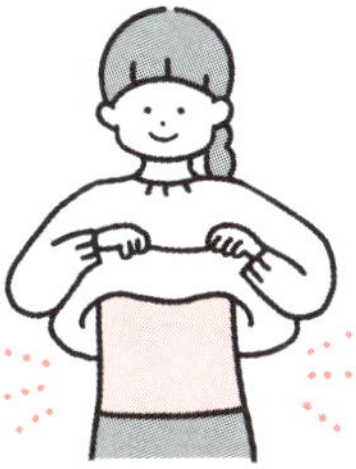

自分にぴったりフィットする下着なら、熱を逃がさず温かさをキープ。

3月26日

軽い羽織りものは必ずバッグに

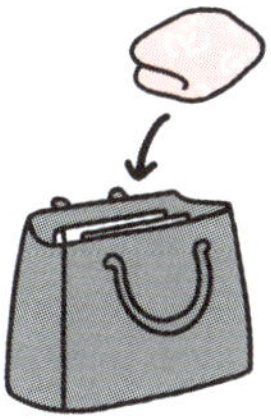

日中は暑くても、朝夕は冷えて油断しがちな季節。羽織りものは必ず持参！

3月27日

圧迫される下着は着ない

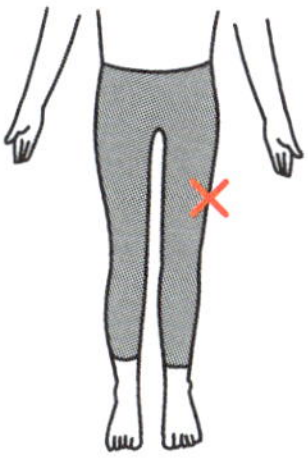

小さすぎる下着や圧迫されるインナーは、血のめぐりを妨げます。

3月28日

通勤バッグはリュックサック

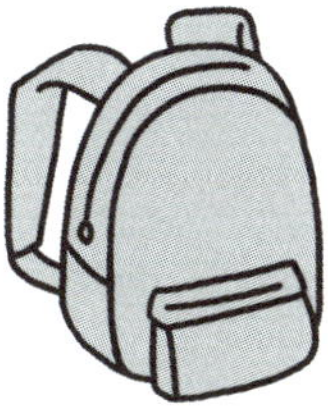

両肩に均等に負荷のかかるリュックサックは、体がゆがむのを防ぎます。

spring
3月
29日

冷え性の人は天然の塩をとる

冷え性の人は天然の塩をうまくとると、健康をキープできます。ただし不要な塩分は速やかに排出すること。塩は「とる」と「出す」をセットで行って。

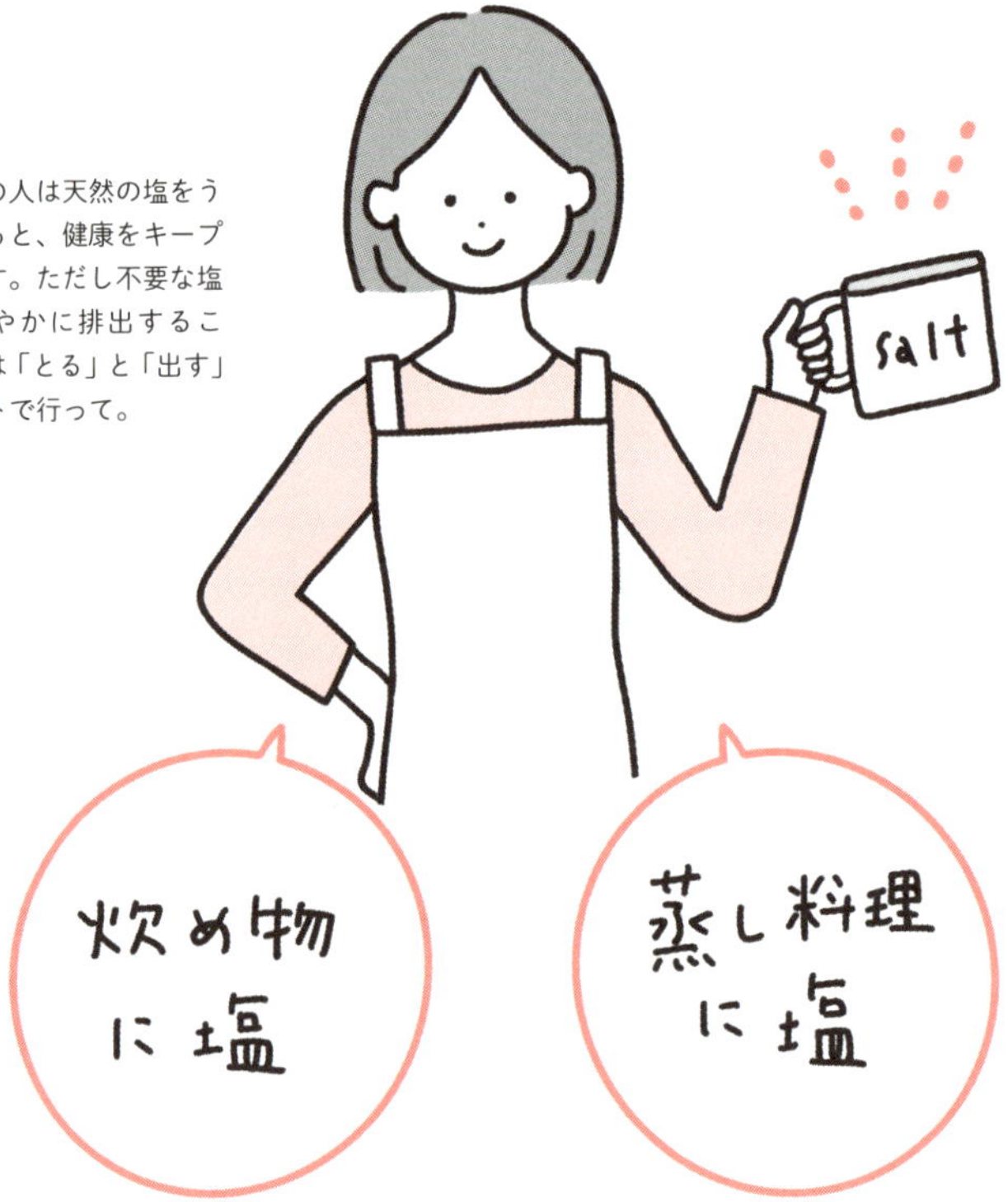

陰性体質の人は塩で体調を整える

漢方では、人の体質は「陰性」と「陽性」に分かれると考えます。

固太りの肥満の人は体が温かく、体内に塩分の多い陽性体質。塩分や陽性食品をとり過ぎると、高血圧をはじめ種々の病気に至るため、塩分のとり過ぎに気をつけなければなりません。一方、色白で水太り、やせている人、低体温の人は陰性体質で、むしろ塩分が必要な人。塩分は体熱を上昇させ、気力、体力ともに充実させるので、冷え性の人は、塩分をとる必要があるのです。塩を選ぶときは、精製塩でなく、ミネラルが豊富な天然の塩を。塩分が気になる人は、汗や尿で出すことを考えましょう。

spring
3月
30日

ゴルフボールを足裏で踏む

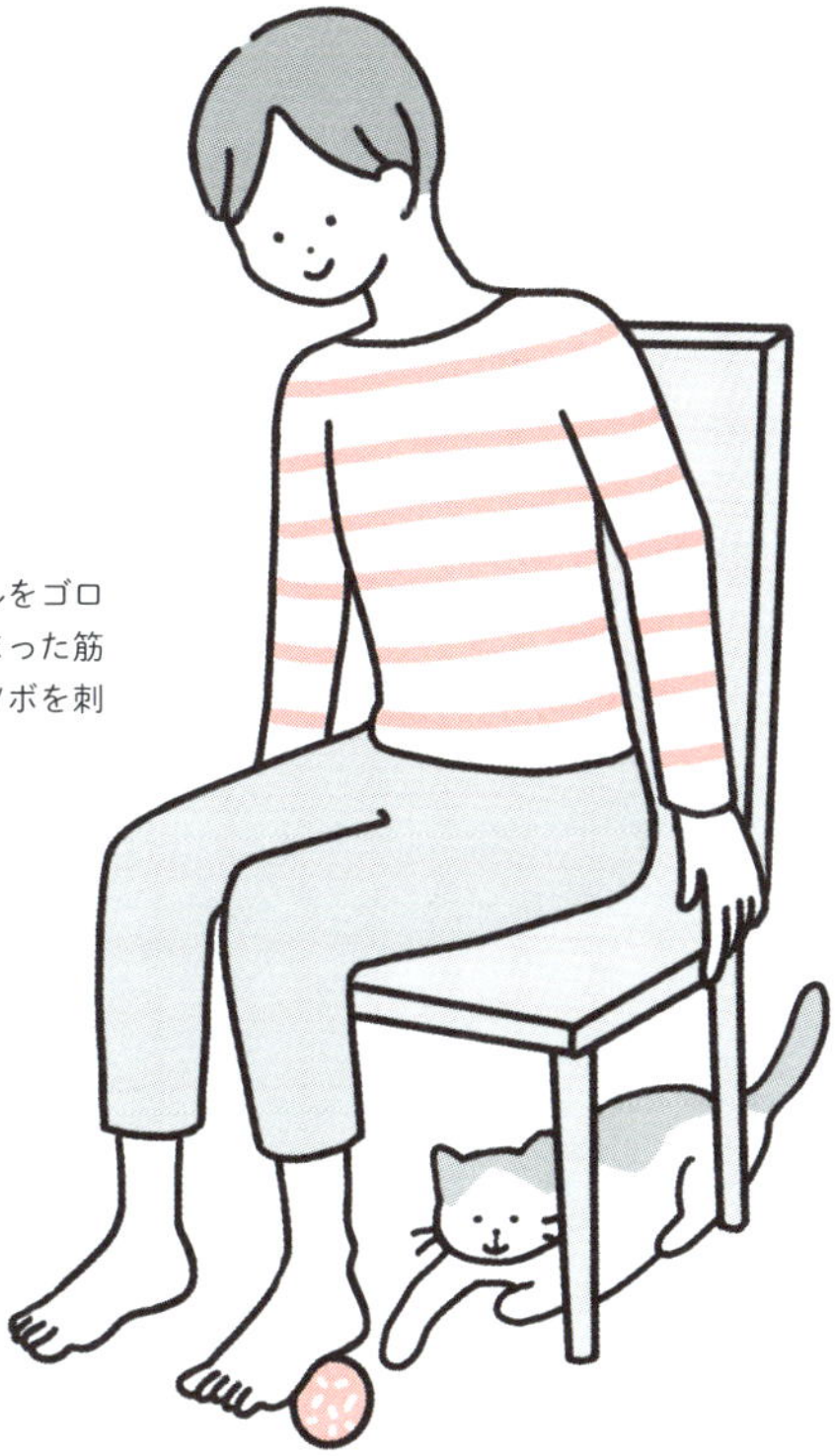

足裏でゴルフボールをゴロゴロ転がすと、固まった筋肉がほぐれます。ツボを刺激する効果も。

足裏の筋肉をほぐすと姿勢もまっすぐに

アスリートがゴルフボールを足裏で踏んでマッサージをする、という話をよく聞きます。

これは筋膜リリースやツボ押しの効果があるから。筋膜リリースとは、筋膜をほぐして筋肉や骨を元の位置に戻すこと。ゴルフボールで足裏をゴロゴロすると、足底筋がほぐされて姿勢も整いやすくなります。

また足の裏には、土踏まずの上の中央部のくぼみ部分に「湧泉《ゆうせん》」というツボがあります。ゴルフボールを足裏で転がすとこのツボに刺激を与えられて、足裏の血流がよくなり、むくみが改善されるでしょう。

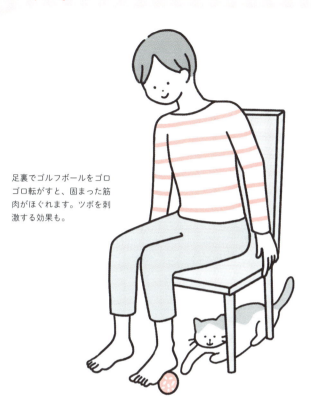

spring

3月
31日

朝食は、にんじんリンゴジュースに決まり

- にんじんとリンゴは
  食物繊維やビタミンが豊富
- 生のジュースは
  酵素の働きで吸収率がアップ

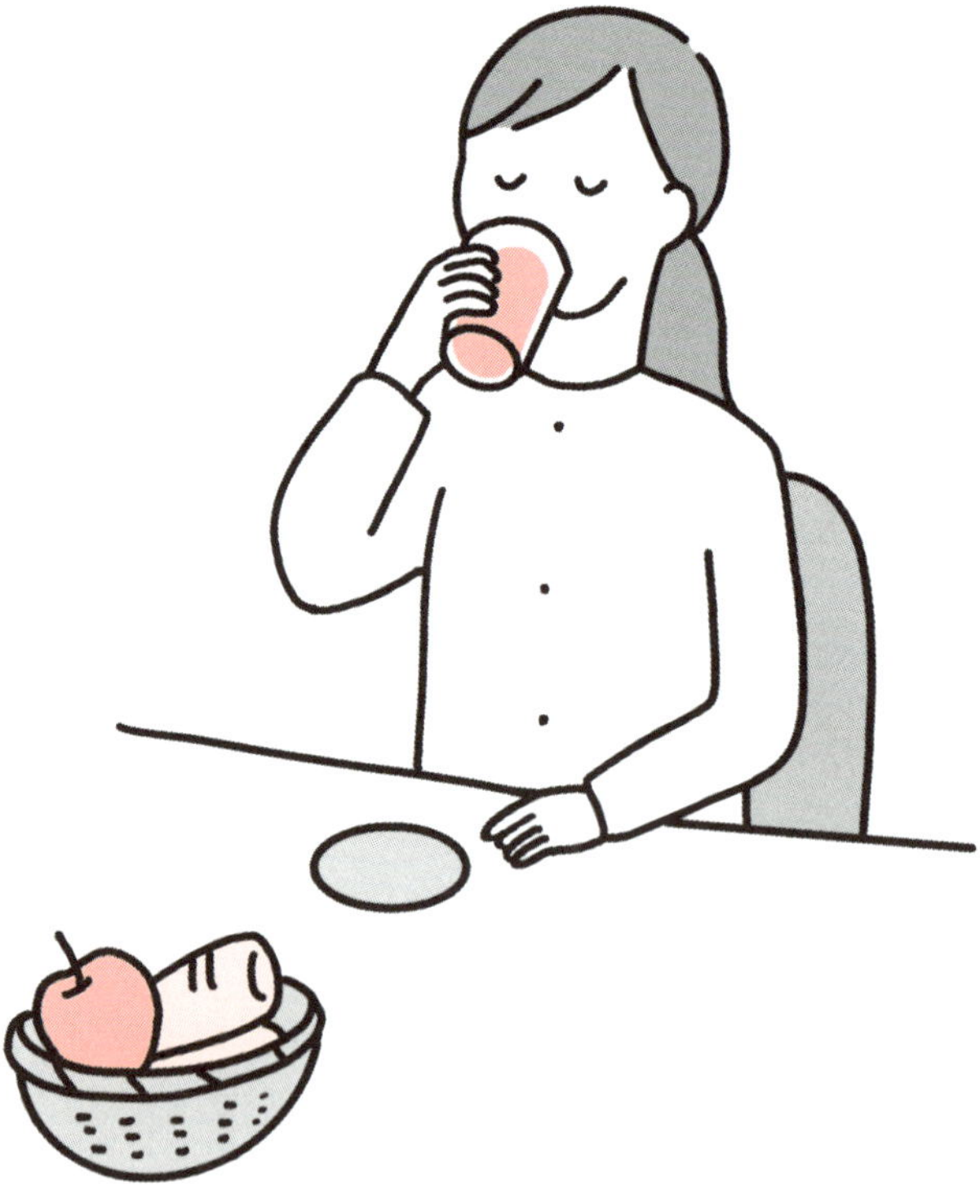

にんじんリンゴジュースの作り方

1 にんじんとリンゴを用意

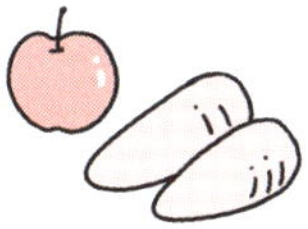

季節にかかわらず、年中スーパーで買える。忙しい人はネットスーパーを利用して買い物時間節約！

2 にんじんとリンゴをカット

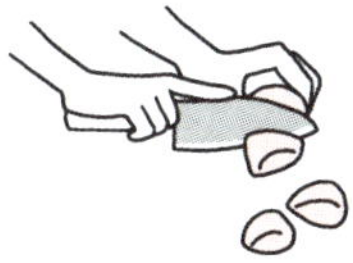

にんじん2本とリンゴ1個をよく洗う。皮はつけたまま、へただけとり除き、ジューサーに入る大きさにカットする。

3 ジューサーにかける

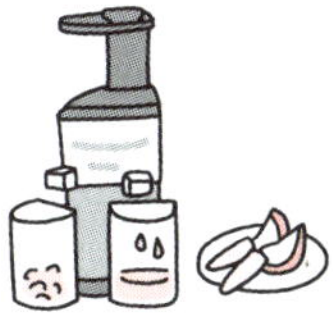

カットしたにんじんとリンゴをジューサーにかける。できたジュースは、かむようにゆっくり飲む。すりおろしたしょうがを入れてもOK。

にんじんとリンゴの相乗効果で朝から元気

新鮮な野菜や果物には多くの酵素が含まれているので、生のジュースを飲むと栄養分が全身の細胞に行き渡ります。特に、にんじんとリンゴの組み合わせは無敵。にんじんは食物繊維が豊富で便通が期待できるうえ、抗酸化作用や免疫作用が高いβ‐カロテンも含まれています。

リンゴは整腸作用をもたらす水溶性のペクチンを含有。ポリフェノールやプロシアニジンも豊富で、その抗酸化作用は赤ワインの20倍！　むくみを抑えるカリウムもたっぷり含まれています。朝食はこれだけでOK！

spring
4月
1日

ゆるっとした服の下に肌に密着する下着を着る

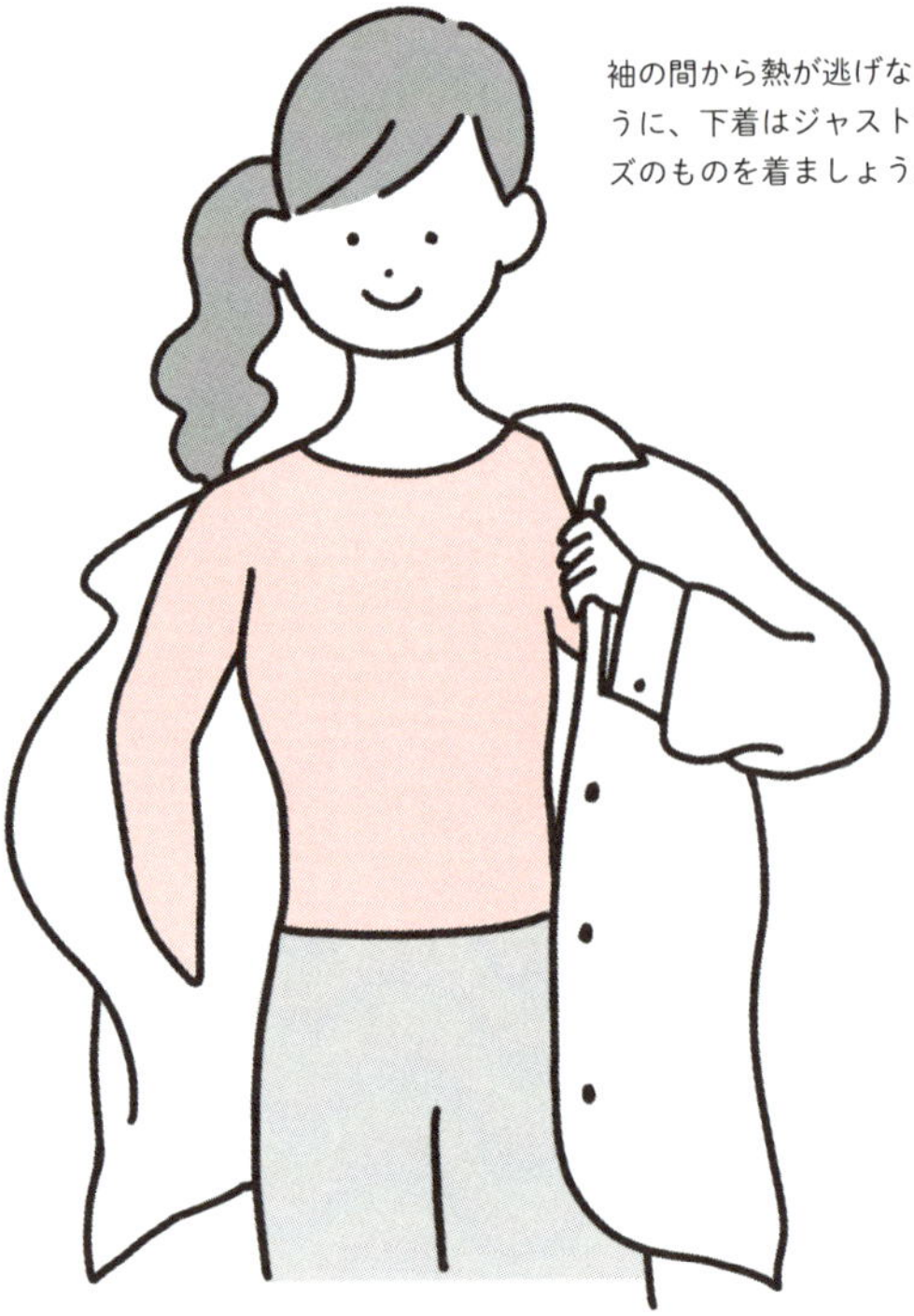

袖の間から熱が逃げないように、下着はジャストサイズのものを着ましょう。

自分と肌着の間で温まった空気を逃がさない

ビッグサイズの服を着ると、袖の間などから熱が逃げやすくなるので、必ずインナーは1枚着ておきましょう。そもそも私たちの体は、自分の体温で皮膚のまわりの空気を温めています。水風呂に入ると最初は冷たいのに、じっとしているとだんだん温まってきます。それも自分の熱で水を温めているから。でも動くと冷たい水になります。それと同じで、ブカブカの服を着て動くと、せっかく温めた空気が逃げていくわけです。

ですからインナーは自分の体に密着するものを着て、自分と肌着の間の空気を温めることが重要なのです。

4月2日

きのこや海藻など食物繊維をとる

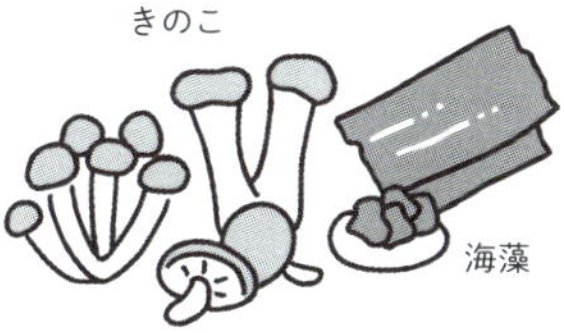

善玉菌を増やす食物繊維は水溶性と不溶性があり、この２つをバランスよくとることが大事。きのこや海藻ならバランス○。

4月3日

発酵食品はいつも食卓に

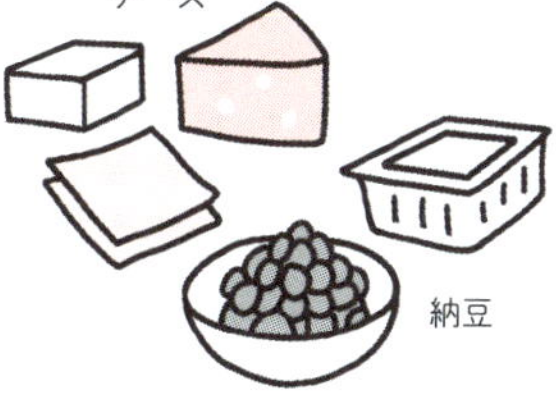

チーズや漬物、納豆などの発酵食品には血行促進や代謝を向上させる作用があるため、体を温める効果が期待できます。

4月4日

貧血は体を冷やす！鉄分を意識する

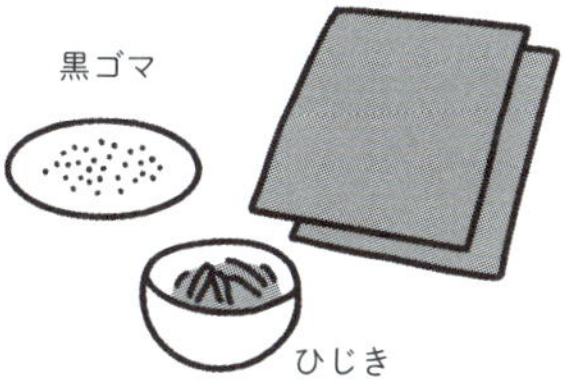

貧血は体を冷やすので、積極的に鉄分をとりましょう。黒ゴマ、のり、ひじきなど、黒っぽい食材は鉄分が多く含まれます。

4月5日

ビタミンA・C・Eで美肌に

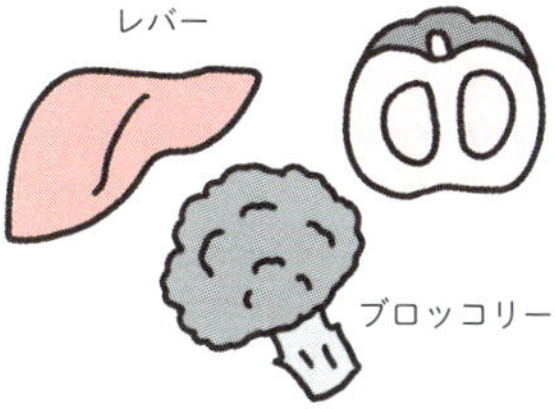

野菜や果物に含まれるビタミンA・C・Eは、抗酸化作用の強いビタミン３種。活性酸素をとり除き、肌の老化を防ぎます。

spring
4月6日

1日30回はスクワット

スクワットのやり方

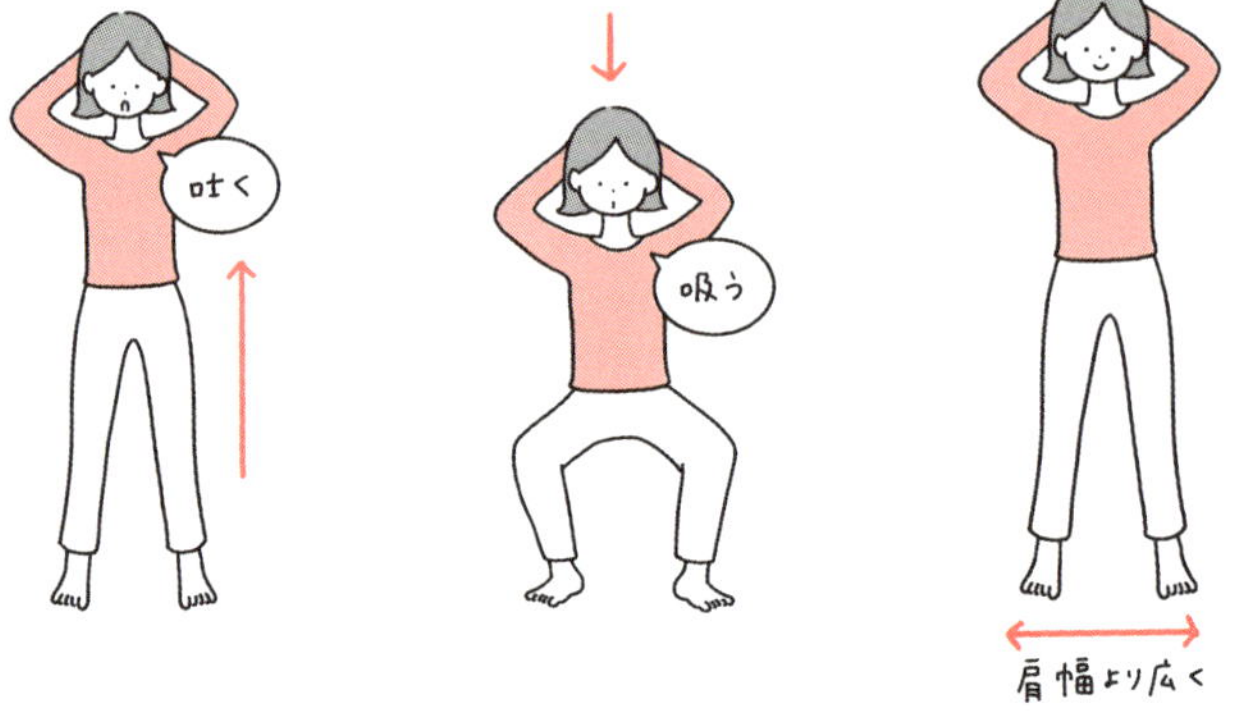

❶両足を肩幅より少し開いて立ち、背筋を伸ばす。両手は頭の後ろに。

❷そのまま息を吸いながら、少しずつ腰を落として中腰になる。

❸息を吐きながら、立ち上がる。1日で合計30回は行う。

しゃがんで立つだけ。1分で30回できる！

筋肉の3分の2は下半身に集中しているので、下半身をまとめて鍛えられる「スクワット」は非常に効率的なトレーニングです。

スクワットは「しゃがんで立つ」だけ。しゃがんで1秒、立ち上がって1秒。つまり2秒で1回できるので、1分で30回できるということ。1日に合計30回を目指して、仕事や家事の合間に、お風呂の前に、しゃがんで立つ、をぜひ習慣にしましょう！

慣れてきたら、1セット10～20回行い、1分休んでまた行う、を繰り返しましょう。下肢、腰、腹筋などを存分に使うので、相当な運動量になります。

4月7日 歯磨きしながらスクワット

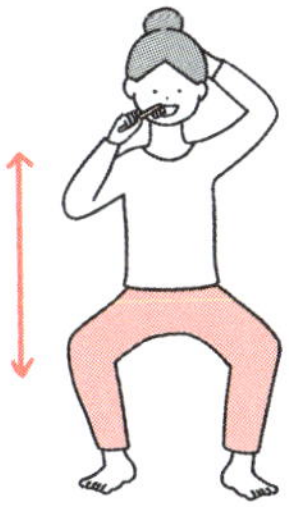

歯磨きの最中もしゃがんで立つ。スクワットは日常にうまく取り入れて！

4月8日 隙間時間に壁腕立て伏せ

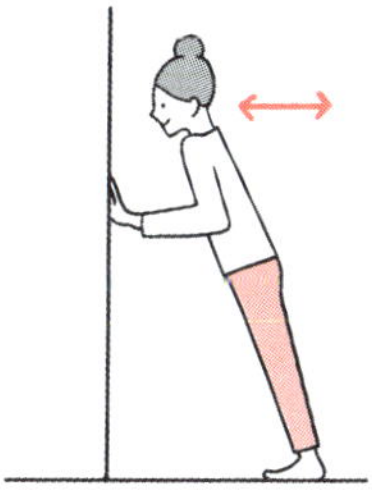

壁に手をつき、ひじを曲げ伸ばし。軽い負荷で肩こり改善になります。

4月9日 オフィスワーク中につま先上げ

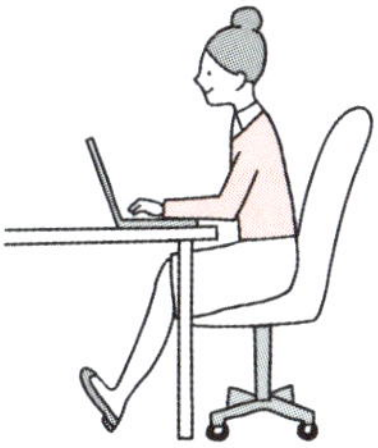

つま先を上げると、すねの前側の筋肉が鍛えられて血流が改善します。

4月10日 デスクの下でかかとを上げ下げ

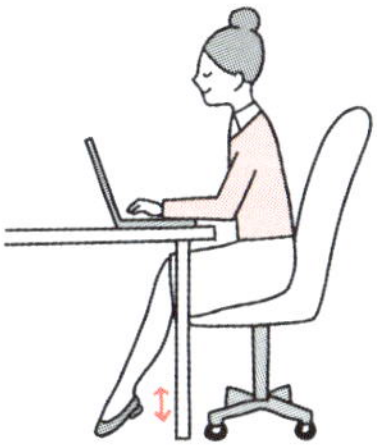

つま先を床につけたままかかとを上下させると、ふくらはぎの運動に。

4月11日 電車の中で姿勢を保つ

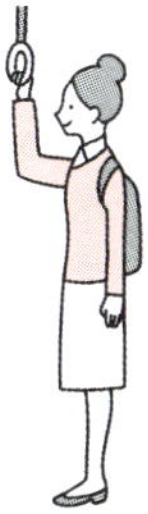

姿勢をよくするだけで、インナーマッスルがしっかり鍛えられます。

4月12日 吊り革を持ってつま先立ち

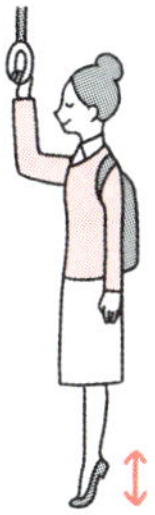

つま先立ちでふくらはぎを鍛えると、足の血行がよくなりむくみ解消に。

spring
4月
13日

朝10時に体温を測る。目標は36・5度以上

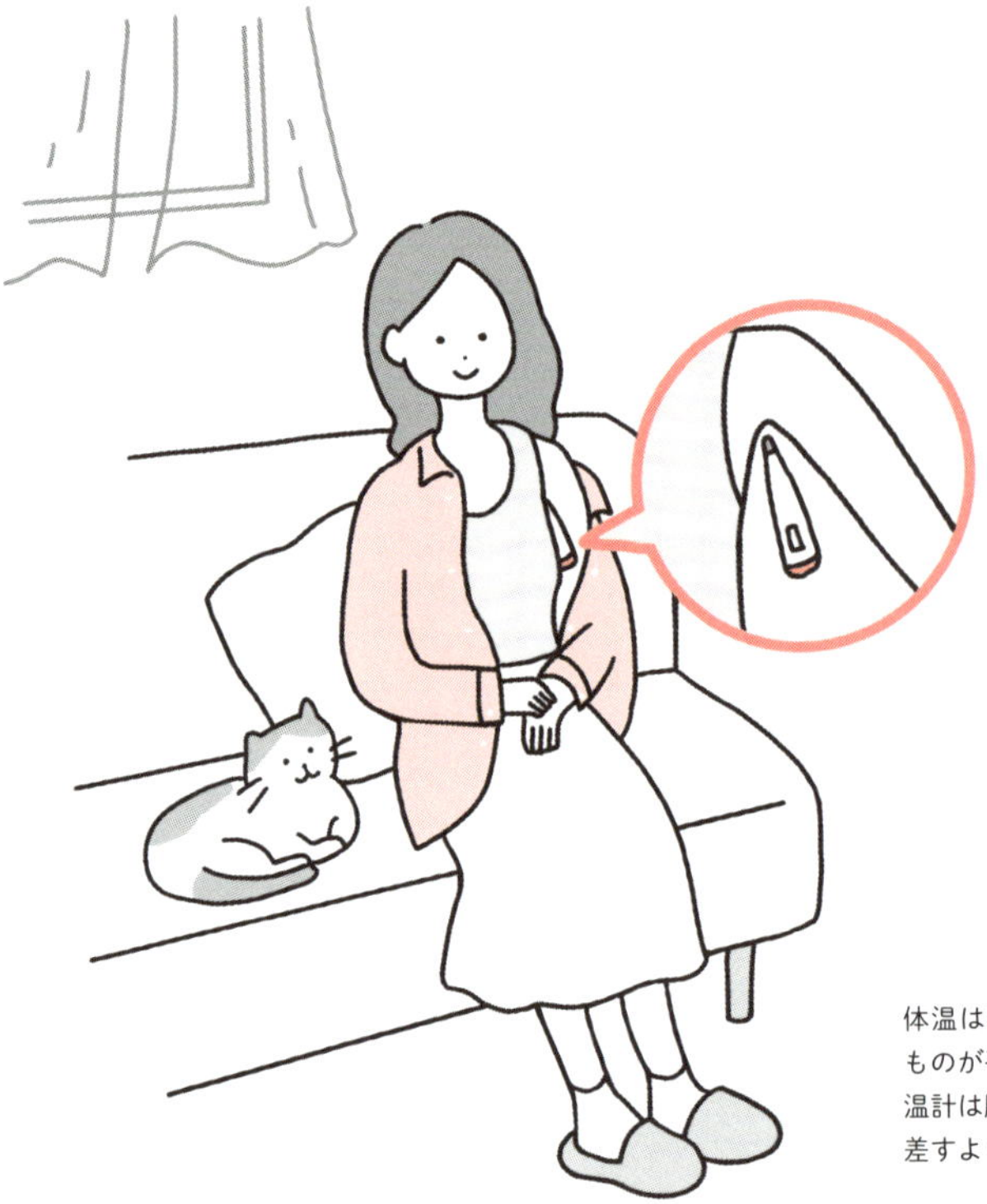

体温は朝10時頃に測ったものが平熱に最も近い。体温計は脇の下に、まっすぐ差すように挟みましょう。

口の中ではなく脇の下で測ります

体温は36・5～37度が理想的。体温を測るときは、必ず脇の下で統一してください。朝、婦人体温計を口の中に入れて基礎体温を測り、「高めです」と言う人がいますが、これは正確な体温ではありません。また、朝すぐに測ると低体温気味なので、平熱を確認するなら朝10時頃に測るのがベスト。このときに36・5度はあってほしいですね。36・5度であれば免疫力が高い状態で、細菌やウイルスの侵入を防げます。控えめにいって36度。35度台はアウトです。ただし温活をすれば、たいていの人は2週間～1カ月で体温が1度上がります。

spring
4月
14日

休日は1日1食生活でデトックス

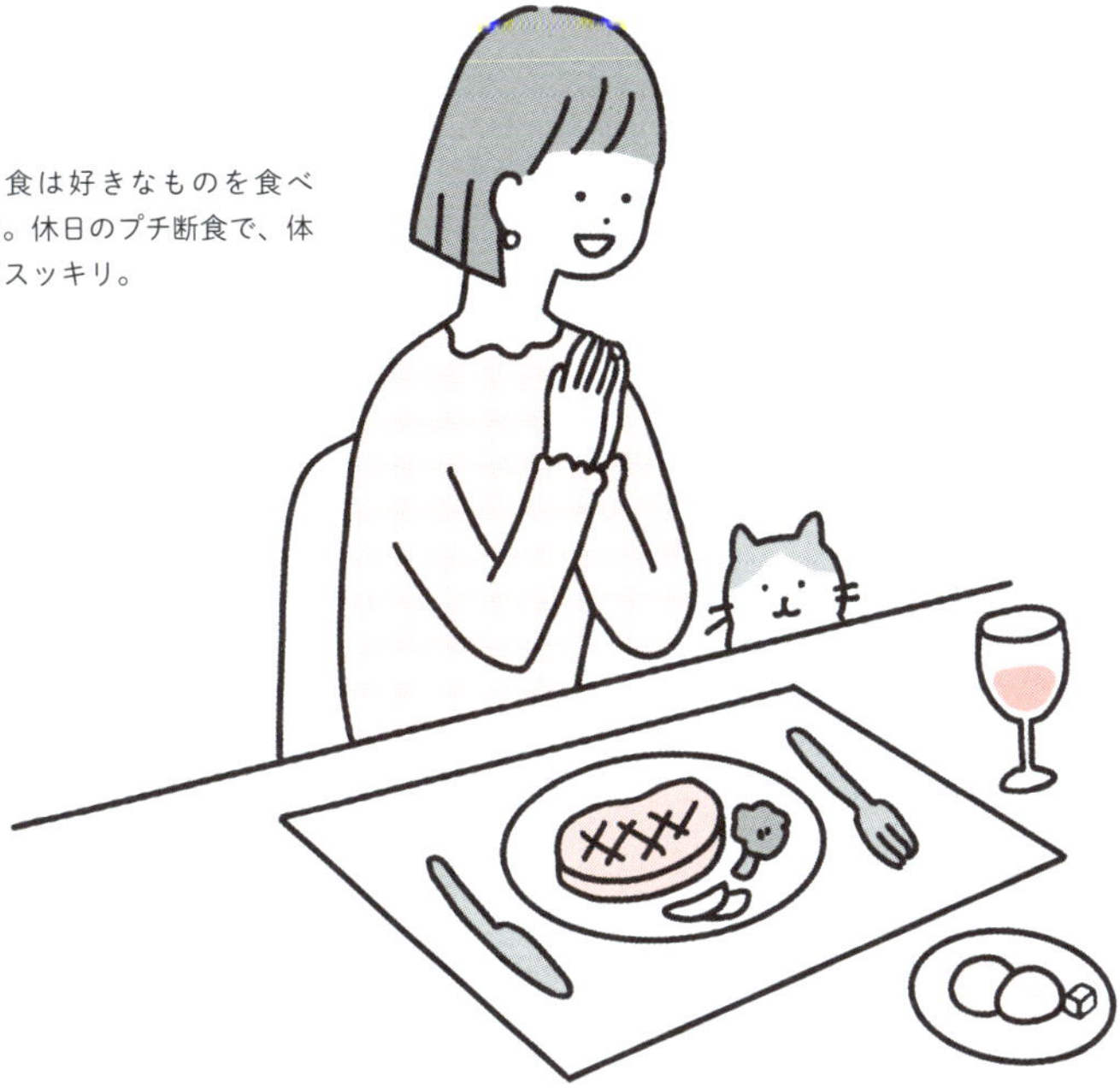

1食は好きなものを食べて。休日のプチ断食で、体はスッキリ。

食べ過ぎると免疫力がダウン!

食べ過ぎが続き老廃物が増えると、掃除係の白血球は掃除に追われて、病気やがん細胞と戦うといったメインの仕事に力を割けなくなります。そのため免疫力が落ちて、体調は悪くなってしまいます。ですから体調が悪いときこそ食べることを控えて、白血球には本来の免疫の働きをしてもらうほうがよいのです。

1食を食べるタイミングは、朝は排泄の時間なので、昼か夜がおすすめです。ただし食後は消化のために胃に血液が集まり、脳にいくべき血液が低下して眠くなるので、午後に頭を使うことをするなら夜のほうがいいかも。

spring
4月
15日

体質に合わせて「陽性食品」「陰性食品」を選ぶ

☑ 冷え性の人は陽性食品を積極的にとる

☑ 陽性食品は、暖色系、冬が旬、北のもの

陰性食品

炭水化物	白米	白パン				
野菜	大根	きゅうり	なす	トマト	葉野菜	
果物	バナナ	スイカ	パイナップル	メロン	マンゴー	キウイ
タンパク質	白身の魚肉	豆乳	豆腐			
飲み物	白ワイン	ビール	コーヒー			
調味料	白砂糖	マヨネーズ	酢			

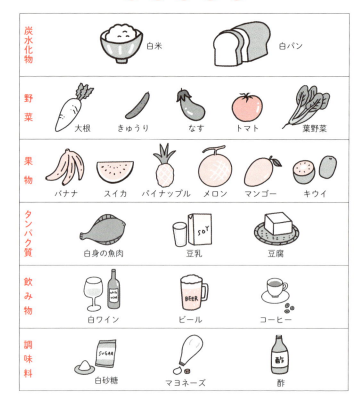

陽性食品

体を温めるのはこちら！

炭水化物	玄米、黒パン、そば
野菜	にんじん、ごぼうなどの根菜、かぼちゃ
果物	リンゴ、プルーン、サクランボ、ブドウ
タンパク質	赤身の魚肉、納豆
飲み物	赤ワイン、梅酒、紅茶、ココア
調味料	黒砂糖、味噌、醤油

陰性食品も塩や発酵で中間に変わる

人の体質が「陽性体質」と「陰性体質」に分類されるように、食べ物にも「陽性食品」と「陰性食品」があり、色や季節、とれる場所で分かれます。陽性食品は、色は赤、黒、オレンジの暖色系、冬が旬で、北でとれるもの。一方、陰性食品は、色は青、白、緑の寒色系、夏が旬で、南でとれます。

陰性体質の人は陽性食品をとると体のバランスがとれて、健康になります。また陰性食品も、白米を塩で握っておむすびにするなど、陽性食品と組み合わせると中間に変えられます。塩や発酵、圧力の力で変化させられるのです。

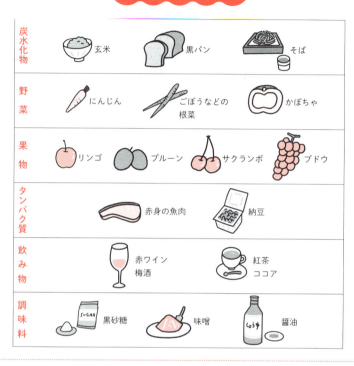

spring
4月
16日

正しい姿勢を心がけて歩く

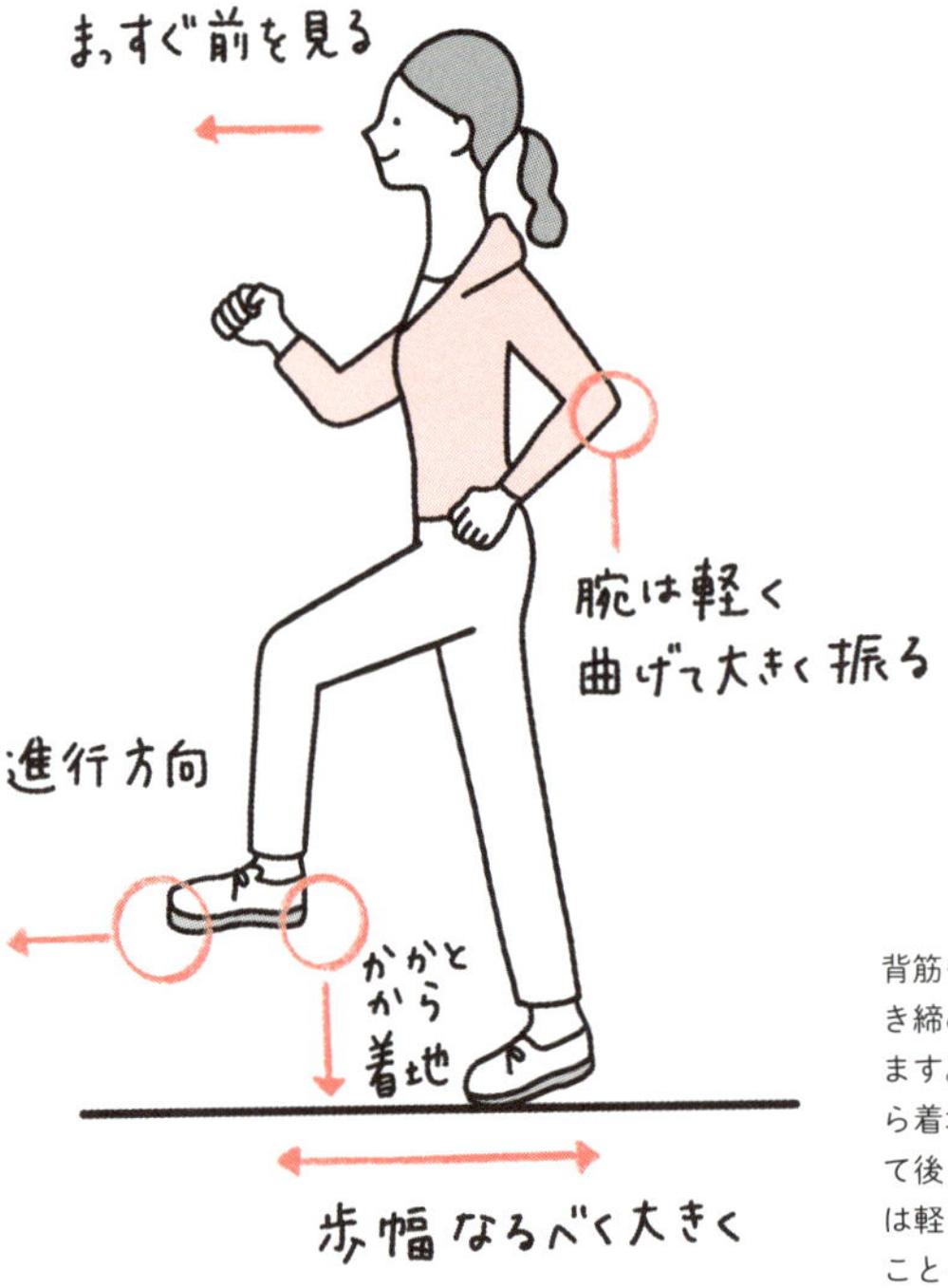
まっすぐ前を見る
腕は軽く
曲げて大きく振る
進行方向
かかとから着地
歩幅なるべく大きく

背筋を伸ばし、おしりを引き締めて、まっすぐ前を見ます。歩くときはかかとから着地し、足指に力を入れて後ろに蹴り出します。腕は軽く曲げて、大きく振ることを意識しましょう。

ウォーキングは全身運動。血のめぐりがよくなります

ウォーキングをすると、下半身はもちろん、腕を振ることで上半身の筋肉も鍛えられるため、全身の血行がよくなります。余計な脂肪が燃焼し、ダイエットにもつながります。

歩くときは、腹筋と背筋にしっかり力を入れて正しい姿勢を保ち、ふだんより広めの歩幅、速めのスピードで腕を大きく前後に振りましょう。腕を大きく振ると、足が前に出やすくなります。

時間は毎日20～30分を目安に行いましょう。朝起きてから10分、昼休みに10分、と1日の中で2回に分けてもOKです。もちろん通勤時に歩くのもよいでしょう。

4月17日

5分でいいから外に出る

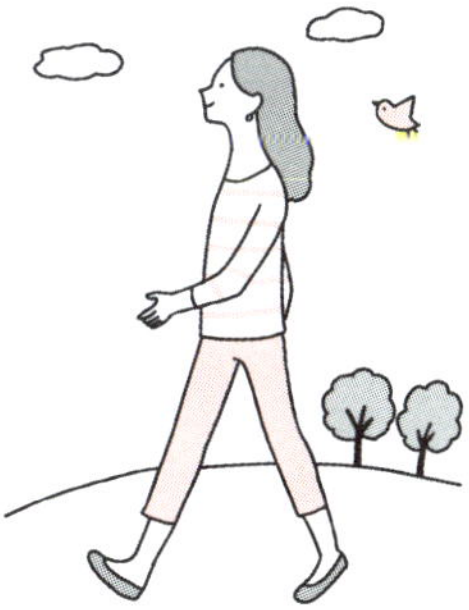

リモートワークで座りっぱなしになりがちな日は、昼休みに5分でもいいので、休憩がてら外に出て歩きましょう。

4月18日

階段を昇ってみる

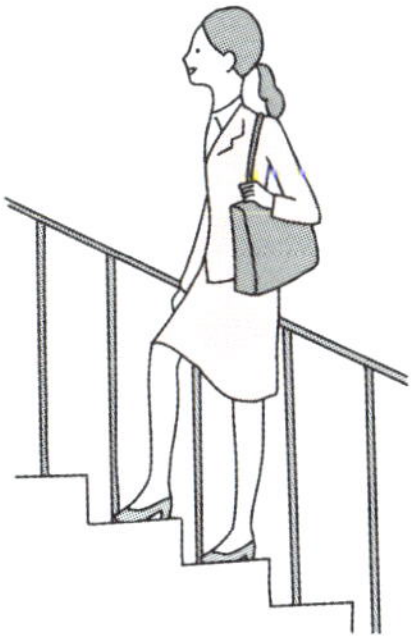

階段を昇ると下半身の筋肉量が増えて代謝が上がり、熱を生み出す力も高まります。一段飛ばしだと、さらに効果アップ。

4月19日

ノー残業デーは一駅歩いてみる

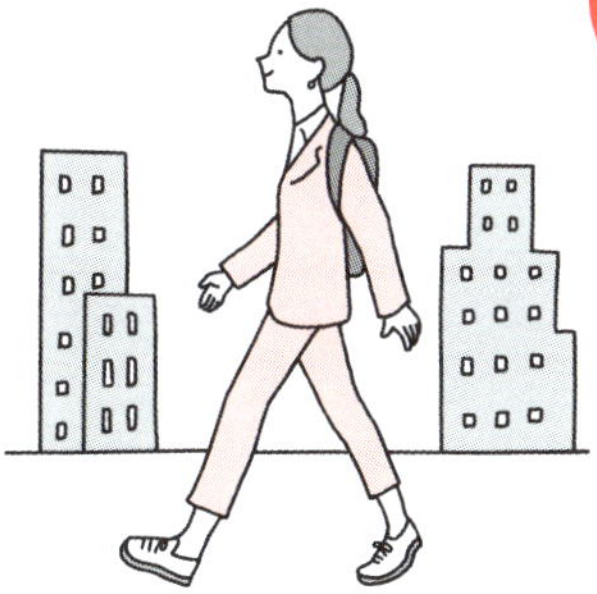

わざわざ運動する時間をとらなくても、一駅歩くのも運動のひとつ。足元はスニーカーで、気持ち早歩きを心がけましょう。

4月20日

音楽を聴きながら早歩き

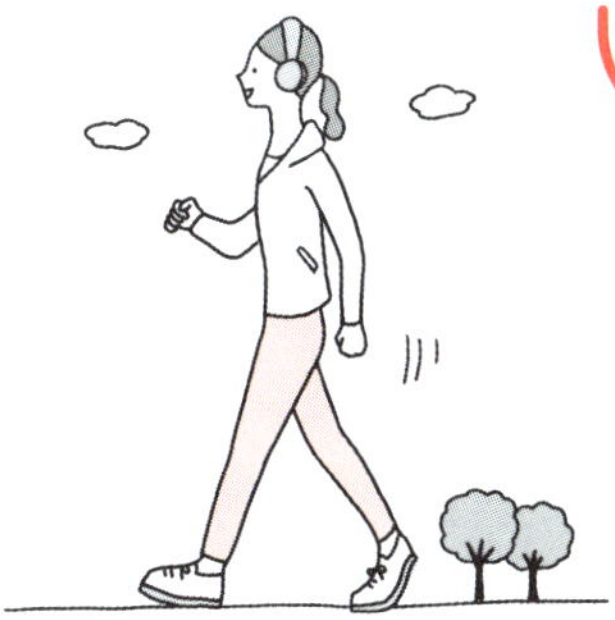

ダラダラ歩くのではなく、息が弾むぐらいの早歩きが運動効果大。アップテンポの音楽がスピードアップを後押しします。

spring

4月
21日

ジムに行くなら絶対近所！

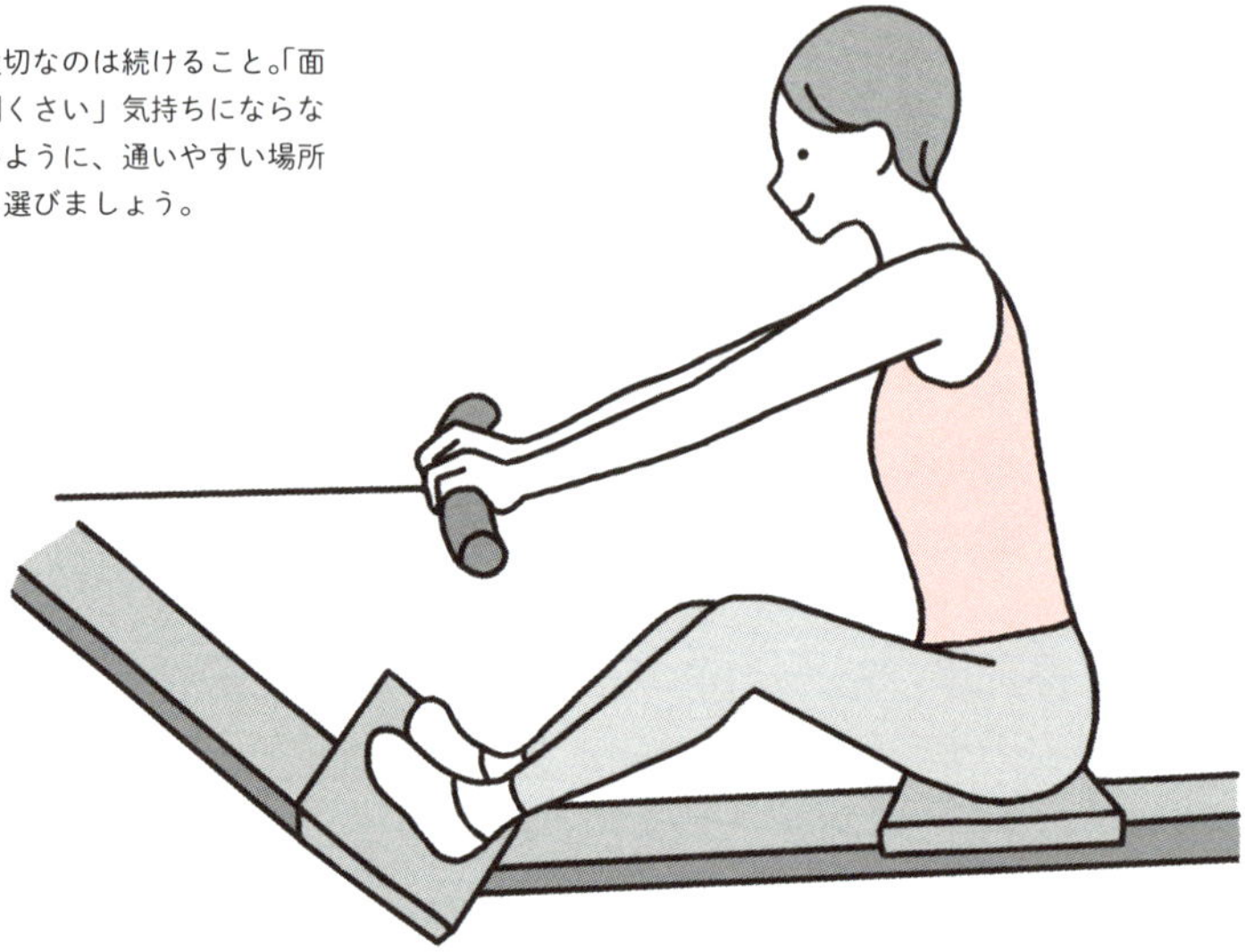

大切なのは続けること。「面倒くさい」気持ちにならないように、通いやすい場所を選びましょう。

パッと行って運動して パッと帰ってきましょう

気候や天候に左右されないのが、スポーツジムの利点。またトレーナーの指導もモチベーションアップになります。ジムを利用するときに大事なのは、続けること。そのためには、パッと行って運動して、パッと帰れる、気軽に通える近所にあることも大事な要因です。通うのが面倒な遠い場所だとなかなか続きにくいでしょう。

私も、クリニックの近所の24時間ジムに通っています。終業後ジムでひと汗流したら、向かいの銭湯のサウナでもうひと汗。うまくルーティン化できているのは、この動線がいいからだろうと思っています。

4月22日

玄米を選ぶ。発芽玄米ならなお◎

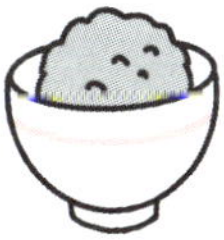

玄米は食物繊維が豊富。発芽玄米は、ストレス軽減成分GABAを含みます。

4月23日

乳製品はヨーグルトやチーズを

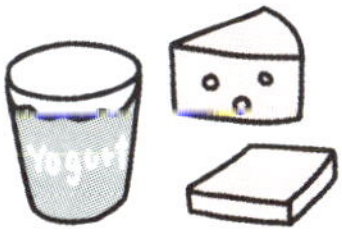

体を冷やす牛乳も、ヨーグルトやチーズなど発酵させると、腸活食品に。

4月24日

お肉を食べるなら羊肉！

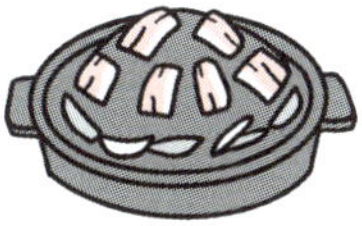

脂肪が少なく鉄分が豊富な羊肉は、肉の中でも最強。貧血予防に。

4月25日

小松菜で免疫力アップ

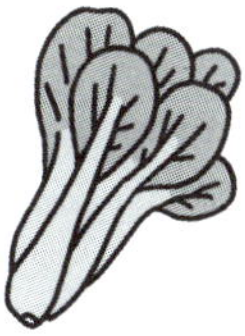

β-カロテンやビタミンCを含む小松菜は、免疫力アップや疲労回復に〇。

4月26日

冷凍野菜を常備する

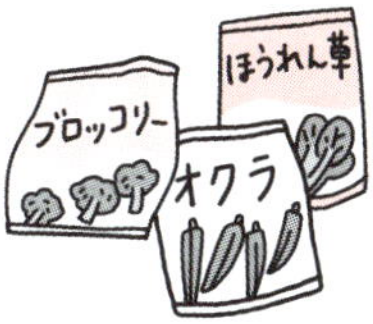

旬の野菜を急速凍結している冷凍野菜は、栄養価が多く優秀。活用度大。

4月27日

アリウム属の野菜で血液サラサラ

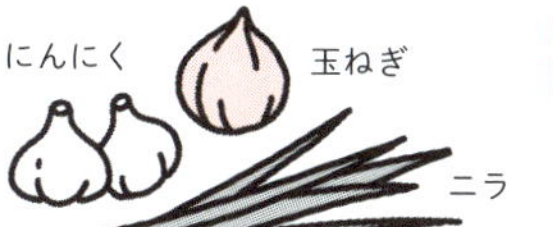

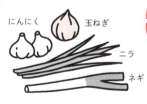

ニラ、にんにく、ネギ、玉ねぎなどアリウム属の野菜には、血管を広げて血行をよくする成分が含まれています。

spring

4月
28日

ヒールは血流が悪くなる。パンプスを履く

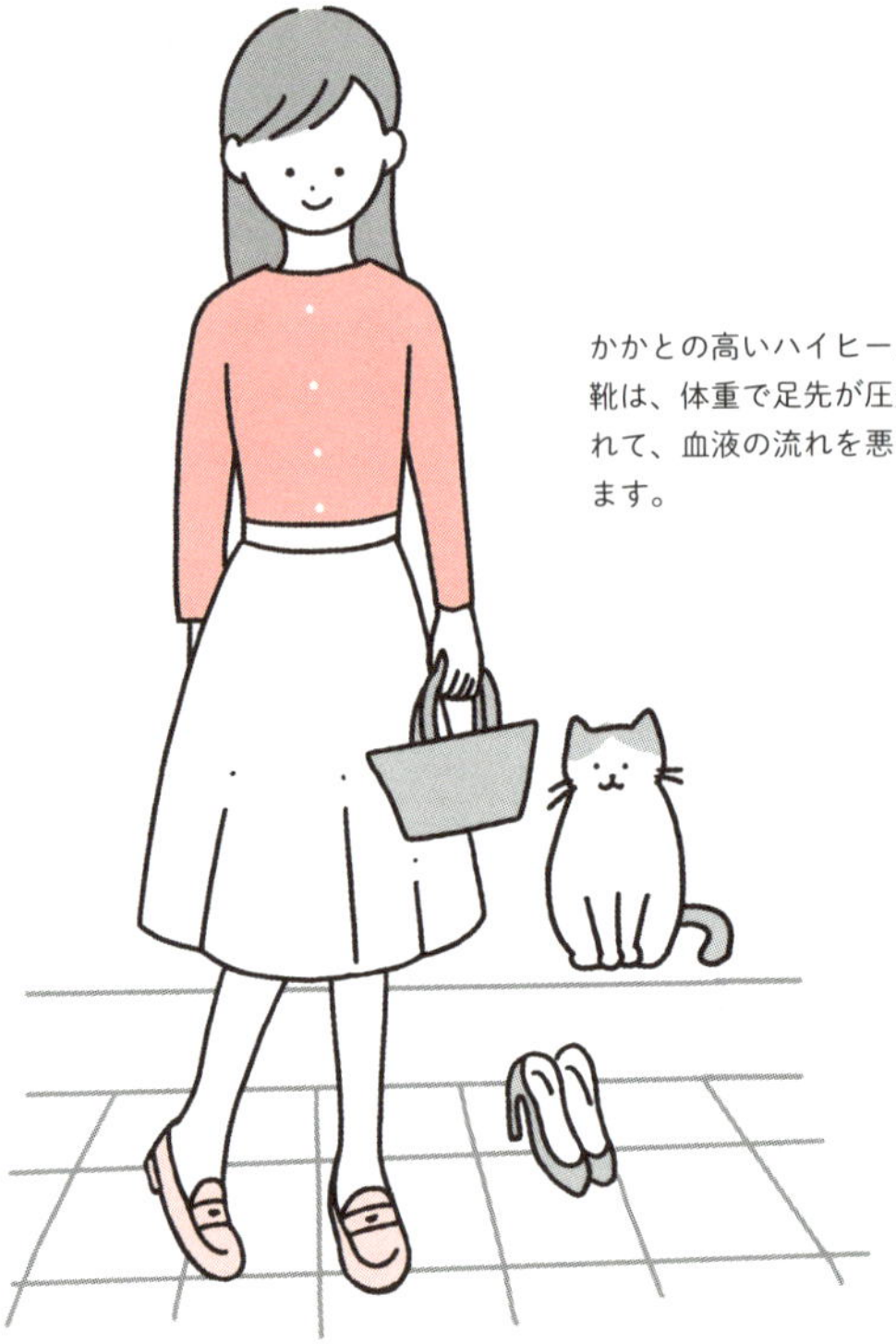

かかとの高いハイヒールの靴は、体重で足先が圧迫されて、血液の流れを悪くします。

ハイヒールは姿勢がゆがみむくみの原因に

オフィス靴は、つま先とかかとがおおわれているパンプスが理想的。かかとの高いハイヒールを履くと、体の重さが足の前部分にかかることで足の指やつま先が圧迫されて、血流が悪くなる恐れがあります。また姿勢が悪くなりやすく、腰や背中、太もも、ふくらはぎの筋肉に負担がかかることで血行不良になり、むくみが出やすくなってしまいます。どうしてもハイヒールを履かないといけない場面があるなら持参し、そのときだけ履きかえるようにしましょう。また通勤時に歩くならスニーカーで。オフィスにパンプスを置いておくとよいでしょう。

spring
4月
29日

運動靴はホールド性とクッション性を重視

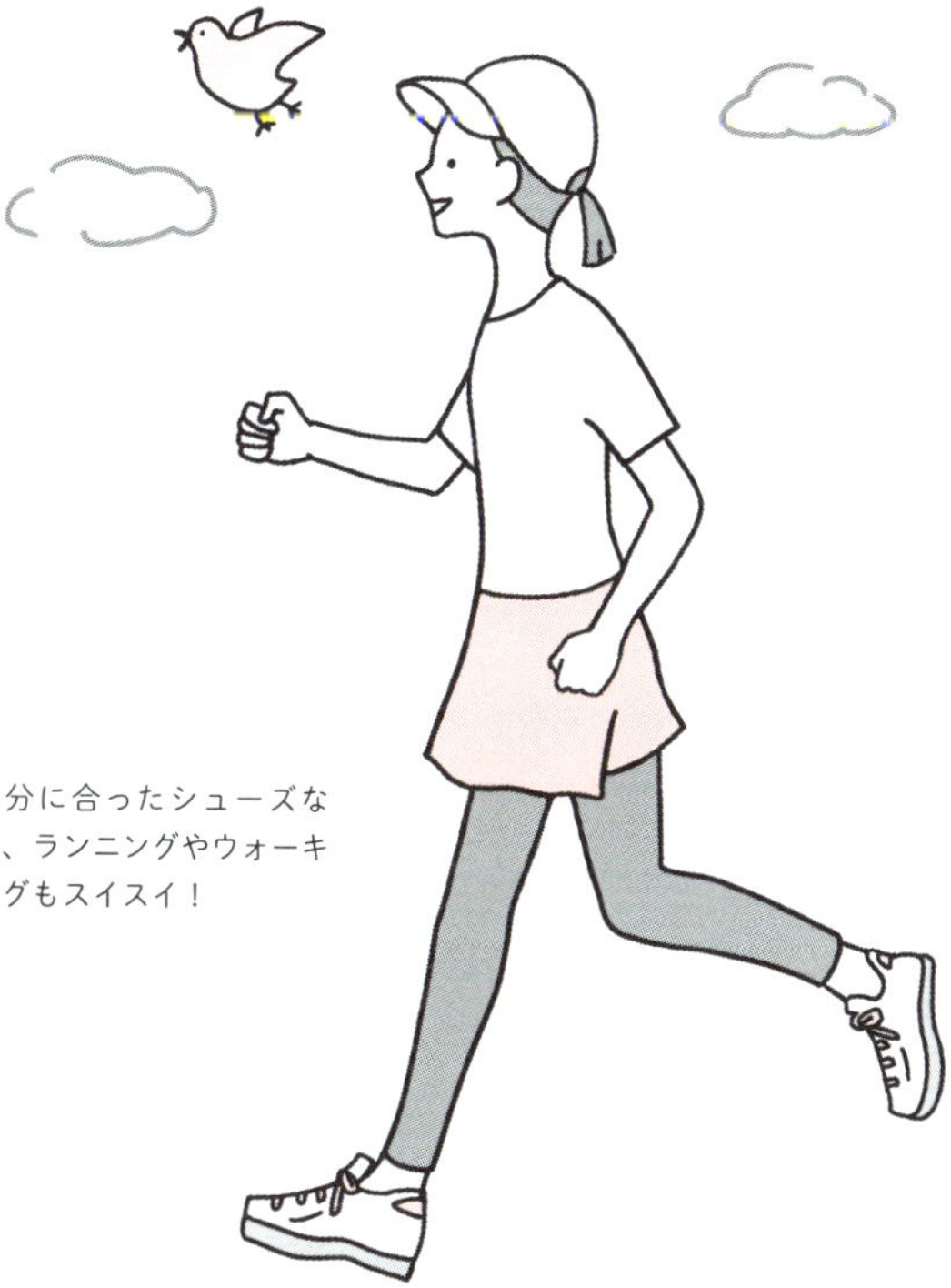

自分に合ったシューズなら、ランニングやウォーキングもスイスイ！

着地したときにかかとの骨が広がるのは×

ランニングやウォーキングをする際、自分に合ったシューズを選ぶことが何よりも大切です。特にランニングは片足を下ろしたときに体重がかかり、かかとの骨が大きく広がります。かかとの骨が広がると、足首から膝、股関節、腰まで広範囲に負担がかかってしまいます。かかとの骨の広がりを防ぐには、かかとをホールドする、またはインソールにクッション性のあるシューズを選ぶことが大切です。自分に合わないシューズを選ぶと、こりや痛みを招きます。足の形は人それぞれなので、専門店でしっかりと計測し、自分にぴったりのものをそろえましょう。

spring

4月
30日

あずきがさまざまな不調を改善

- 栄養豊富なあずきは、解毒作用のある食材
- 体の活性酸素を抑えて、病気やがんを遠ざける

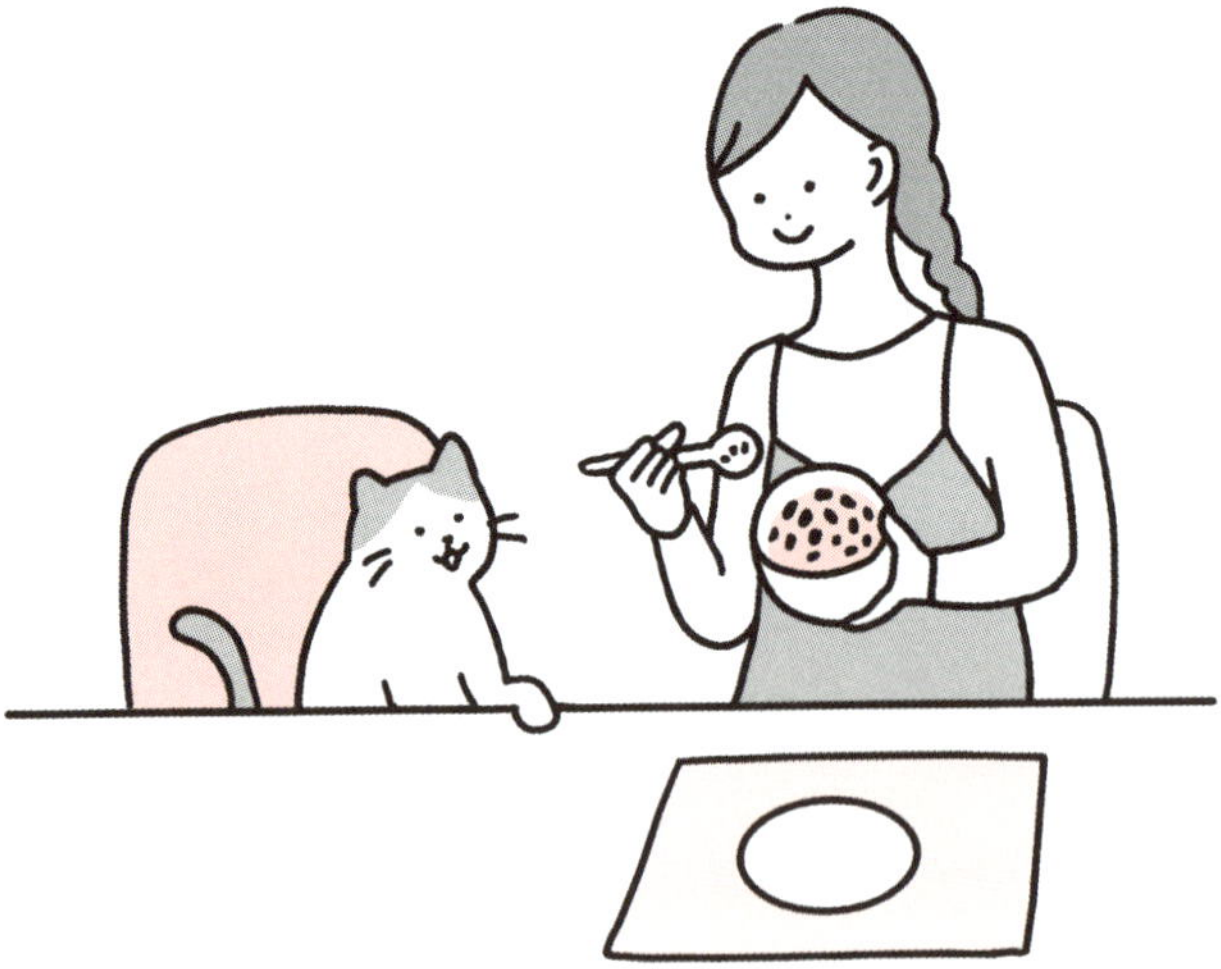

煮あずきのつくり方

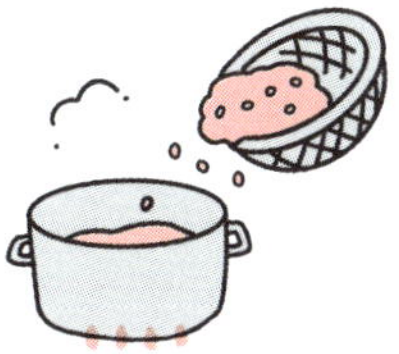

❶あずきとたっぷりの水を鍋に入れ、中強火で煮る。煮立ったらザルに上げて煮汁を捨てる。

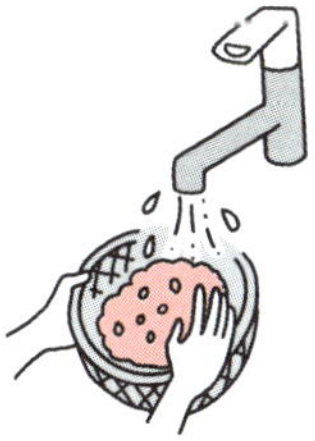

❷あずきを水洗いして、鍋にあずきの4～5倍量の水を入れて再び中強火にかける。煮立ったら弱火で15分煮て、煮汁は捨てる。

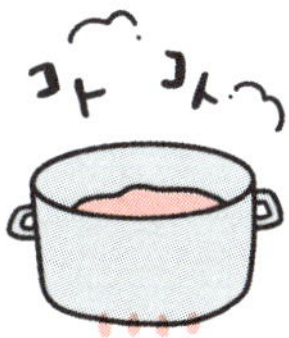

❸再びあずきとたっぷりの水を中強火で煮る。煮立ったら弱火であずきがやわらくなるまで1時間程度煮たら完成。

塩あずき

煮あずきに塩を加えるとおかずになります。

甘あずき

煮あずきに砂糖と塩ひとつまみを足すとスイーツに。

がん予防やダイエットにも煮あずきをつくりおきして

あずきは、タンパク質や食物繊維、カリウム、ビタミンEなど栄養が豊富で、漢方では解毒効果のある食材とされています。また赤い色素のアントシアニンや煮汁に含まれるサポニンには強い抗酸化作用があり、体内の活性酸素を抑えて病気やがん予防に。サポニンは脂ともなじみやすく、血液中の余分な脂質を洗い流すため、ダイエット効果も期待できます。数えきれない効果のあるあずきは、煮あずきとしてつくりおきがおすすめ。はちみつを混ぜてヨーグルトに入れるもよし、サラダやスープに入れておかずにしてもよし。

spring
5月
1日

眠れない夜に「しそ酒」。お酒が苦手なら「しそ湯」

しそ酒のつくり方

材料

青じそ…50 g
氷砂糖…100 ～ 150 g
焼酎…450cc

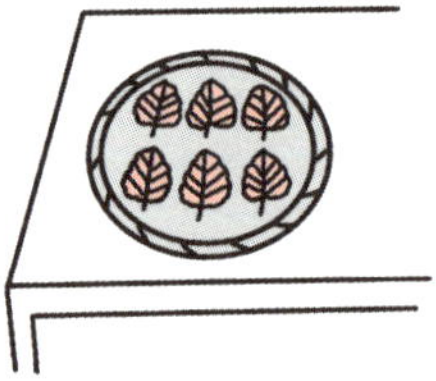

❶青じそを洗い、半日ほど陰干しして水分をとばす。

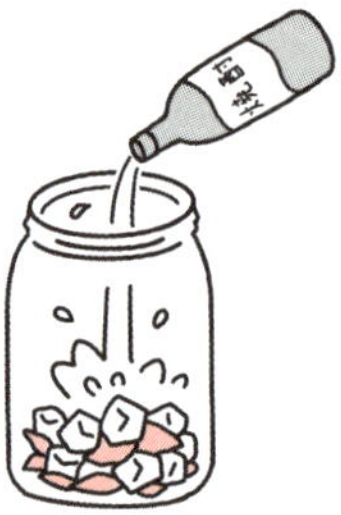

❷密封容器に乾かした青じそと氷砂糖、焼酎を入れる。

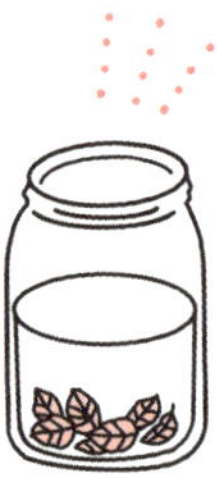

❸３カ月ほどしたら飲み頃。青じそをとり除いて保管する。

「気」をめぐらすしそをとると活力アップ

漢方では、しその葉は「気」の滞りをよくする効能があります。味噌汁に入れたり、サラダに添えたり、天ぷらにしたり、食卓に頻繁に出したい食材です。

特に気の流れの悪い人は、青じそを氷砂糖と焼酎に漬ける「しそ酒」をつくってみては。寝る前におちょこ1杯程度飲むと気持ちが落ち着いて、寝つきがよくなります。お酒が苦手な人は「しそ湯」にしても。しそ湯は、約10gのしその葉をコップ1杯の水で煎じて半量にし、3回に分けて湯を加えて飲みます。気持ちが高ぶったときに1杯飲むと、ふと我に返れる魔法の飲みものです。

5月2日

ドライヤーの風を膝裏に当てる

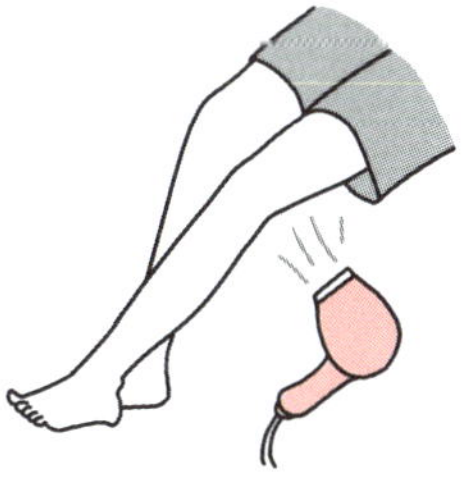

たくさんツボのある膝裏をドライヤーで温めると効果大。中央にある「委《い》中《ちゅう》」を刺激すると、膝や腰、背中がラクに。

5月3日

合谷《ごうこく》と三陰交《さんいんこう》をドライヤーで温める

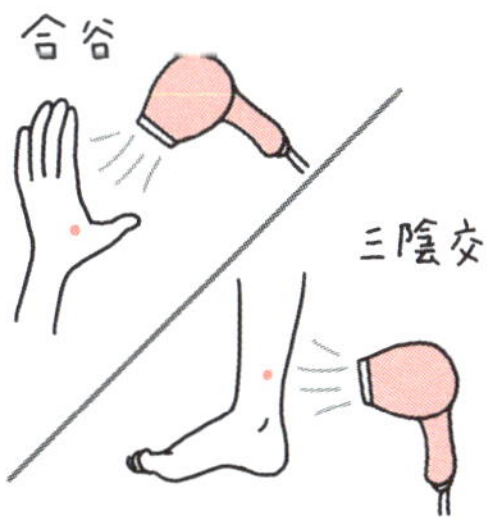

親指と人さし指の間の骨のつけ根の「合谷」、内くるぶしの上にある「三陰交」にドライヤーを当てると冷え解消に。

5月4日

ドライヤーで耳や肩甲骨を温める

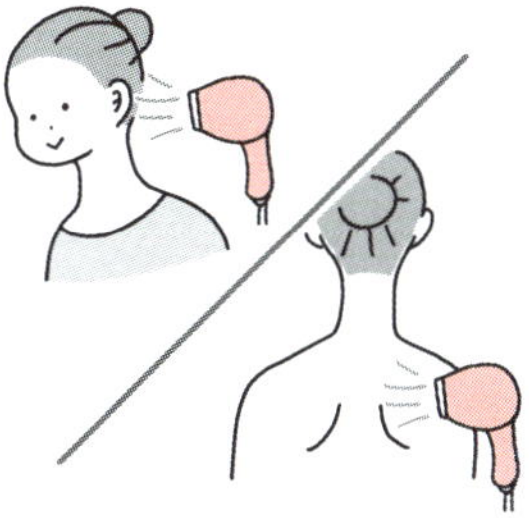

耳にある「神門《しんもん》」は、自律神経を整えるツボ。肩甲骨の間の「風門《ふうもん》」は、風邪予防のツボ。ドライヤーの温風で刺激して。

5月5日

名づけてドライヤーストレッチ

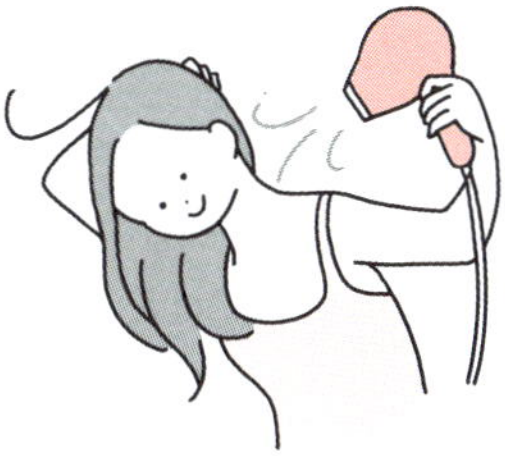

ドライヤーをかけるときは前にかがみ、首の後ろから風を当てて髪の毛を乾かすと、よいストレッチになります。

spring
5月
6日

腹八分目を意識して生活する

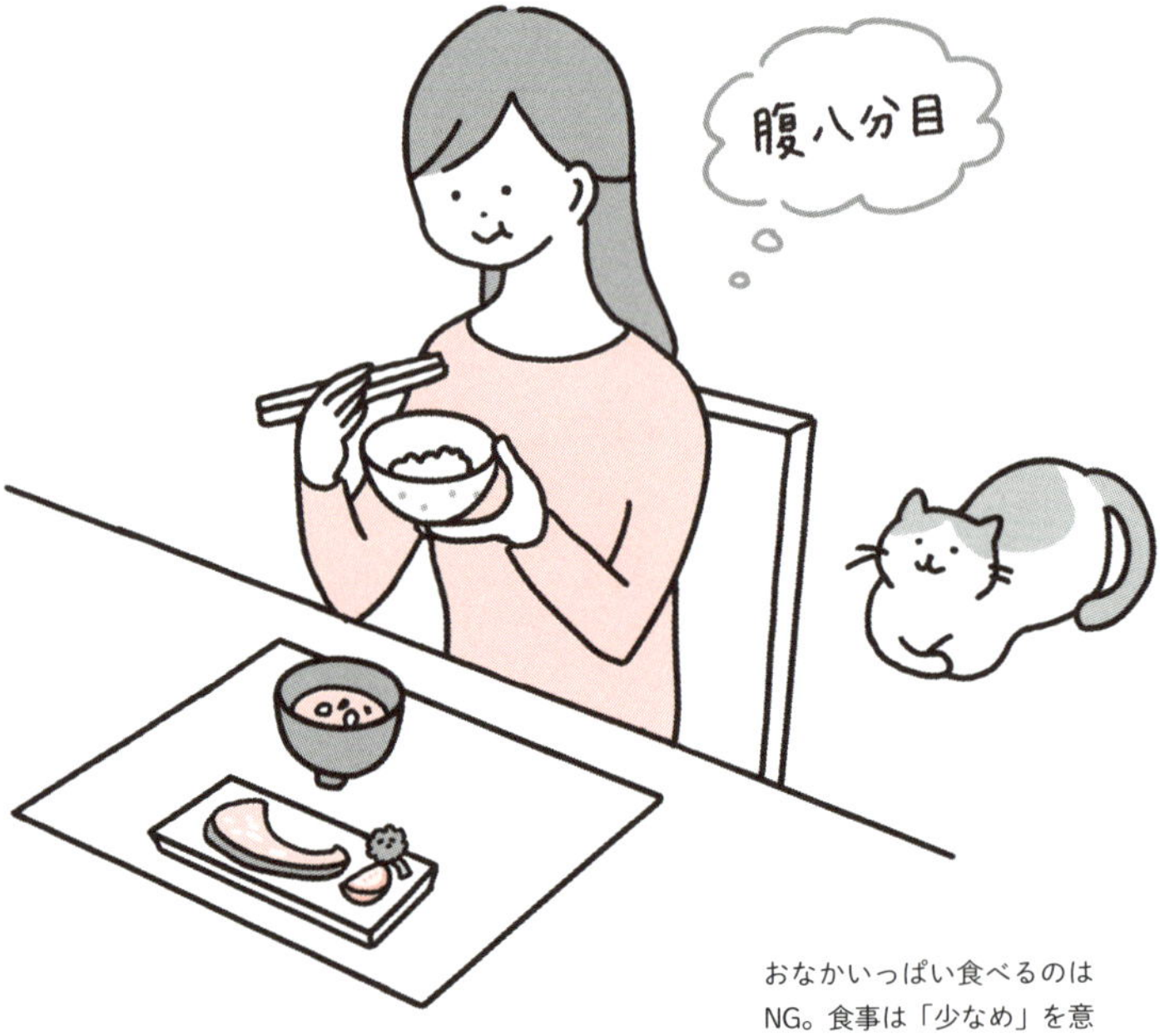

おなかいっぱい食べるのはNG。食事は「少なめ」を意識すると、体調がよくなります。

朝食を抜くと自然と腹八分目に

「腹八分目に病なし、腹十二分目に医者足らず」という言葉が漢方にはあります。これは腹十二分目を食べていると病気になる、健康には腹八分目ぐらいがいいということ。

腹八分目にするには、毎食の量を8割に減らしてもいいですし、1食抜いて2食にするのもいいでしょう。その場合は、朝食を抜くのがおすすめ。朝食をしっかり食べると胃腸に血液が集中して排泄機能が減退するからです。とはいえ、ライススタイルによっては昼食抜き、夕食抜きもあり。食事を抜くと大小便の出が格段によくなるのがわかります。

5月7日

湯船にしょうがを入れてみる

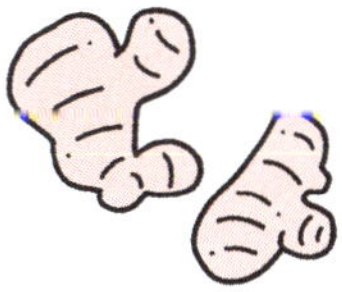

しょうが1個をスライスするか、すりおろして布袋に入れて浴槽に入れる。

5月8日

5月はしょうぶ湯の季節

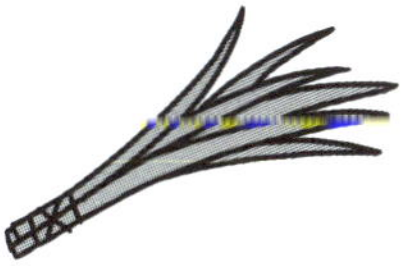

しょうぶの根、茎、葉を洗って生のまま投入。食欲増進や疲労回復効果も。

5月9日

しその葉を湯船に浮かべて

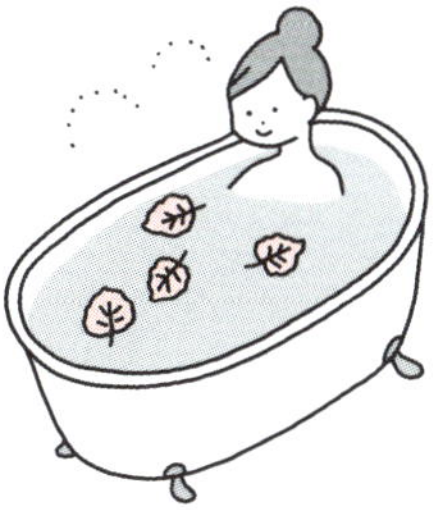

湯船にしその葉を好きなだけ入れて。しその鎮静効果で気持ちはゆったり。

5月10日

婦人科系の悩みによもぎ湯

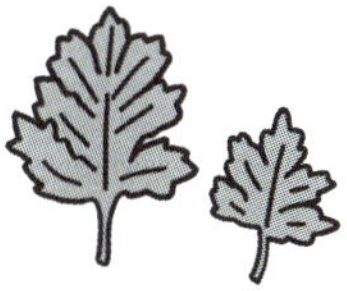

生か乾燥させた葉を10枚程度入れます。婦人科系の不調に効果あり。

5月11日

レモン湯でつるつる美肌に

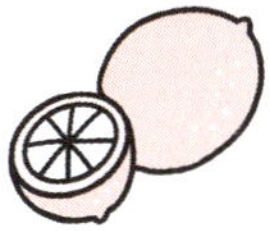

1個を輪切りにして湯船に入れると、つるつる美肌に。ストレス解消にも。

5月12日

にんにく湯で芯からポカポカ

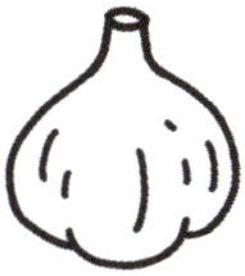

刻んで布袋に入れて湯船へ。血行が促されて、体の芯から温まります。

spring

5月
13日

息を長〜く吐いて夜寝る前に腹式呼吸

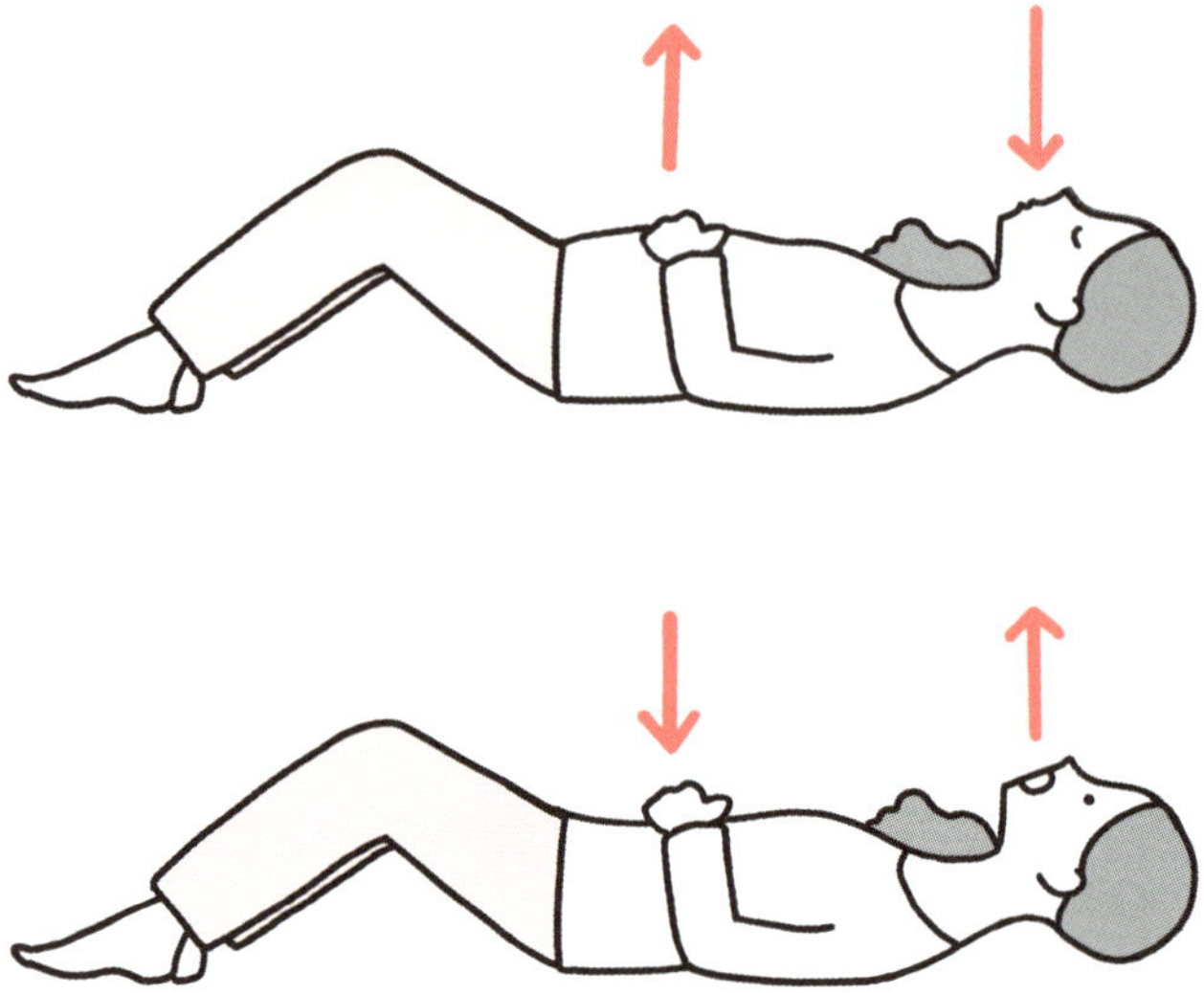

息を吸うことよりも長く吐くことに意識を集中させると、よりリラックスできます。

呼吸に集中していると自然な眠気が訪れます

寝る前に腹式呼吸を行うと、体がほぐれて緊張がゆるみ、副交感神経が優位になります。

まず布団の上に仰向けになり、目を閉じます。おなかをふくらませながら鼻から息を吸い込み、次におなかを凹ませながら口からゆっくりと息を吐きます。とにかく長く息を吐くことに注力しましょう。

おなかの上に手や重しを置くと、おなかへの意識が高まり、より確実に行えます。雑念を払って呼吸に集中していると、そのうち眠気がやってきます。気持ちがいいので、途中で寝落ちしてしまうかもしれません。

spring
5月
14日

湿疹やアトピーが出てきたら「葛根湯《かっこんとう》」を飲んでみる

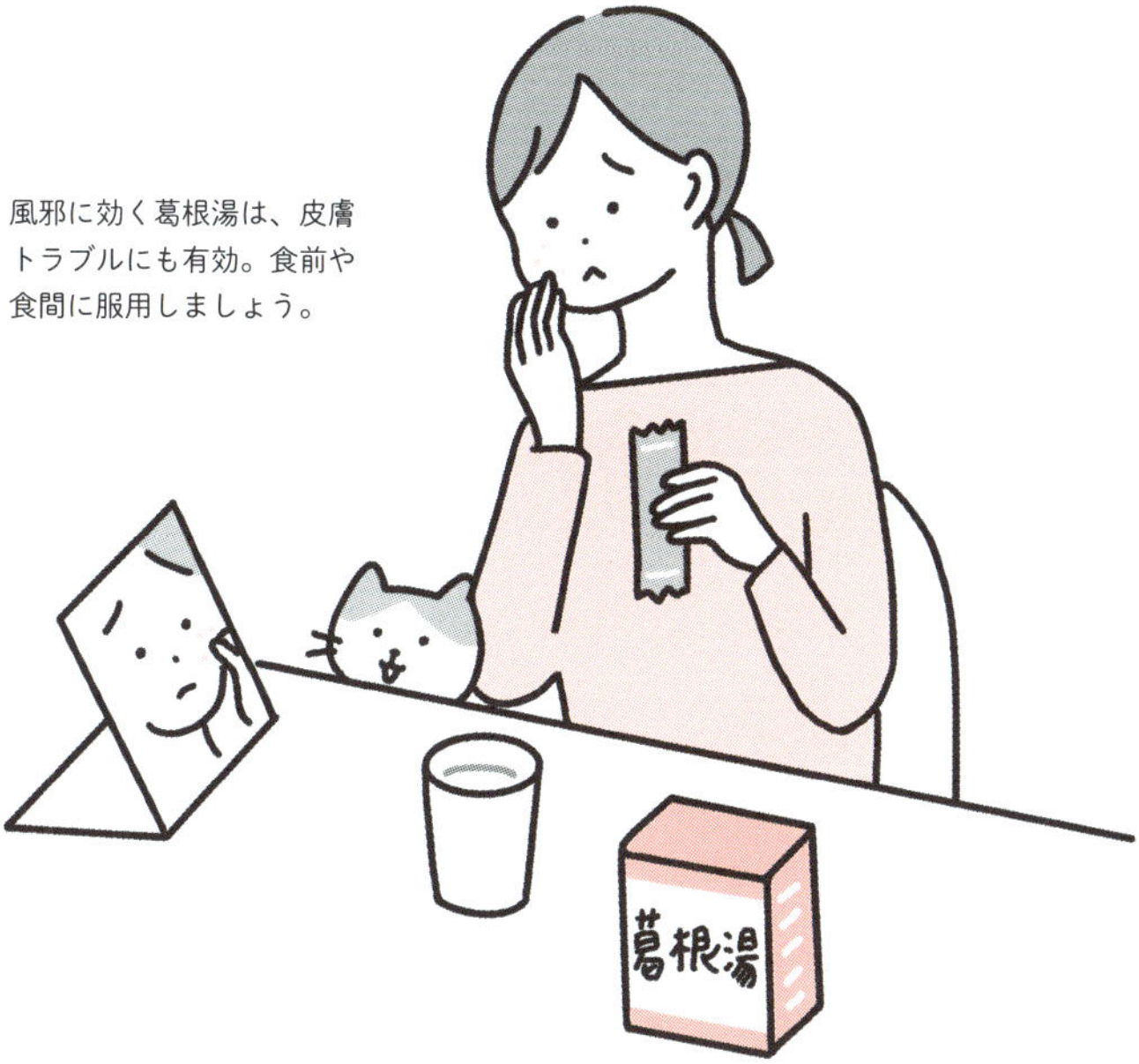

風邪に効く葛根湯は、皮膚トラブルにも有効。食前や食間に服用しましょう。

葛根湯は老廃物を押し出す力も

「風邪をひいて葛根湯を飲むと、湿疹が緩和する」という声があります。実は風邪薬として知られる葛根湯には、体熱上昇、発汗促進作用によって体内の老廃物を排出する力もあるのです。

そもそも湿疹やアトピー性皮膚炎などは、体の老廃物のしわざ。葛根湯で老廃物を出すと、湿疹がよくなるわけです。

オールマイティに対応できる葛根湯は、常備薬として家に置いておくとよいでしょう。

ただし、多汗傾向や体力が落ちている人、食欲減退など消化器症状のある人はNG。専門医と相談しながら服用しましょう。

spring

5月
15日

家事は運動と思って、しっかり体を動かす

- 掃除機をかけるときは足を大きく広げて
- 腕を伸ばす、つま先立ちする、大げさに動くのがポイント!

足を伸ばして掃除機をかける

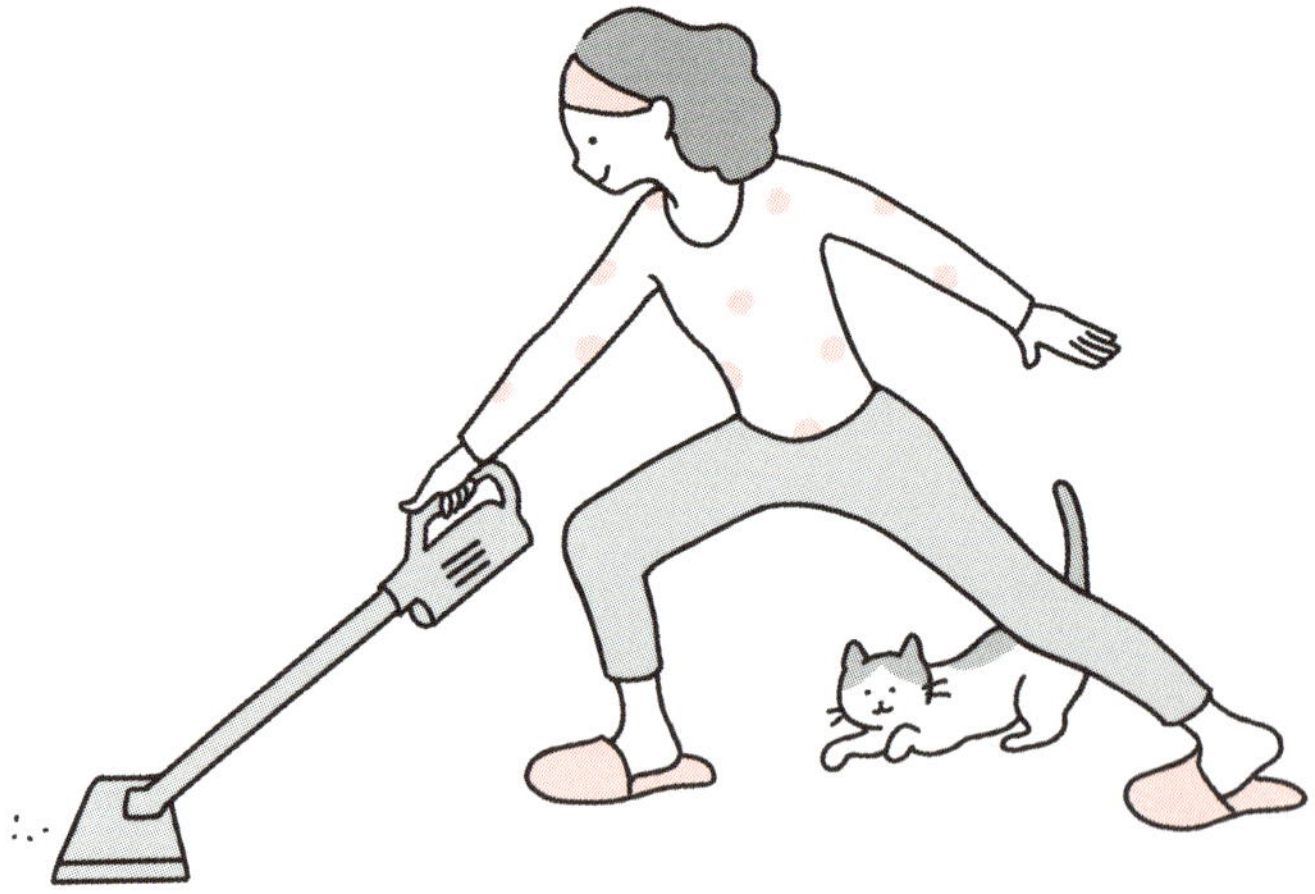

足を前後に大きく広げて背筋はまっすぐ、そのまま腰を落としながら、腕全体を前に伸ばして掃除機をかけます。

高い場所のほこりを払う

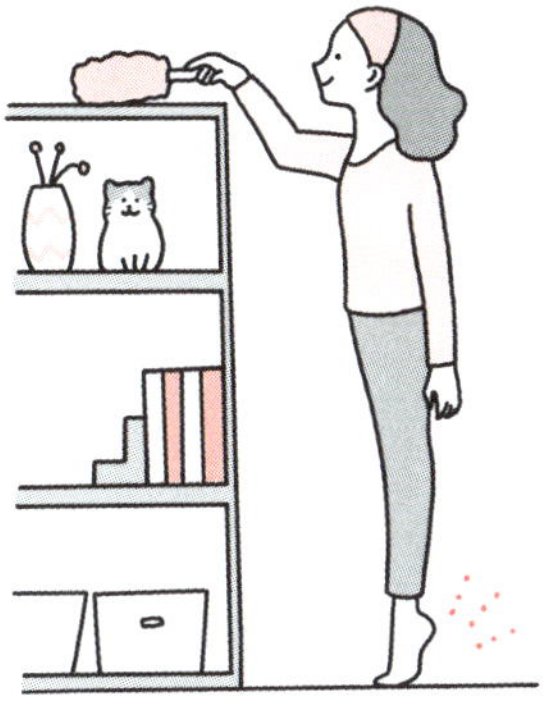

高い場所のほこりは、はたきやハンディモップで払って。つま先立ちで行えば、ふくらはぎに効きます。

洗濯ものを干す

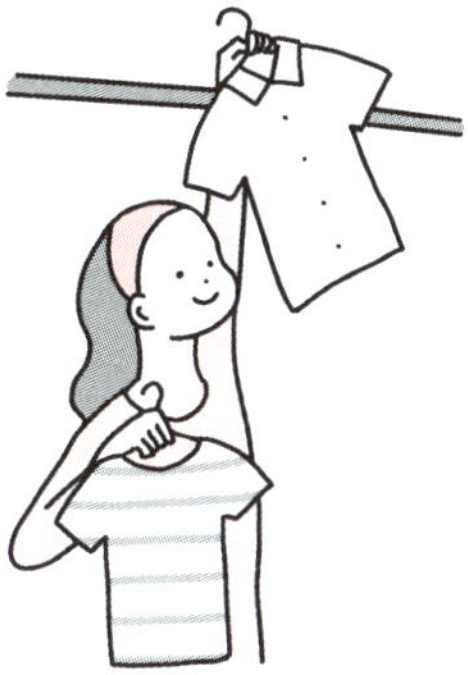

いつもよりも3倍速のスピードで、洗濯物をハンガーやピンチにかけて干しましょう。腕の運動になります。

いつもの動きに負荷をかけると運動になる

家事も運動だと思ってしっかり体を動かすと、けっこうな運動量になります。

たとえば掃除機は、大きく足を前後に広げて背筋を伸ばしたまま深く重心を下げ、しっかり腕を伸ばしてかける。洗濯ものを干すときは、ぐっと腕を伸ばす。高いところの整理をしたり、ほこりを払ったりするときは、ピーンとつま先立ち。さらに家の中を移動するときは、機敏に動きましょう。家事を運動にするコツは、ひとつひとつに負荷をかけること。サウナスーツを着用すれば、汗もかいて一石何鳥になります。

spring

5月
16日

熱中できる趣味を見つけて、今に集中できる暮らしを

好きなことで「今ここ」に集中すると、将来への心配や不安がなくなります。

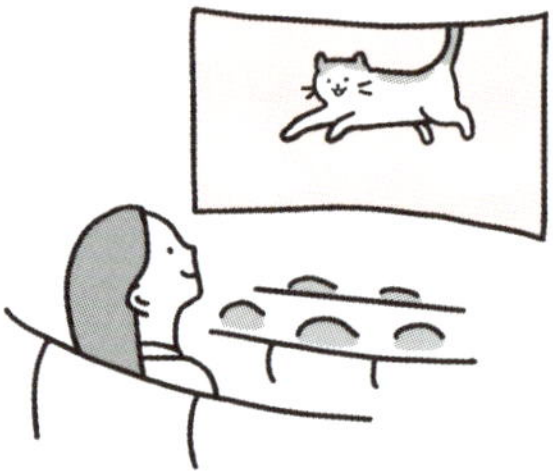

映画で感動

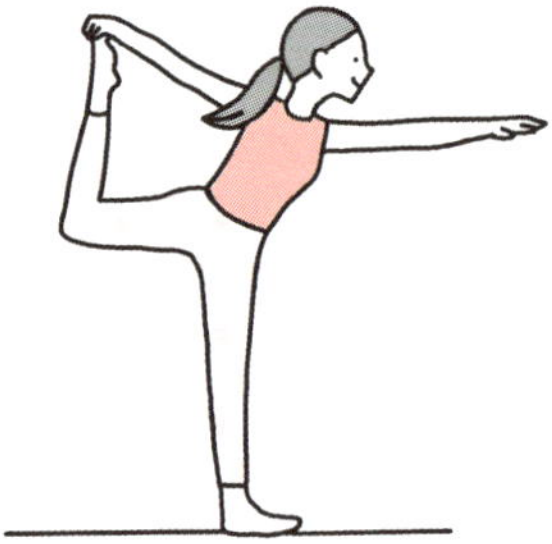

ヨガでリラックス

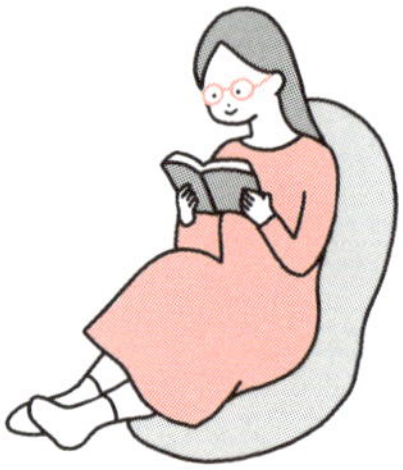

読書で一人時間

「しなくちゃ」より「したい」が大事

「〇〇しなくてはいけない」と自分にプレッシャーをかけるより、「〇〇したい」と自分の好きなことを見つけて今を楽しむと、心身ともに充実した日々を送ることができます。映画鑑賞やヨガ、読書など、自分の好きなことなら何でもOK。

今に集中せず、過去を振り返ってくよくよしたり、将来を考えて心配や不安を抱えたりすると、余計なストレスが溜まります。ストレスは体を冷やす大敵。今この瞬間好きなことに没頭すると、ストレスから離れることができます。ただし暴飲暴食は×。温活的には運動とお風呂がおすすめです。

5月17日

肌荒れにヨーグルトパック

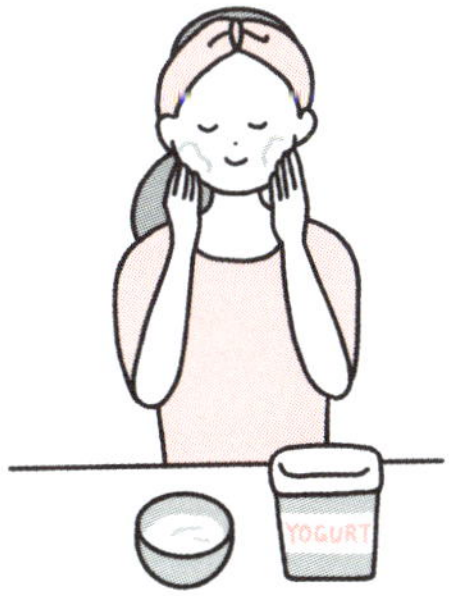

肌にプレーンヨーグルトを適量塗り、15分放置して洗い流します。酵素が新陳代謝を促し、肌荒れを緩和させます。

5月18日

炭酸泡パックで顔の血流を促す

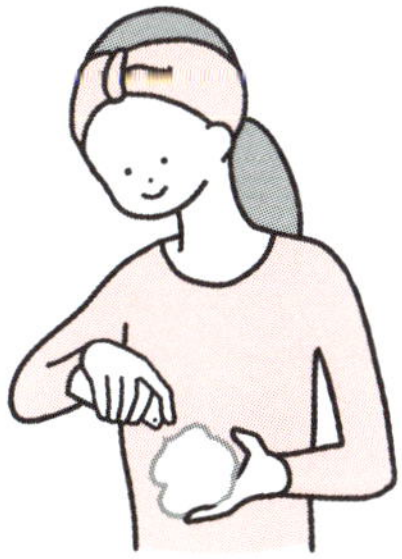

泡やジェルに炭酸ガスを含んだ炭酸泡パックを顔に塗ると、顔の血流がよくなり、ホカホカに温まります。

5月19日

洗顔剤は使わずぬるま湯で洗う

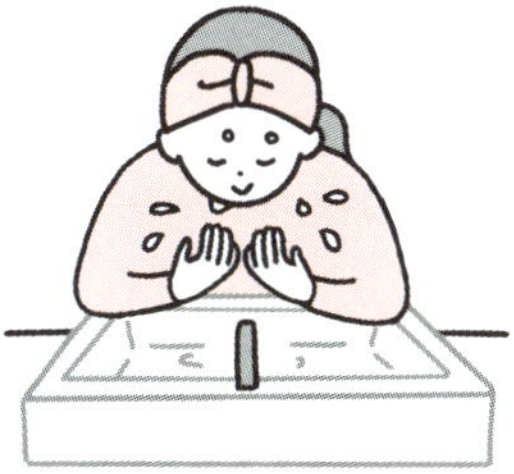

朝の洗顔は、汚れを落とす程度にぬるま湯で洗うのがベスト。ゴシゴシ洗うと、自分に必要な脂までとってしまいます。

5月20日

季節の変わり目はこうじ水で肌ケア

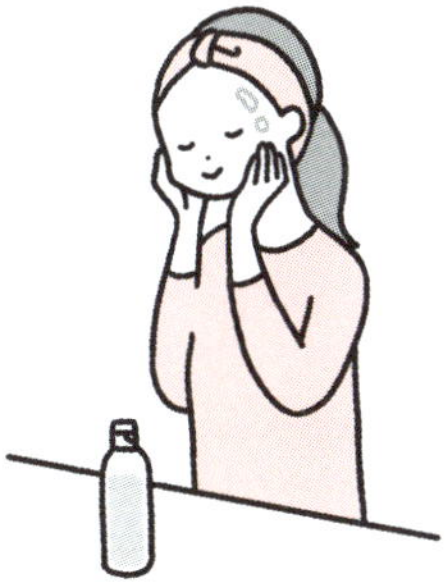

乾燥こうじを水で割った「こうじ水」は、美肌＆美白効果抜群。角質で水分を保持し、メラニンの生成を抑制します。

spring
5月
21日

自分のメンタルは自分で整える

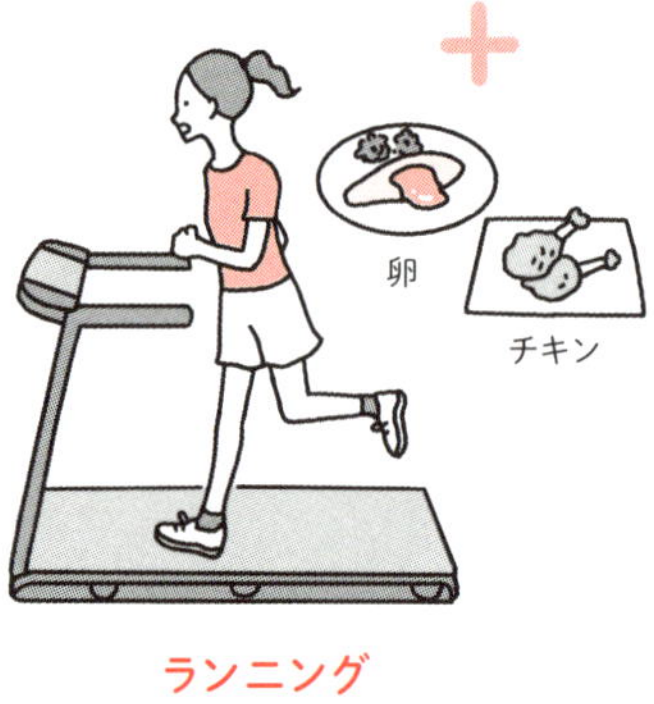

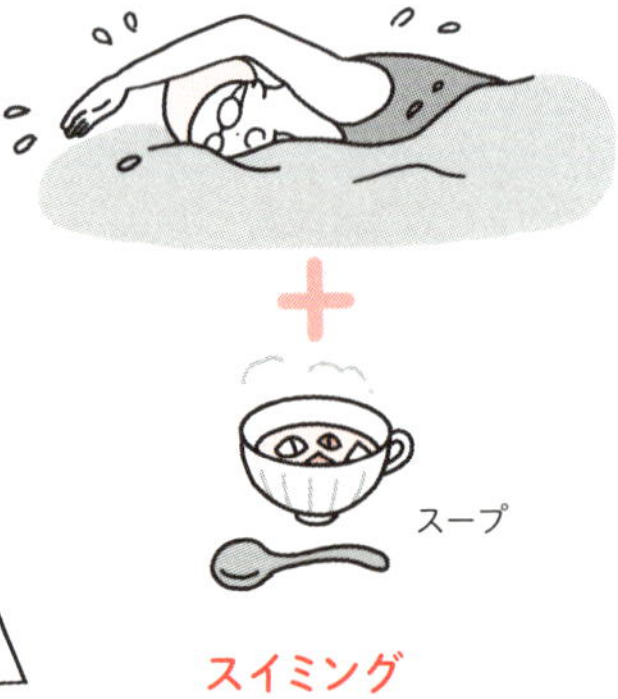

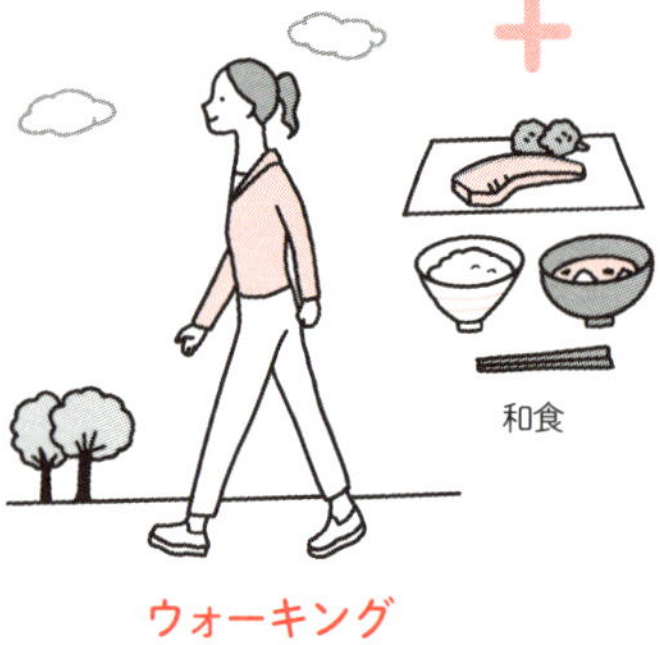

ふだんから自分に合った運動や食事で体力の底上げをしておけば、ストレスに強くなる！

運動すると男性ホルモンが増える!?

仕事が忙しく疲れて帰る日が続くと、メンタルもだんだん落ち込んでいきます。

その疲労度合いが高いほどメンタルダメージも大きくなりますが、ふだんから運動や食事で基礎体力をつけておくと、同じ仕事をしても疲れが少ない！　疲労度合いが低いとメンタルダメージも少なくなります。

特に運動をすると女性であっても、男性ホルモンのテストステロンが増えます。そうすると、ストレスに強くなり、自信がつきます。

ぜひ自分に合った運動、食事を見つけて、ストレスに強い体をつくりましょう。

5月22日

予定を入れすぎない

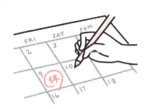

休日はあえて予定を何も入れず、リラックスできる時間を持ちましょう。

5月23日

自分ルールを決め過ぎない

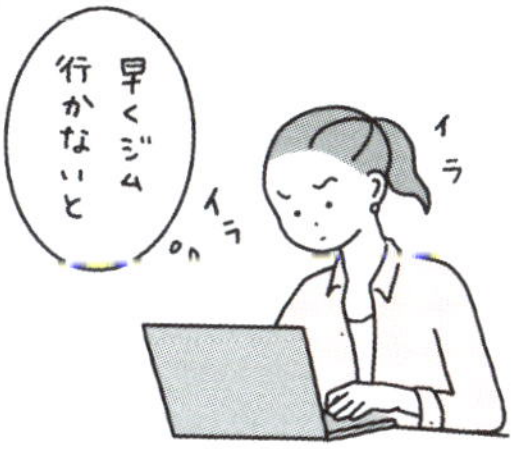

「朝活をする」など、決まりごとをつくり過ぎるとかえってストレスに。

5月24日

ため息をつく

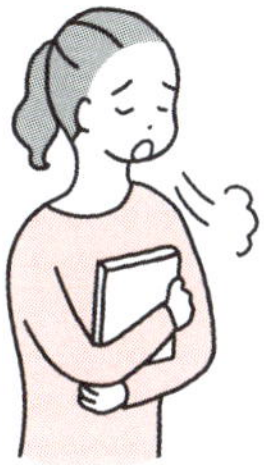

血液の汚れを呼気で捨てるのがため息。息を吐くと体がほろほろに。

5月25日

週に1日はダラダラ過ごす

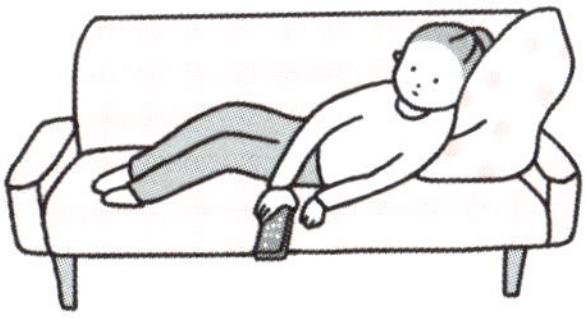

休日に無理に動くと免疫機能もダウン。週1日は、心身を休めましょう。

5月26日

水をとり過ぎたらマッサージで出す

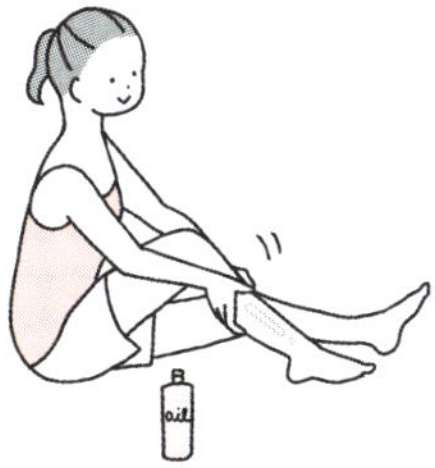

腕や足の内側を心臓に向かってさすり上げると、水出しマッサージに。

5月27日

大声を出してストレス発散

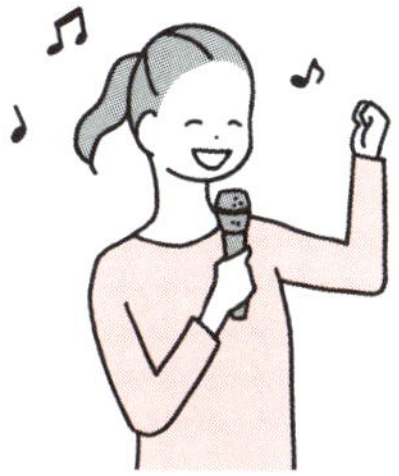

大声を出すと脳から快感ホルモンが分泌されて気分&体温アップ！

spring

5月
28日

生活リズムを整える

朝起きる時間、食事の時間、夜寝る時間を一定にすると、生活が整います。

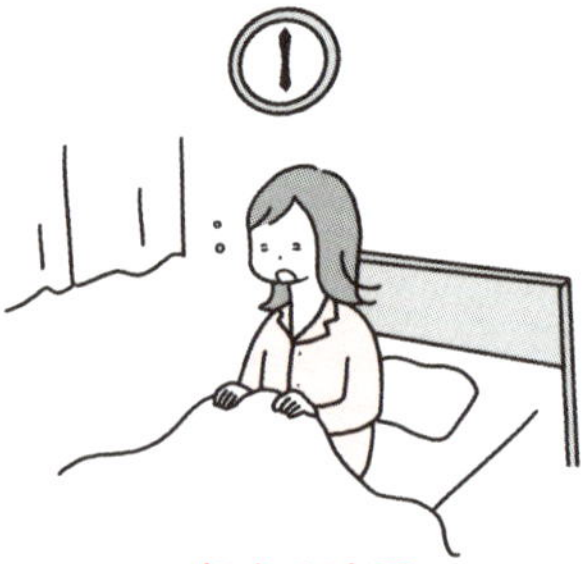

起きる時間

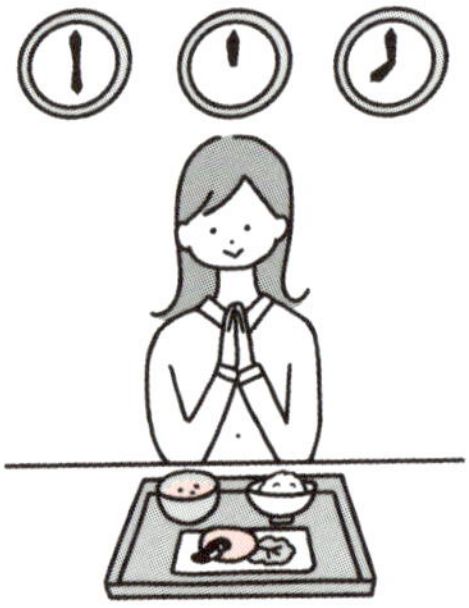

食事の時間

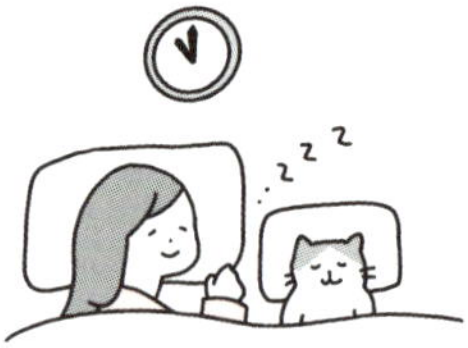

寝る時間

季節の変わり目だからこそきちんとした生活を

体調をくずしやすい季節の変わり目こそ、規則正しい生活を送ってほしいもの。「朝起きる時間」「食事の時間」「夜寝る時間」の3つの時間を一定にすると、体調が整いやすくなります。朝起きる時間が決まると、夜寝る時間も自然に決まります。休日もなるべく起きる時間は同じに。寝坊は2時間以内に留めておいて。2時間を超えると時差ボケのようになってしまい、生活が乱れます。食事は2食でも3食でも、毎日同じ時間に食べるようにしましょう。新しい習慣をとり入れたくなったら、自分の調整しやすい時間帯に試してみるとよいでしょう。

spring
5月
29日

変化をつくらない

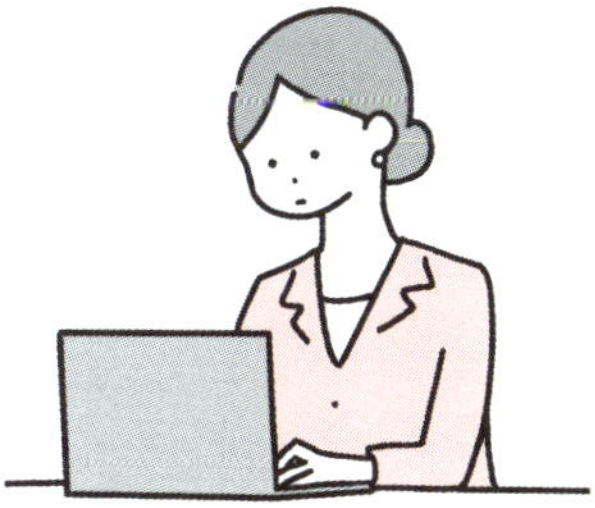

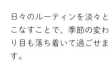

仕事

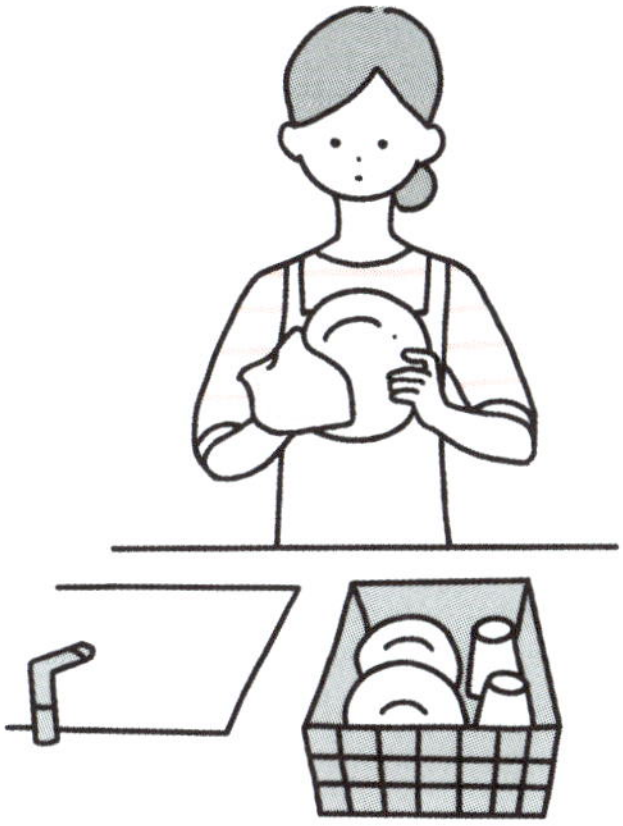

家事

日々のルーティンを淡々とこなすことで、季節の変わり目も落ち着いて過ごせます。

変化を増やすとストレスも増える

新緑が美しくなり、春から夏に。季節の変化とともに何か新しいことを始めたくなりますが、変化の多い季節に新しいことを始めるのは避けたほうが無難。変化を加えると、よりストレスが大きくなるからです。

気候の変化によって知らず知らずのうちに心身の疲れが溜まりやすい時期だからこそ、日々のルーティンを淡々とこなし、心身の疲れをいやすことに気持ちを向けましょう。ウォーキングやジョギングなど適度に運動する、お風呂にゆっくり入る、ぐっすり眠るといった温活も心身の疲れをいやすよい方法です。

spring

5月
30日

雨で不調になる人は、汗をかいて水を抜いておく

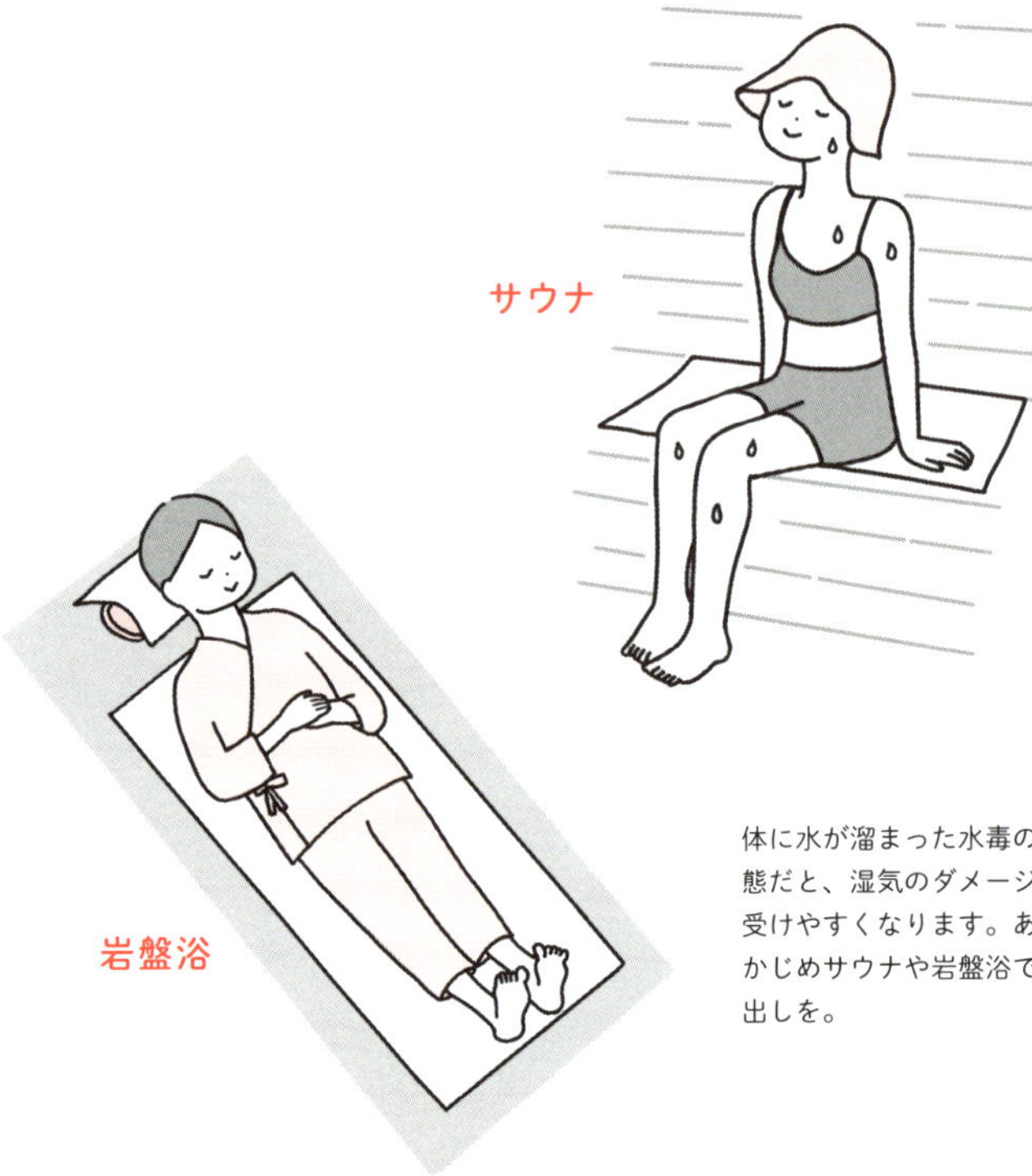

体に水が溜まった水毒の状態だと、湿気のダメージを受けやすくなります。あらかじめサウナや岩盤浴で水出しを。

体に水が溜まると不調が起きやすくなる

梅雨時は、体に余分な水分が溜まりやすくなります。余分な水分が溜まると、頭痛、めまい、耳鳴り、だるい、むくみなどの不調が起きやすくなります。これが「水毒」です。ですから、梅雨時や雨の日、台風の前など、湿気が多くなるときや気圧の変化があるときは、特に血流をよくすることを心がけて、体に余分な水分が溜まらないようにしましょう。

天気予報を見て明日は雨だと思ったら、前日にサウナや岩盤浴で体の中の水分を抜いておくとちょうどいいバランスになります。

お風呂で汗をかくだけでも、体はラクになりますよ。

spring
5月
31日

顔のツボ押しを試してみる

おすすめのツボ

両耳の後ろ
「完骨《かんこつ》」

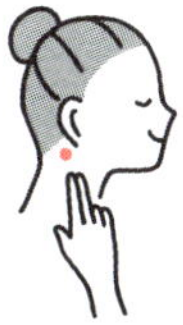

顔まわりの血行を促し、自律神経を整えます。

両こめかみ
「太陽《たいよう》」

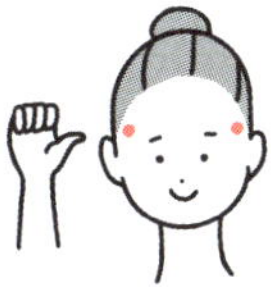

目の疲れや頭痛、顔面の痛みに効きます。

唇とあごの間
「承漿《しょうしょう》」

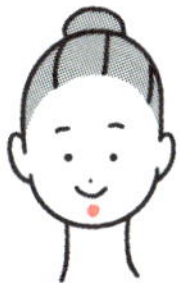

むくみやたるみを解消。精神安定も。

両小鼻の横
「迎香《げいこう》」

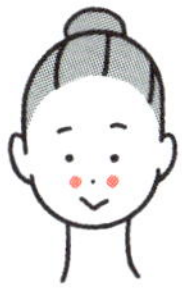

鼻の調子を整える。むくみやたるみ解消。

眉間の中央
「印堂《いんどう》」

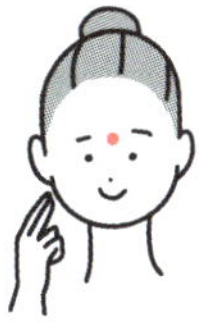

ストレスや緊張をやわらげます。

顔のツボを刺激すると明度アップ&小顔に

顔にはたくさんのツボがあります。ツボを押すと血行が促進されてむくみやしわが解消し、小顔になります。また血液が隅々まで行き渡るので、顔色がよくなり、明るい印象になります。

おすすめのツボは、両こめかみにある「太陽《たいよう》」、両耳の後ろにある「完骨《かんこつ》」、眉間の中央にある「印堂《いんどう》」、両小鼻の横にある「迎香《げいこう》」、唇とあごの間にある「承漿《しょうしょう》」など。押し方は、最初は軽く押し、だんだんと強くしていきます。1度に10回程度、1日に5~6セット行うとよいです。電車の待ち時間や仕事の休憩時間など、隙間時間に行いましょう。

第2章　夏　summer

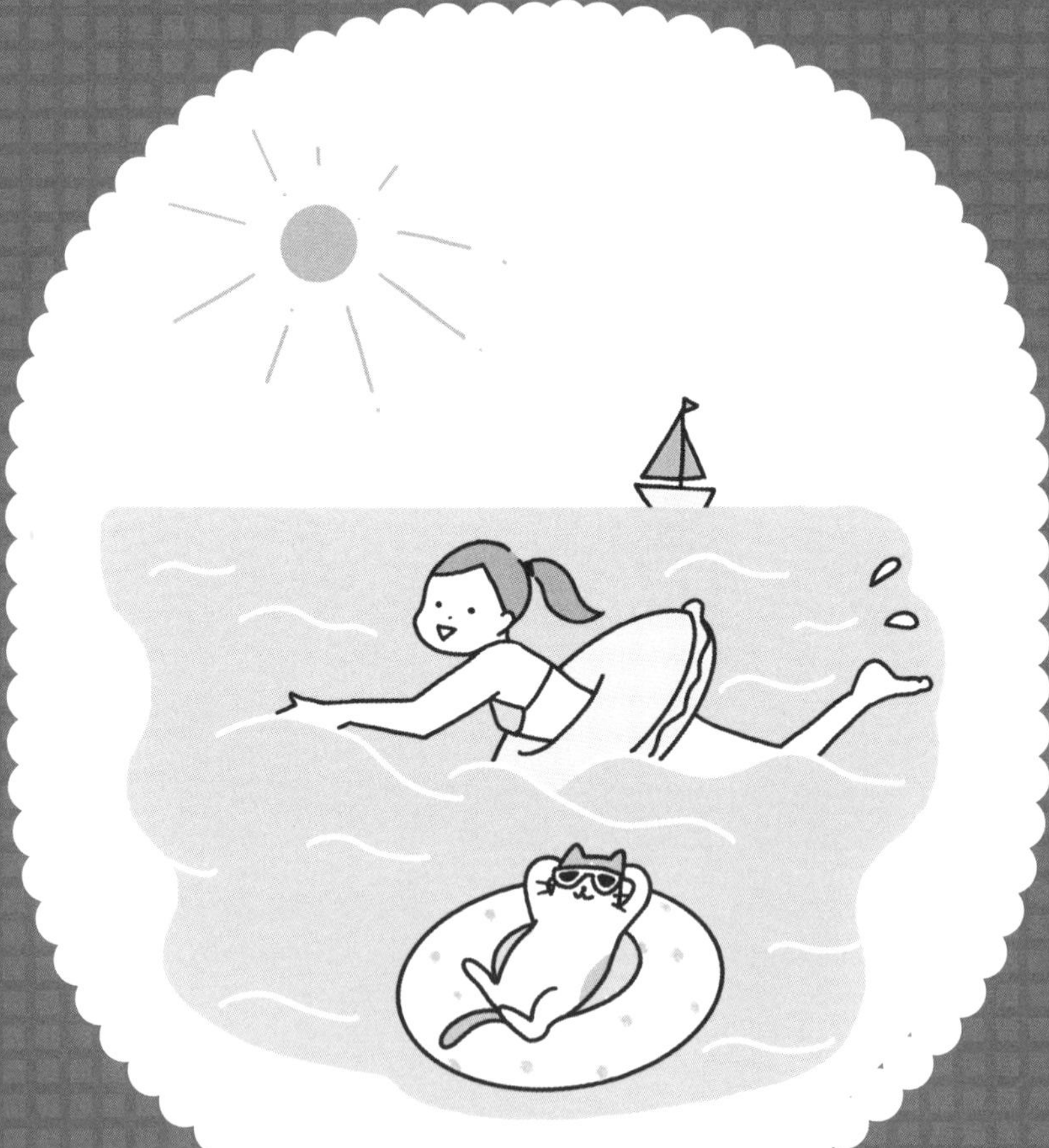

夏のポイント

昔の夏バテは「暑くて食欲が落ちる」「暑くて眠れない」でしたが、現代人は冷房の効いた場所に長くいることによる「冷えバテ」です。寒い空間に薄着でいたり、冷たい飲み物を飲むことで、冷えを加速させます。その結果、内臓の機能が落ちて自律神経が乱れがちに。自律神経が乱れると、メンタル面にも影響を及ぼします。夏こそ、室内での温活が重要になってきます。

夏は気温が高いため、体が熱をつくることをセーブします。代謝が悪くなるため、太りやすくなります。さらに、冷たいものをとり過ぎて、むくみやすくなることも。室内でもいいので、意識的に体を動かすことが大切です。

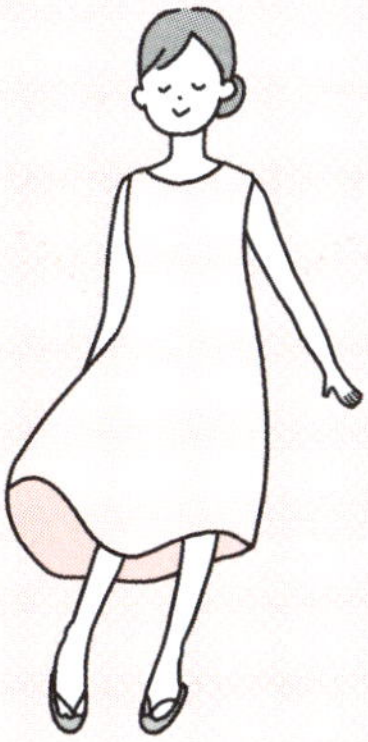

summer

6月1日

夏に太りやすい人は水太りが多い！ 水分のとり過ぎに気をつける

- ☑ 水を飲み過ぎると、体に余分な水分が溜まる**水毒**の状態に
- ☑ 水分補給は「**のどが渇いたら**」でOK

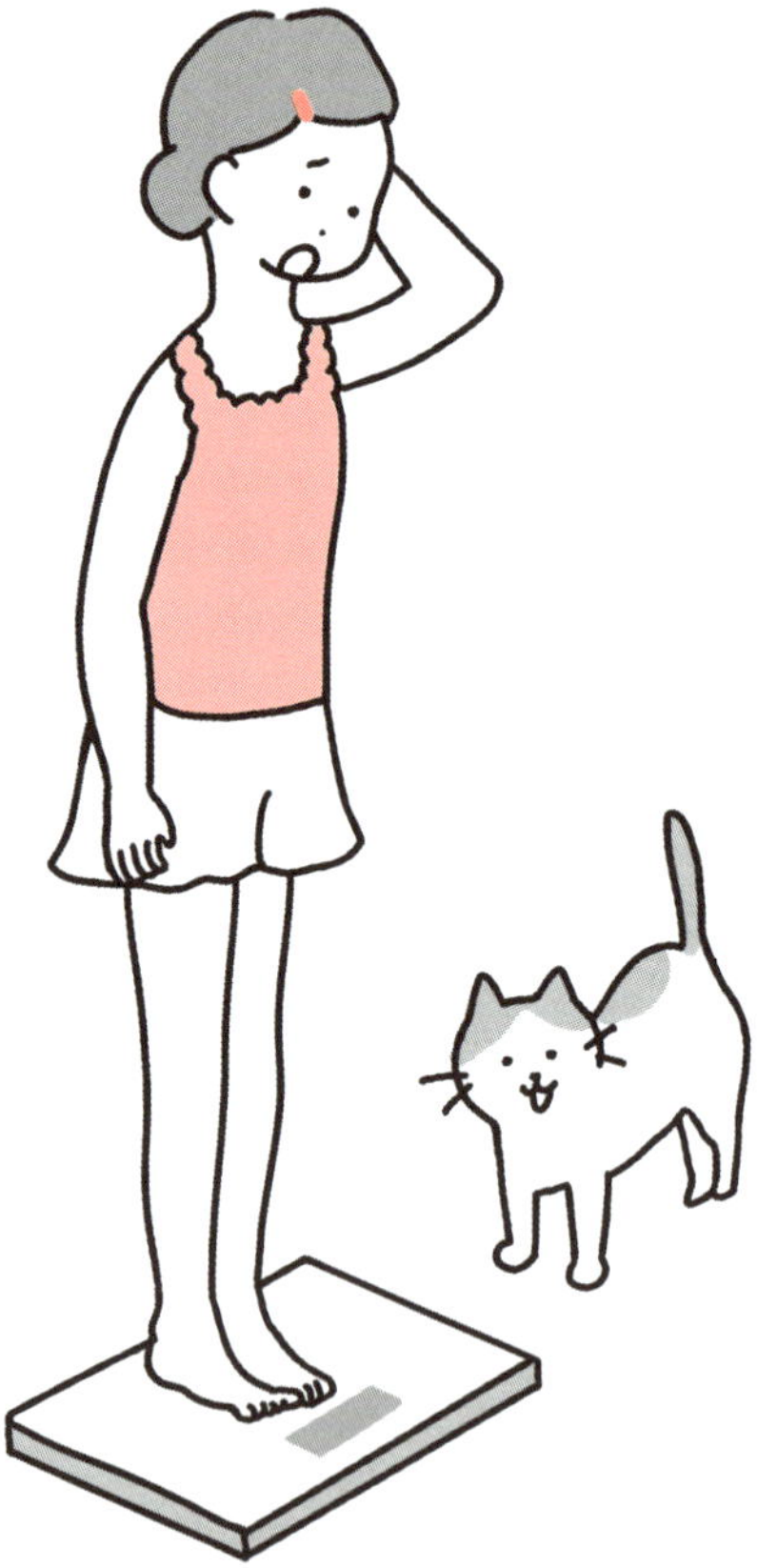

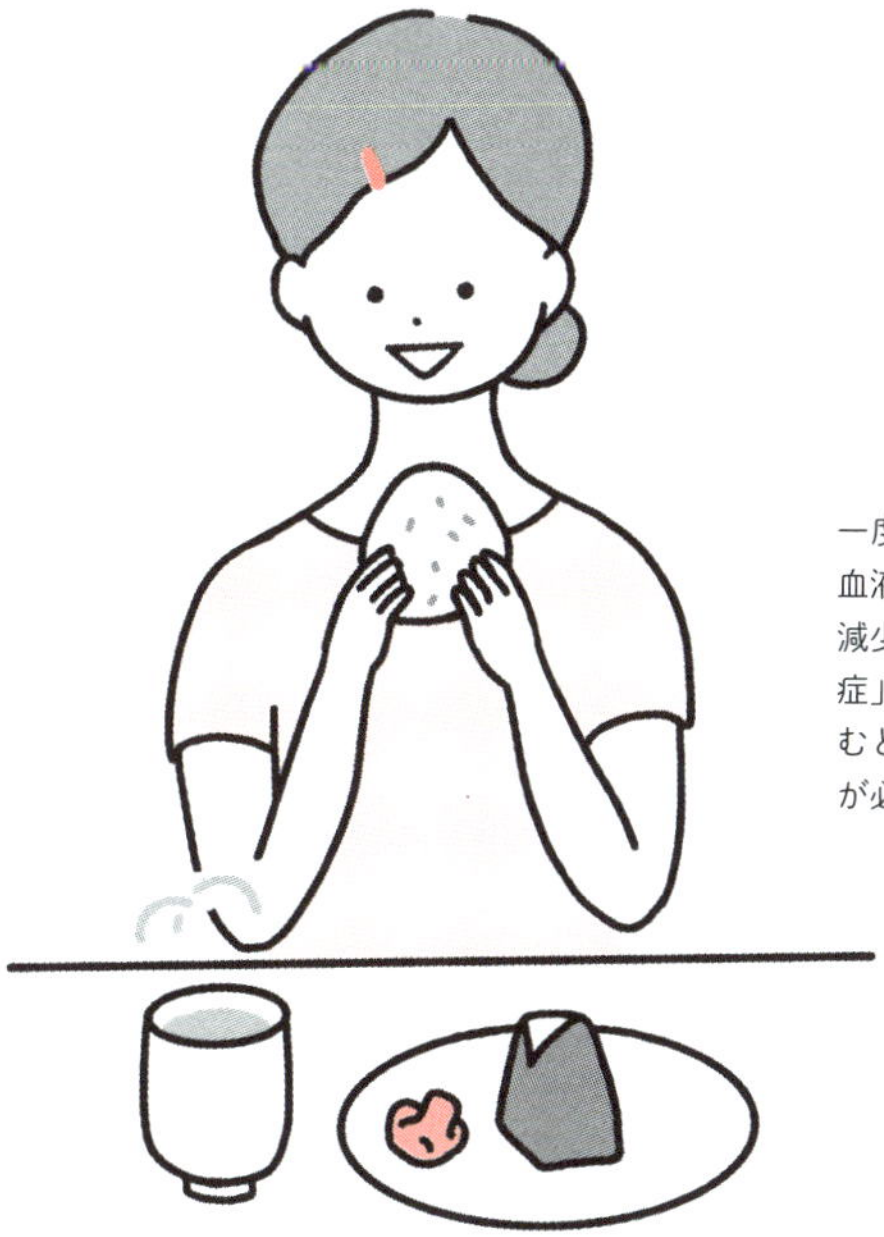

一度に大量の水を飲むと、血液中のナトリウム濃度が減少する「低ナトリウム血症」になる恐れも。水を飲むときは、適度な塩分補給が必要です。

体から水分が出せないとむくんで太る！

夏に太ったと感じる人は、水の飲み過ぎでむくんでいるのかもしれません。そもそも水分は細胞の隅々まで栄養を届け、老廃物を汗や尿として排出する役目を果たしています。しかし、水を飲み過ぎるとかえって体内に余計な水分が溜まり、むくみを引き起こします。まさに水毒の状態です。水毒になると、むくみだけでなく、めまいや耳鳴り、目の痛みなども起こりやすくなります。もちろん水分補給は大切ですが、今はどこでも冷房が効いているので、のどが渇いたらでOK。常温か温かい飲み物をちょびちょび飲みましょう。

summer
6月
2日

半身浴で下半身の血流を促す

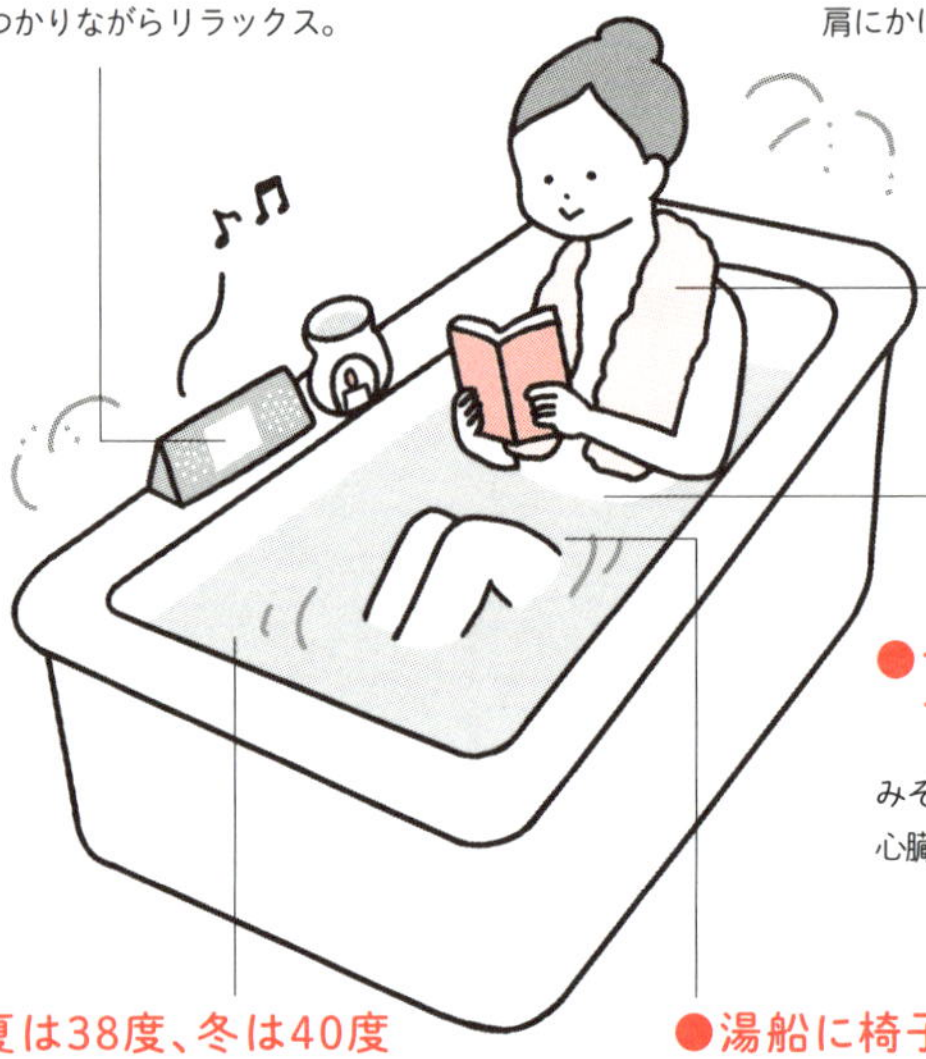

●リラックスアイテムを持ち込む

アロマやキャンドル、本などで湯船につかりながらリラックス。

●タオルを肩にかける

寒いなと感じたらタオルを肩にかけて防寒を。

●つかるのはみぞおちから下だけ

みぞおちから下だけつかることで、心臓や肺を圧迫しません。

●夏は38度、冬は40度

夏は38度前後、冬は40度前後が適温。熱過ぎてもぬる過ぎても×。

●湯船に椅子か洗面器を置く

高さを出すために、湯船に椅子か洗面器を置いて、その上に座って。

じわじわ汗をかいて水太りもスッキリ

半身浴とは、みぞおちから下だけお湯につかる入浴法。湯船の中に低い椅子か、逆さに洗面器を置いて座り、10～20分つかりましょう。じわじわと汗をかき始めたら下半身の血流がよくなっている証拠。生理不順やむくみ、腰痛などが改善されるほか、便通も促進されて水分のとり過ぎによる水太りもスッキリ。

少し寒いなと感じるときは、肩にタオルをかけましょう。お湯がぬるくなったら、追い焚きしたり熱いお湯を足したりして、適温をキープしましょう。体の芯まで温まるので、お風呂上がりもしばらく汗が引かないことがあります。

6月3日

メンタル不調にはGABA

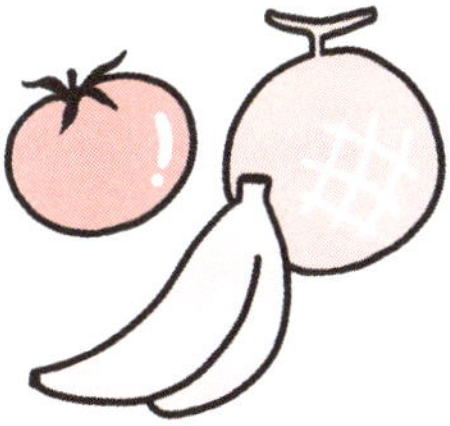

興奮した神経を落ち着かせる神経伝達物質GABAは、野菜や果物、穀物に豊富に含まれています。睡眠の質もアップ。

6月4日

酢は最強食材。普通の酢より黒酢を

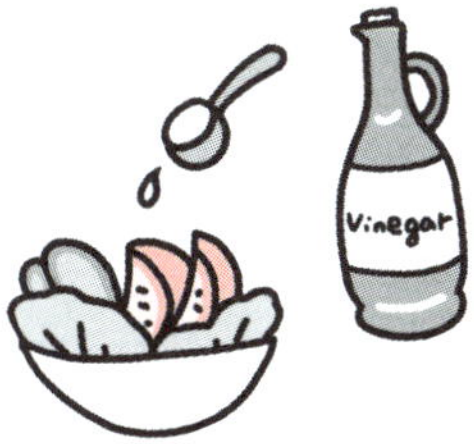

酢の酢酸は血液をサラサラにし、血糖値や血圧を下げます。玄米を発酵させた黒酢は抗酸化作用が強く、アミノ酸が豊富。

6月5日

おばあちゃんの食を意識する

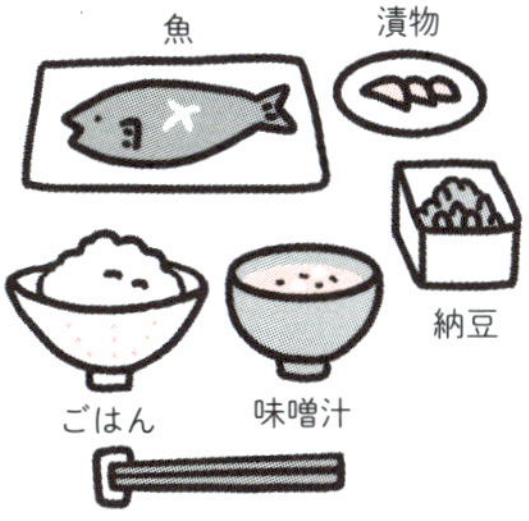

野菜や魚を中心にした和食にすると、栄養バランスがとれて腸内環境がよくなり、冷えの改善につながります。

6月6日

朝食にホットチーズバナナ

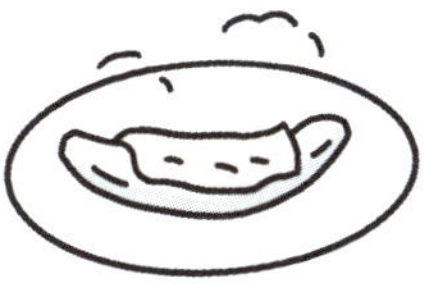

バナナとチーズに含まれるトリプトファンをとると、セロトニンが増えます。スライスしたバナナにチーズをのせて朝食に。

体からのお便り。毎日便チェック

ブリストルスケール（便の分類指標）

便秘

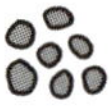
コロコロ便。硬くて木の実のような形状。

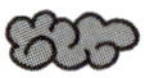
複数の塊が合わさったゴツゴツのソーセージ状。

正常

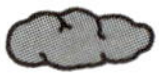
バナナ状だけど、表面がひび割れている。

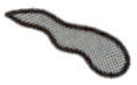
バナナ状で表面はなめらか、適度な軟らかさ。

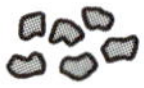
はっきりとしわのある軟らかい半固形状。

下痢

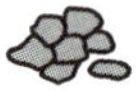
ふにゃふにゃと泥のようで形がない。

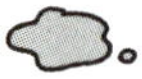
水分の多い液体状。固形物もない状態。

目指すは黄色っぽいバナナ状のウンチ

健康体をキープするために欠かせない腸活。体を温めると腸の血流もよくなり、腸も元気になります。自分の腸の状態を知るには、毎日便を見ること。客観的に判断するには「ブリストルスケール」という指標が役立ちます。理想的な便の状態は、バナナ状でやや黄色っぽい茶色の便。反対に、便が硬すぎたり、軟らかすぎたり、あるいは便をするときに力みが必要なら、腸内環境に問題があります。悪玉菌がつくり出す有害物質は、便秘や下痢だけでなく、肌荒れの原因にもなります。腸内でよい働きをする善玉菌を増やして、腸内環境を健康に保ちましょう。

6月8日

白ワインより赤ワイン

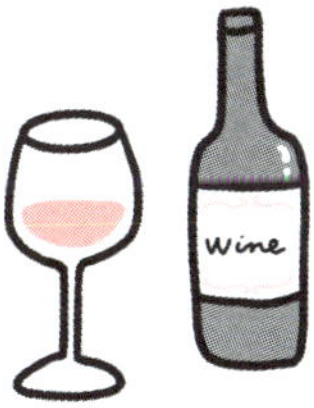

白ワインは陰性で、赤ワインは陽性。ワインは迷わず赤をチョイス！

6月9日

冷えに効くホットワイン

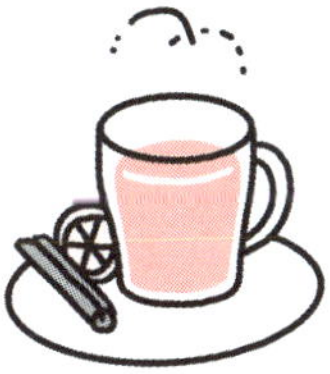

赤ワインにフルーツやスパイスを入れたホットワインは、冷え性に効果的。

6月10日

日本酒の熱燗であったまる

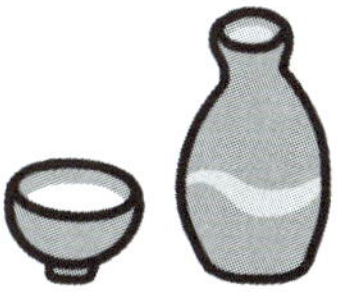

日本酒に含まれる低分子量成分には、発ガン抑制作用が。熱燗でぜひ。

6月11日

梅の栄養がとれる梅酒

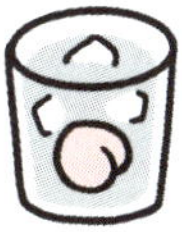

梅酒は陽性。ビタミンAやビタミンC、鉄分など梅の栄養素がとれます。

6月12日

紹興酒《しょうこうしゅ》は栄養豊富な穀物由来

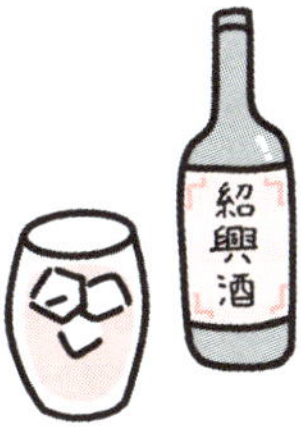

穀物が主原料の陰性のお酒。燗《かん》にして飲むと、体は芯からポカポカに。

6月13日

焼酎はお湯割りで

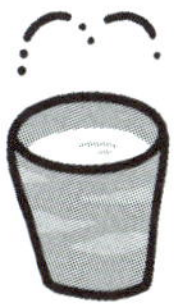

米や麦、芋からつくる焼酎は、お湯割りで飲むのが温活的には○。

summer

6月
14日

塩風呂に入る

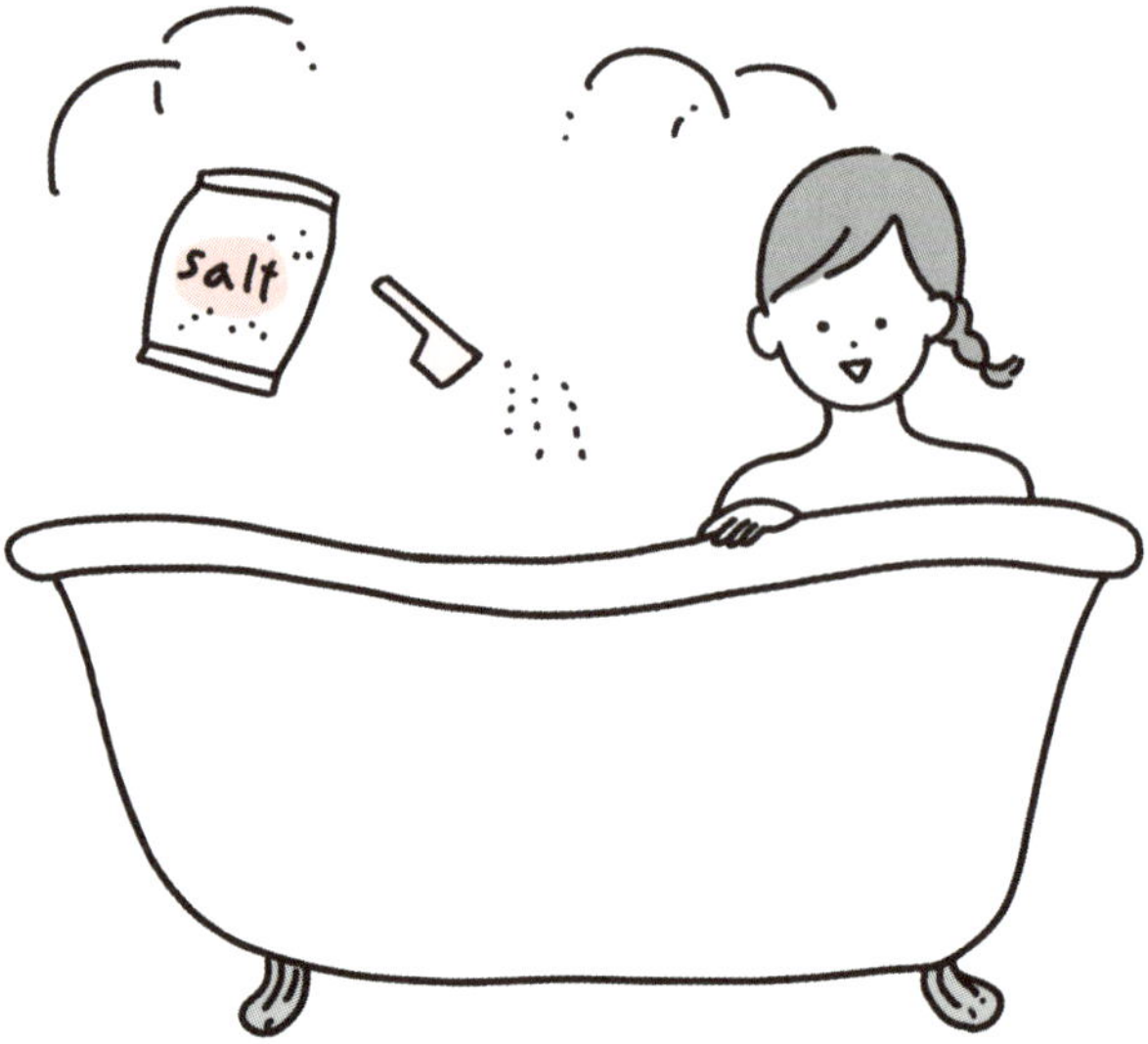

湯船に塩1～2つかみを入れると、
血行が促進。保温効果も高いので、
お風呂上がりもポカポカ。

ベールで包まれるから温かさが逃げない！

入浴の温活効果をさらにアップさせるなら、1～2つかみの塩を湯船に投入しましょう。

塩には血行を促す効果があります。それだけでなく、お湯に溶けた塩は皮脂と結びついて膜をつくり、全身をベールのようにおおいます。この膜によって熱が逃げず、お風呂から上がってもしばらく保温効果を発揮します。

湯船に入れる塩は精製塩は避け、あら塩など海水のミネラル分が残っている天然塩を使いましょう。欧米で人気のエプソムソルトもミネラル分が豊富です。かゆみが出なければ、洗い流さずに上がると肌の乾燥も防げます。

summer
6月15日

こんなにスゴイ！玉ねぎパワー

発酵玉ねぎ

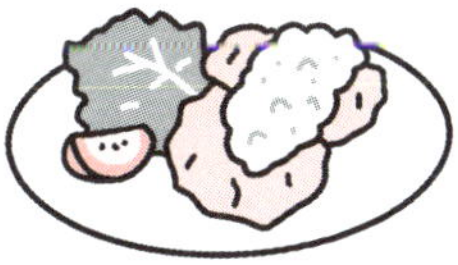

刻んだ玉ねぎを保存袋に入れて、塩と水を加えて１～２日置きましょう。ドレッシングがソースに。

スープ

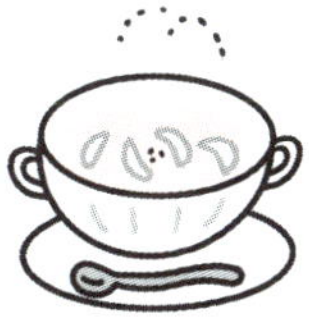

スライスした玉ねぎをじっくり炒めて、水分を加えてスープに。味つけは、和風でも洋風でもお好みで！

皮の煮汁でスープ

皮にも、ポリフェノールの一種であるケルセチンが含まれています。煮出してスープやだしに。

酢玉ねぎ

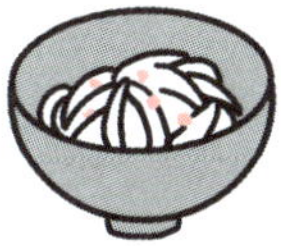

スライスした玉ねぎを保存袋に入れて、酢、はちみつで半日以上漬け込みます。そのまま食べられます。

腸内環境改善、血流促進、安眠……効果は数知れず！

温活食材として、いろいろな料理に活用してほしいのが玉ねぎです。玉ねぎに含まれるオリゴ糖と食物繊維は、腸内の善玉菌を増やし、腸内環境を改善します。

また玉ねぎの硫化アリルは、血液サラサラ効果や血管拡張作用のほか、安眠作用も。免疫力を高めるファイトケミカルも含まれているので、病気予防にもなります。メラニン生成や肌あれを抑えるグルタチオンも含まれて、美容に効果的。肝機能の向上にも役立ちます。スープにして煮込んだり、塩と合わせて発酵玉ねぎ、酢と合わせて酢玉ねぎにしたり……調理を工夫して毎日でも食べたい。

summer

6月
16日

夏に向けて発汗体質をつくる

- ☑ だんだん暑さに慣れていく「暑熱順化」で熱中症対策
- ☑ 運動癖や入浴癖をつけると、徐々に汗腺は開いていく

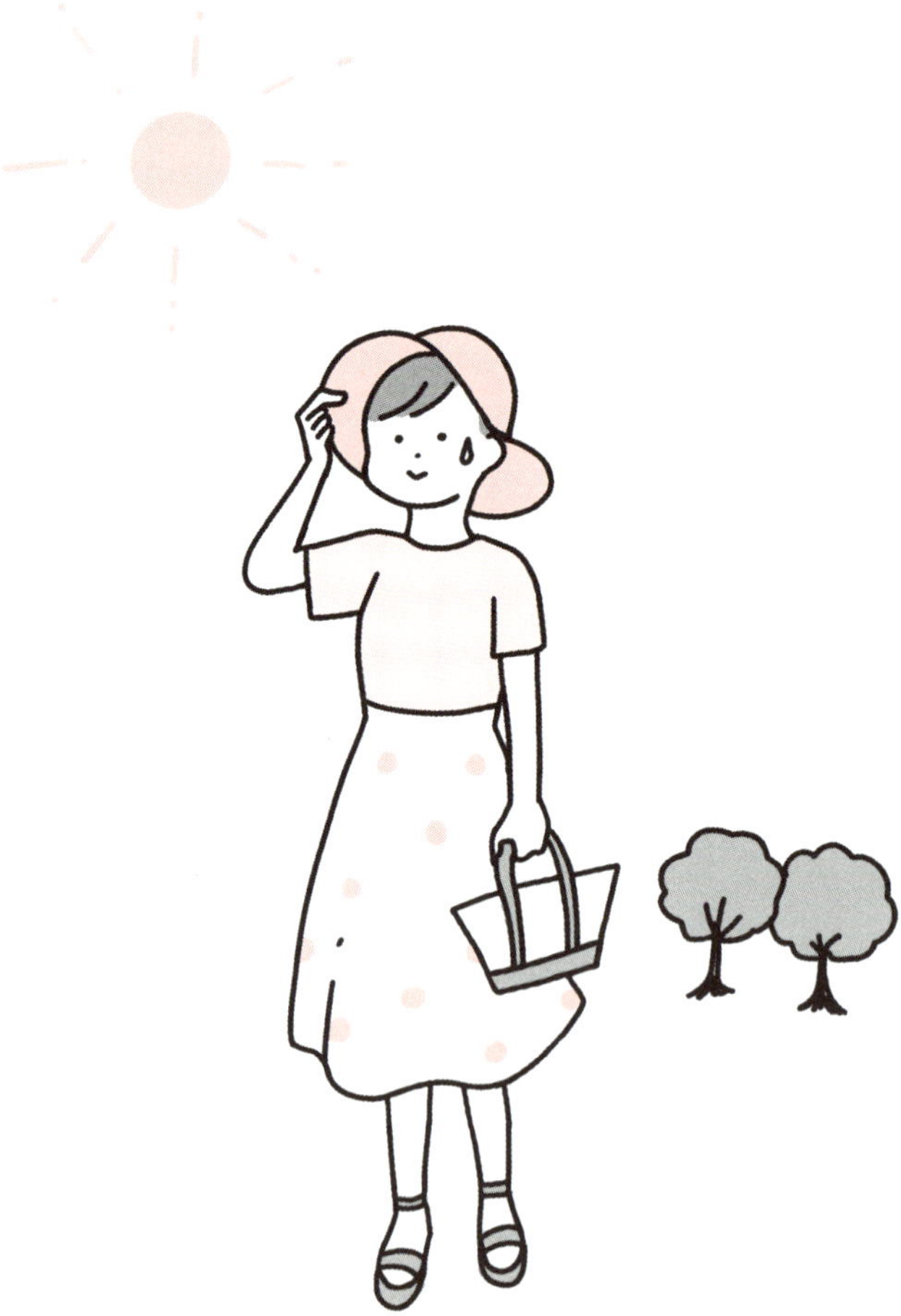

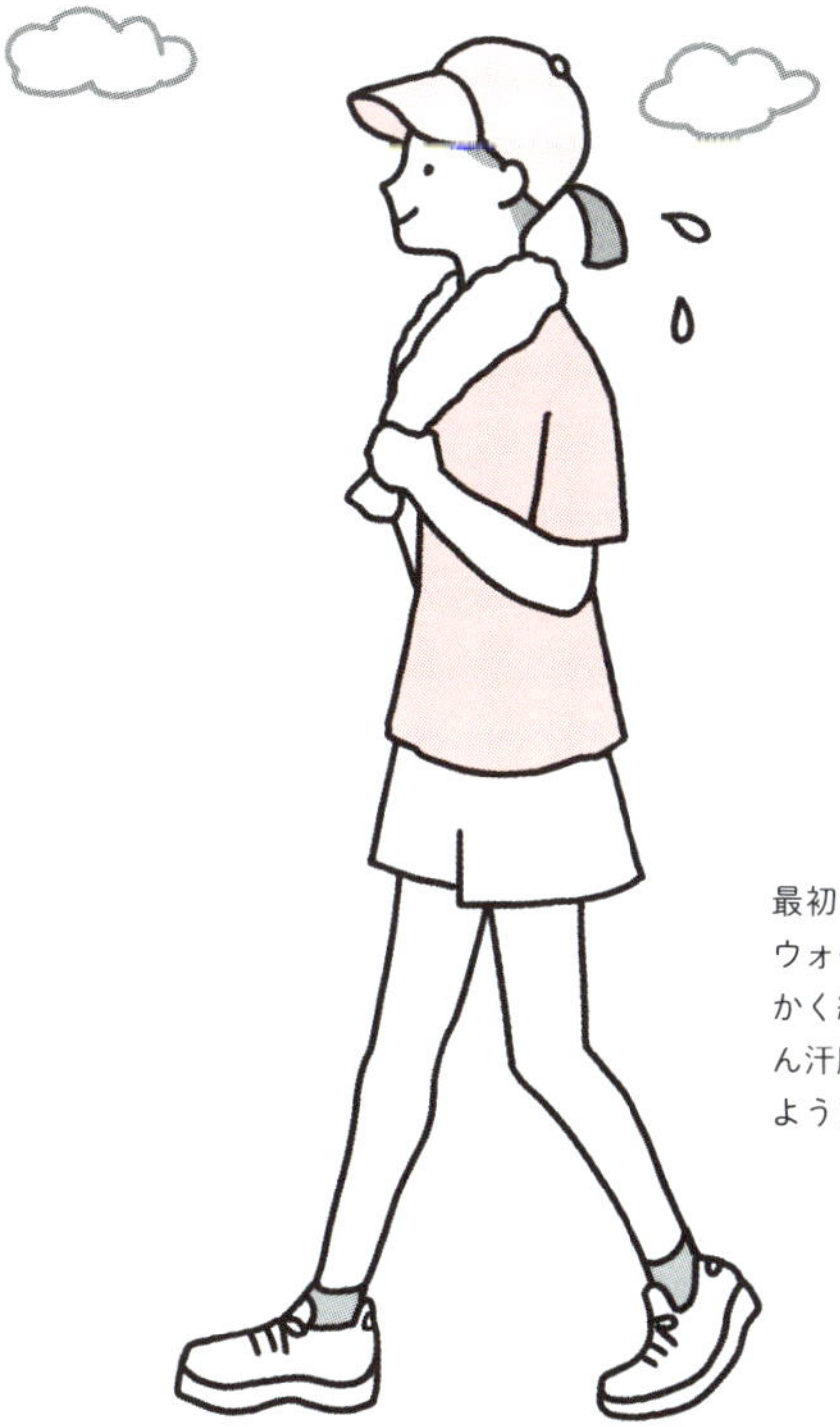

最初は汗をかけなくても、ウォーキングや入浴で汗をかく練習をすると、だんだん汗腺が開いて汗をかけるようになってきます。

5月頃から汗をかく練習を始めましょう

暑いのに汗がかけないと、体の中に熱がこもり熱中症を引き起こしてしまいます。本格的な夏を前に、ウォーキングや入浴などで汗をかく練習をしておきましょう。この暑さにだんだん慣れていくことを「暑熱順化」といいます。

かつては春先から気温が上がるにつれて体がだんだん暑さに慣れてくるものでしたが、今は5月頃からいきなり夏日になり、暑さに慣れる暇がありません。

熱中症を防ぐためにも、5月〜6月頃から少しずつ汗をかく練習をして、汗腺をしっかり開いておきましょう。

summer

6月
17日

ごはんを食べ終わったらすぐに歩く

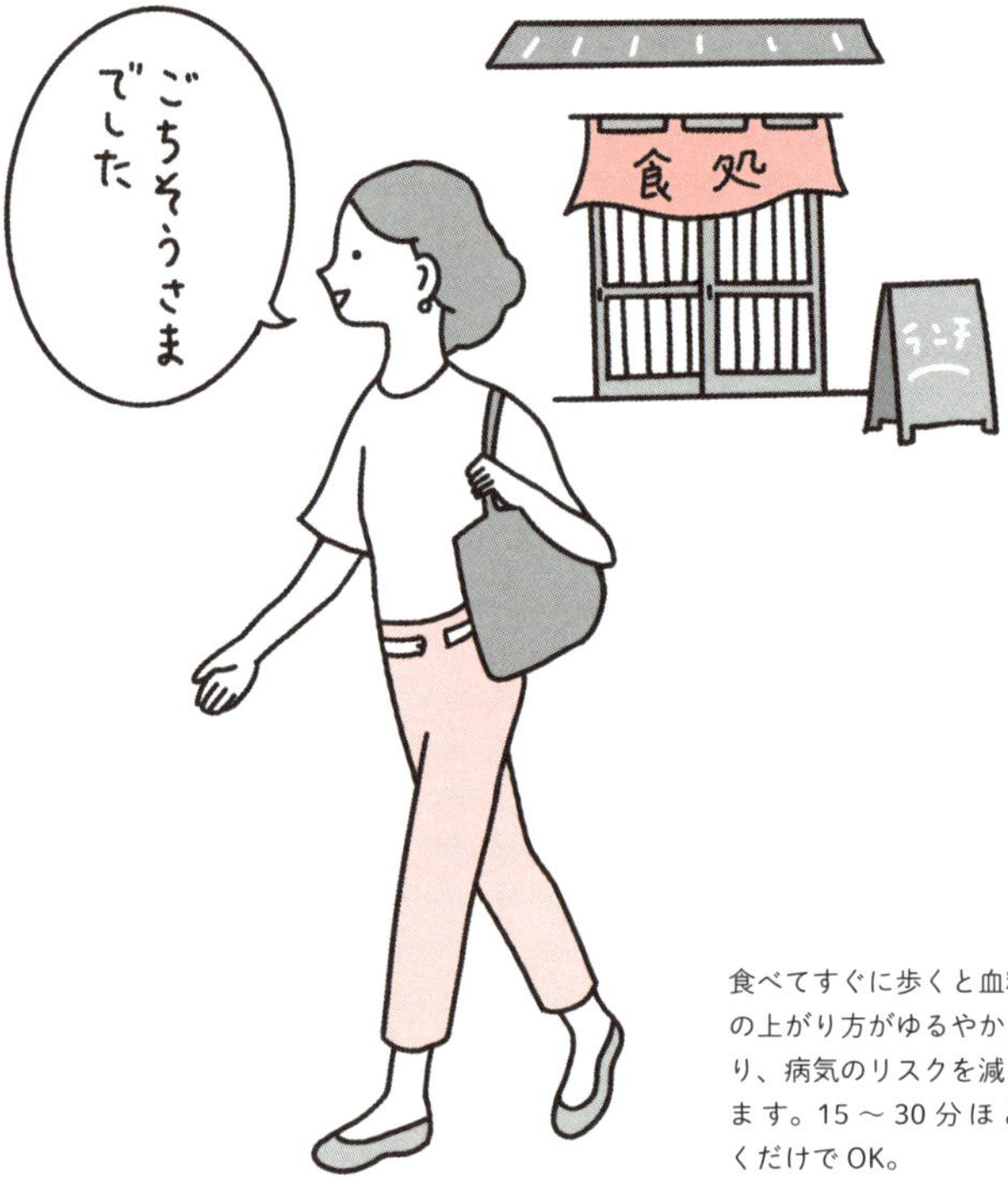

食べてすぐに歩くと血糖値の上がり方がゆるやかになり、病気のリスクを減らします。15 ～ 30 分ほど歩くだけで OK。

食後ウォーキングで血糖値スパイクを防ぐ

食事が終わったら何をしていますか？　スマホをいじる？　仮眠をとる？　実は、食後すぐはウォーキングがおすすめ。血糖値の上がり方がゆるやかになり、血糖値スパイクが起こりにくくなるからです。血糖値スパイクとは、食後に血糖値が急上昇、急降下する現象。眠気やだるさを引き起こすだけでなく、動脈硬化や心筋梗塞、脳梗塞のリスクも高めます。特に炭水化物などの糖質をとると、血糖値が急上昇するので気をつけたいところ。歩く時間は15～30分が目安。食後のウォーキング効果は、昼食後よりも夕食後のほうが高いといわれています。

6月18日

買いもの袋を上げ下げ

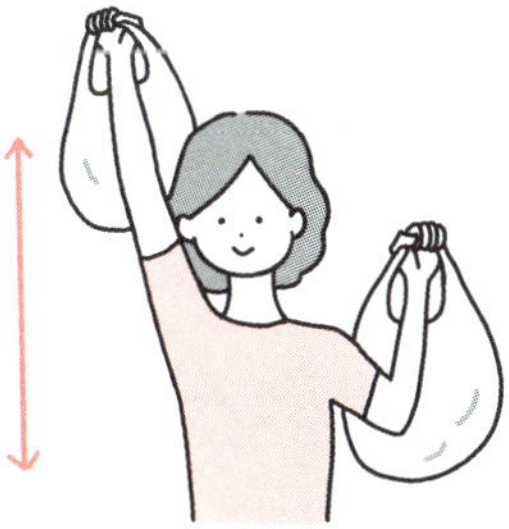

買いもの帰りは両手に持った袋を交互に上げ下げしてエクササイズ。ちょっとした工夫で、毎日の運動量を増やせます。

6月19日

座っているときも背筋シャキッ

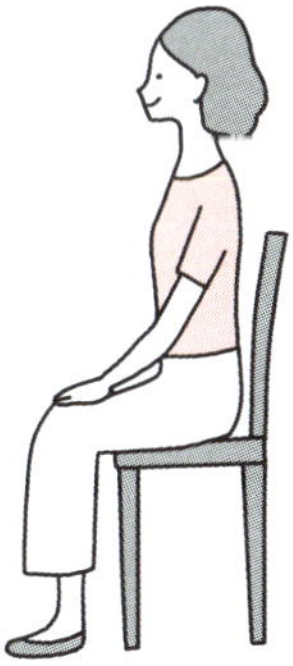

背中が丸まっていると全身の血液が悪くなり、体温が下がって免疫も低下。座っているときも背筋は伸ばしましょう。

6月20日

勢いよくバンザイ!

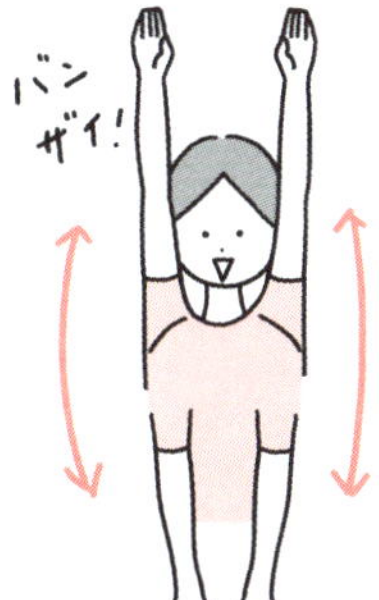

肩幅に開いて立ち、背筋を伸ばしてバンザイをするように勢いよく腕を上げ下げ。1セット20～30回を3セット行って。

6月21日

四つんばいで上半身を伸ばす

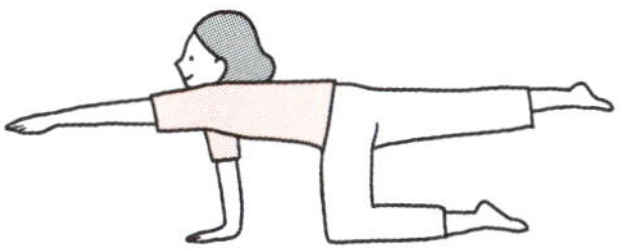

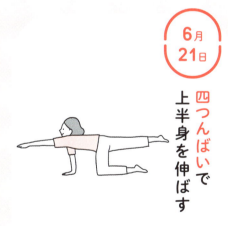

四つんばいで片方の手を水平に上げ、上げた手と反対の足を水平に伸ばしてしばらくキープ。反対も同様に行います。

summer
6月
22日

「本能」にしたがって食べる

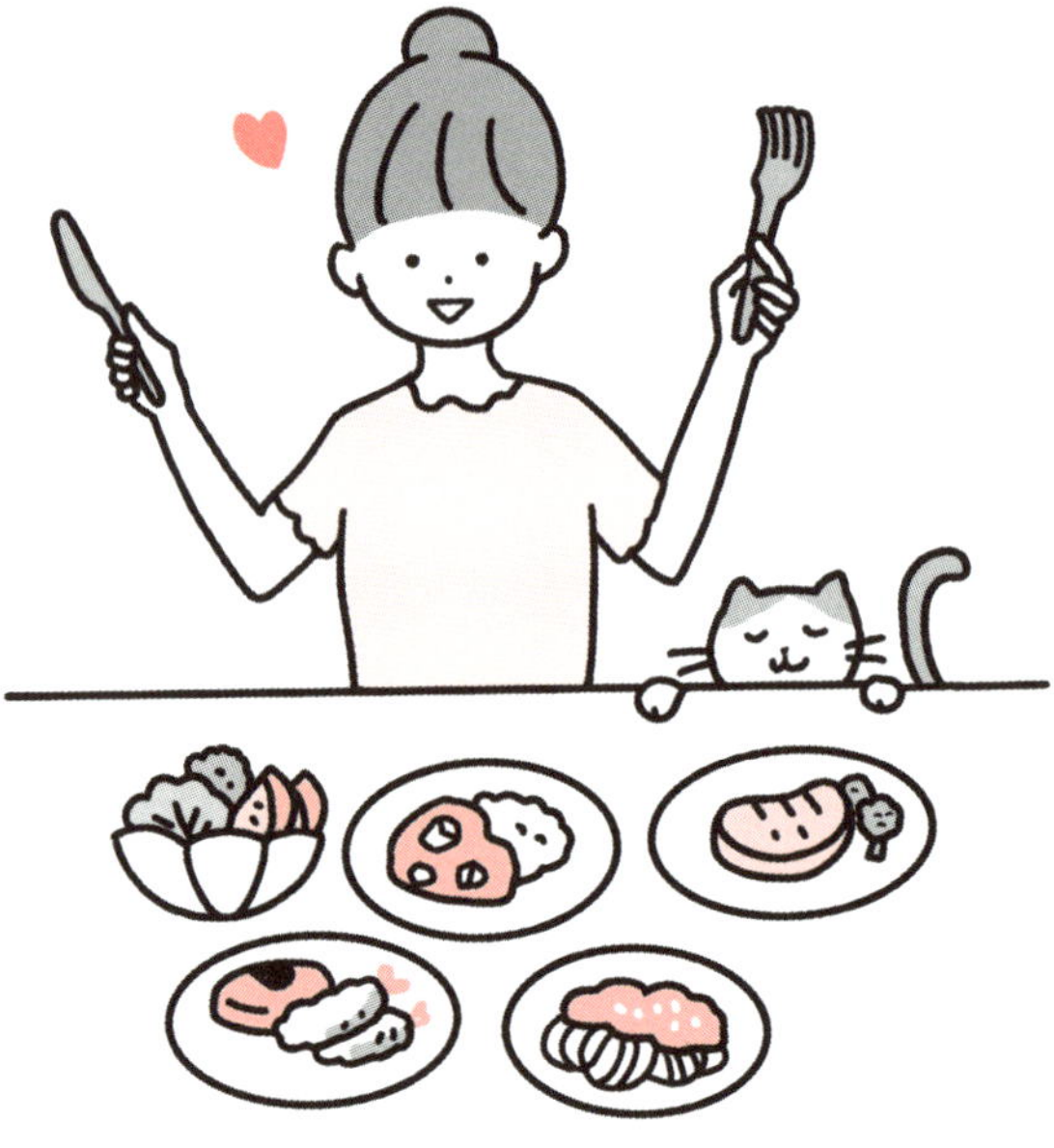

野菜嫌いの肉好きで、全く野菜を食べなかったアスリートも。本能にしたがって食べることが、結局はいちばんの健康につながる!?

体に必要なものは人によって違う

「肉を食べると元気が出る」「朝ごはんを食べるとだるい」など、人それぞれの感覚はその人の体質によるもの。そういった本能は、体に必要なものと不要なものを的確に判断しているため、それにしたがって食べるのは正解。

実はアスリートにも「野菜嫌いの肉好き」という人は多いもの。体と対話して本能にしたがった結果、体を温める作用の強い肉を好むようになったのでしょう。

陰性体質の人は陽性食品を、陽性体質の人は陰性食品を好む傾向にあります。食べるものを選ぶときは、頭で考えるよりも体で感じるほうが正しいのかも。

6月23日

定食は栄養バランス◎

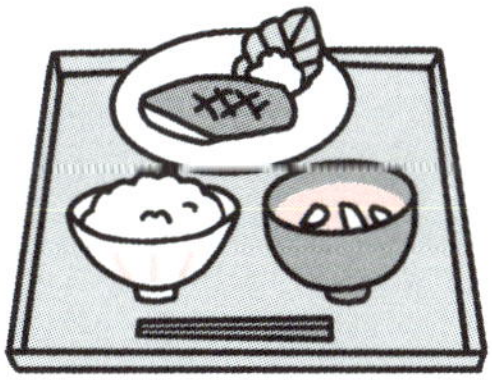

定食はタンパク質のおかずに味噌汁や漬物など、栄養バランスがgood！

6月24日

昼食は温かいとろろそば

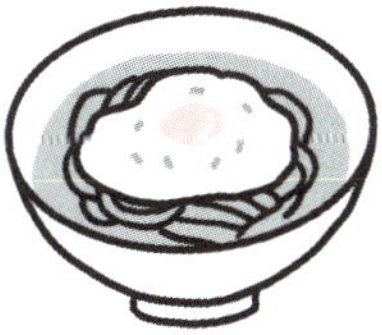

栄養豊富なそばに薬味をかけると、血行促進に。とろろには整腸作用も。

6月25日

白米を食べるなら黒ゴマを振る

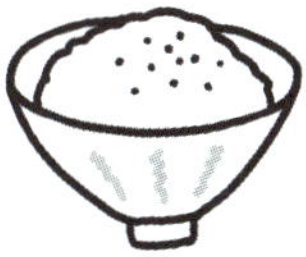

白米には黒ゴマ9：塩1で乾いりした黒ゴマ塩をかけて。便秘改善に。

6月26日

冷やし中華より熱々のうどん

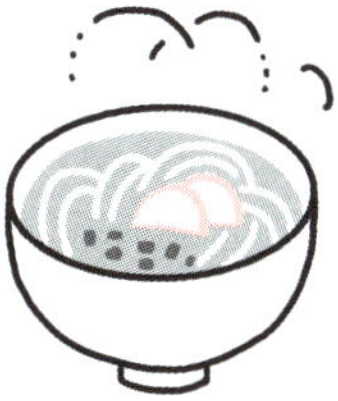

冷房で冷えた体には、冷やし中華より熱々のうどんがベター。

6月27日

冷や汁なら味噌汁を

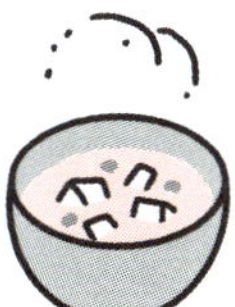

冷房冷えには、温かい味噌汁で体を温めて。塩分やアミノ酸の補給にも。

6月28日

オートミールは食物繊維が豊富

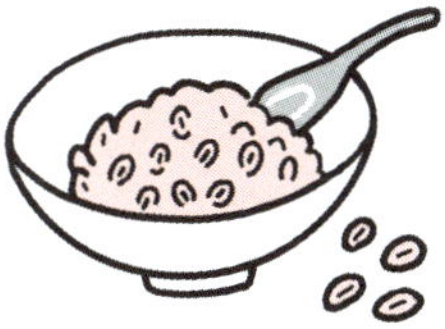

水溶性＆不溶性の食物繊維のほか、タンパク質や鉄分など栄養豊富。

summer
6月
29日

ビールが飲みたいときは、その分汗をかく！

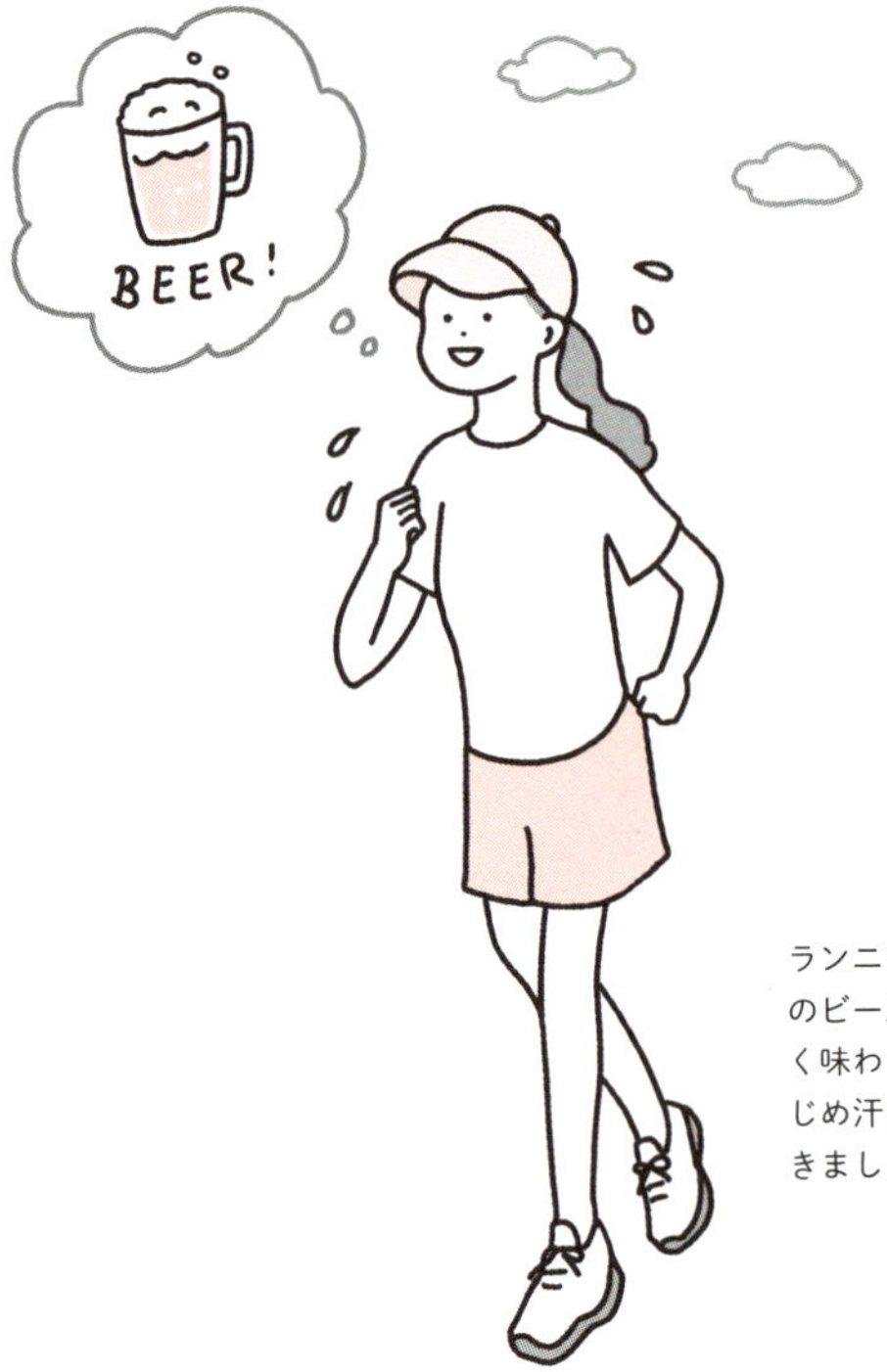

ランニングやサウナのあとのビールは最高！　おいしく味わうためにも、あらかじめ汗をたっぷりかいておきましょう。

ビール1杯で深部体温が4度ダウン

ビールをジョッキ1杯飲むと、深部体温が一時的に4度下がるといわれています。ある程度時間が経てば元に戻りますが、毎日それを続けていると次第に戻りにくくなり、冷えが蓄積されていくことに。冷たいビールを飲んだらその後は温かいものを飲んで、内臓が冷えたままにしないようにしましょう。またビールを飲む前に運動で体温を上げておくことも有効です。私は毎日、終業後に30分ランニングし、サウナで汗をかいてから家でビールをぐいっと飲みます。これが最高！　運動して自分の中に陽性が増えれば、冷たいものをとっても±ゼロなのです。

summer
6月
30日

はちみつの顔パックでモチモチ肌に

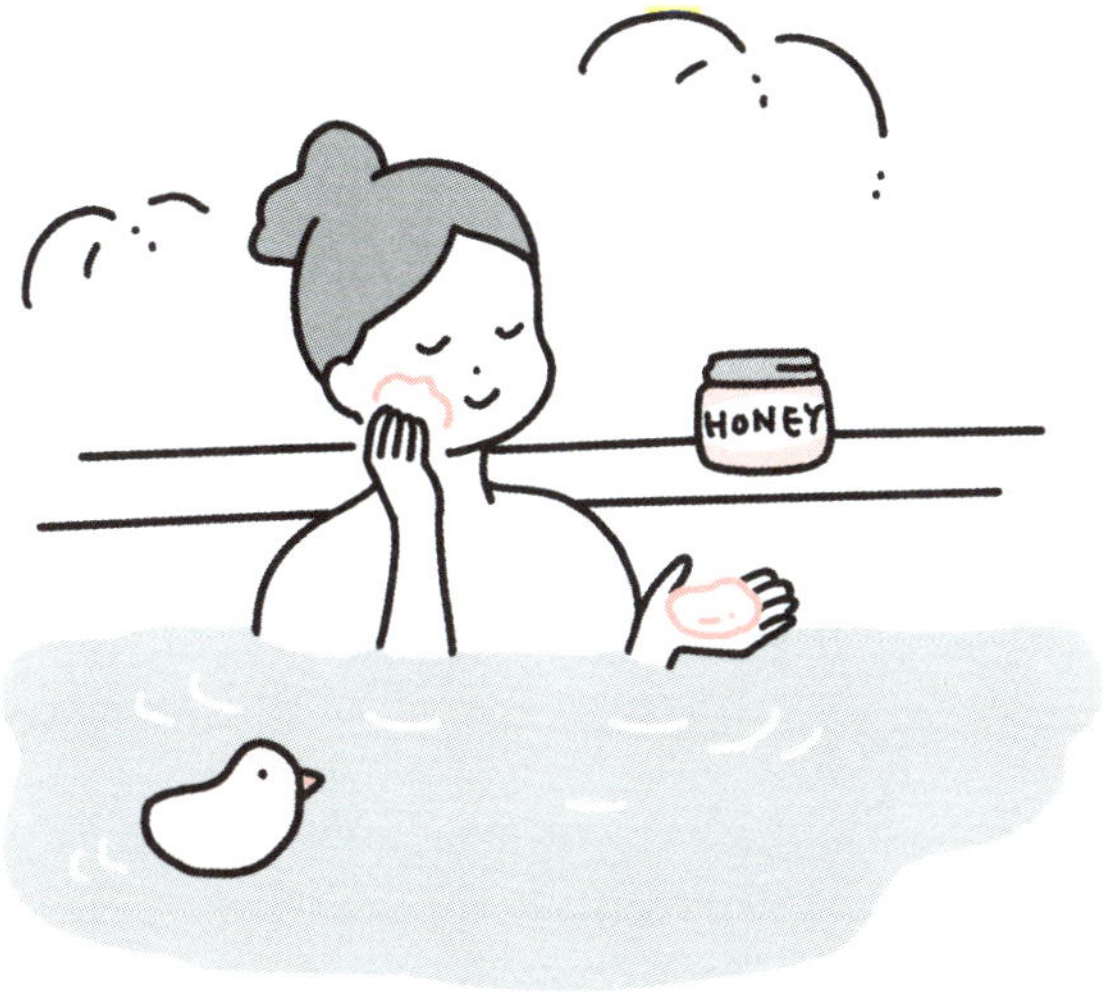

顔パックはお風呂につかりながらするのがおすすめ。パックに使うはちみつは、添加物のないものを選んで。肌に合わない場合は控えましょう。

ビタミンやミネラルが肌に潤いをプラス

はちみつは食べるだけでなく、顔パックとして使えるほど栄養素が豊富。特にビタミンやミネラル、アミノ酸などは、肌に潤いを与えて肌荒れや乾燥肌を防いでくれます。

はちみつパックの方法はシンプル。大さじ1杯分のはちみつを顔の下から上に向かって塗り、3～10分放置するだけ。最後にぬるま湯で洗い流せばOKです。パックの後は、はちみつの保湿効果で肌はモチモチに。また、はちみつのプロテアーゼという酵素が毛穴の汚れを除去し、毛穴もスッキリ。週に1～2回はトライしたい天然ケアです。

summer

7月
1日

サウナでデトックス

- 週2回のサウナで汗のかける体になる
- 温熱刺激で血行がよくなり、ダイエット&美肌に

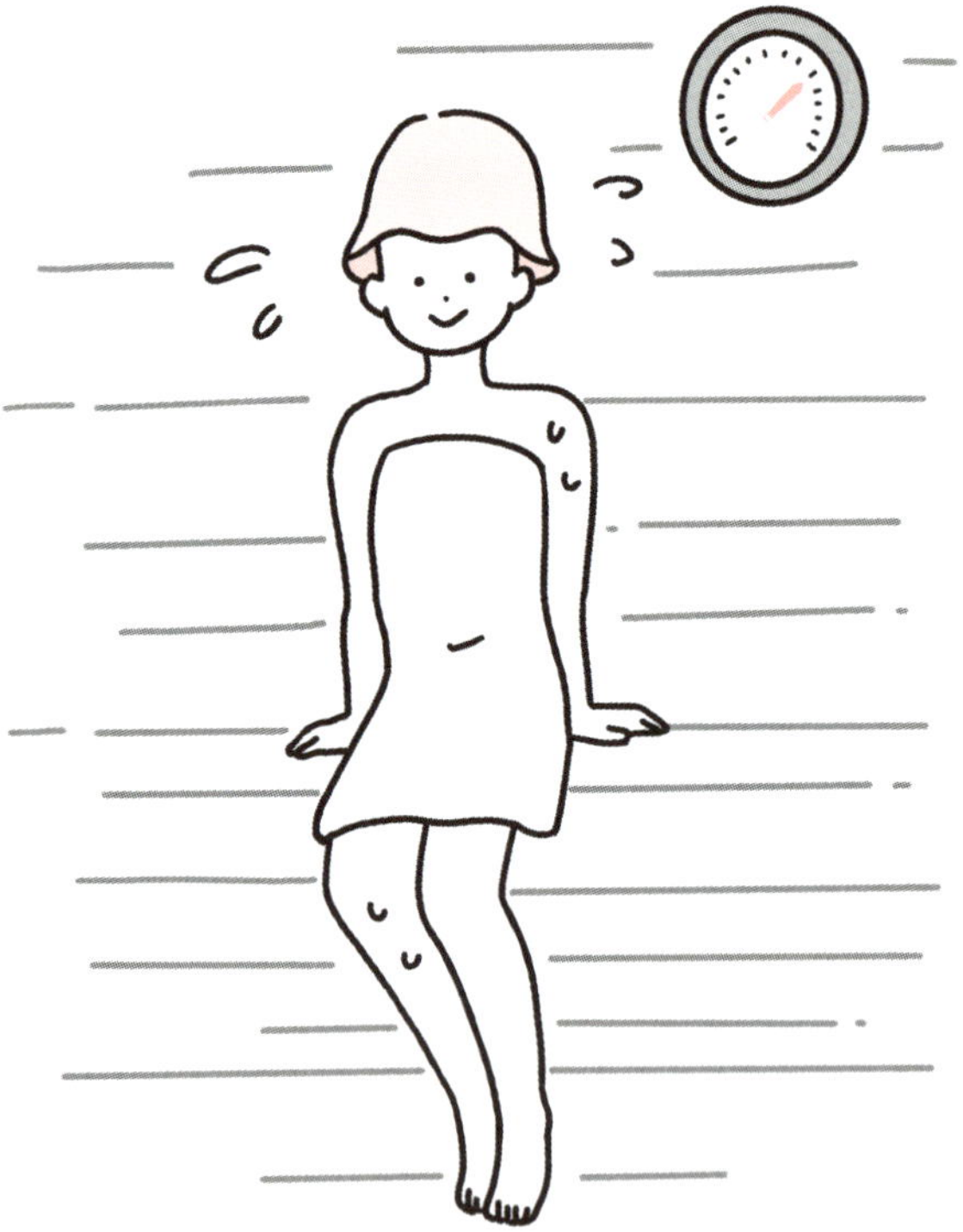

サウナの入り方

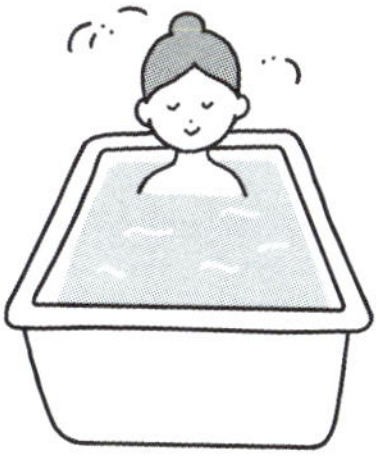

❶ 湯船で温まる

サウナの前にまずお風呂につかり、体を温める。

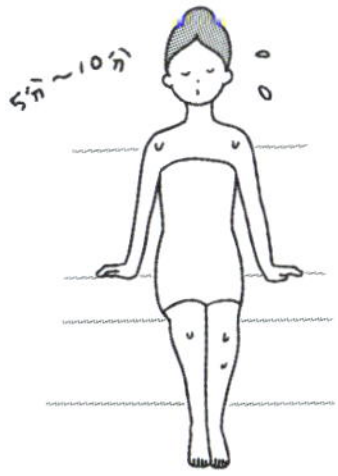

❷ サウナに入る

90〜110度のサウナに5〜10分入る。濡れたタオルを頭からかぶり、口と鼻をおおうとラク。呼吸は口でする。

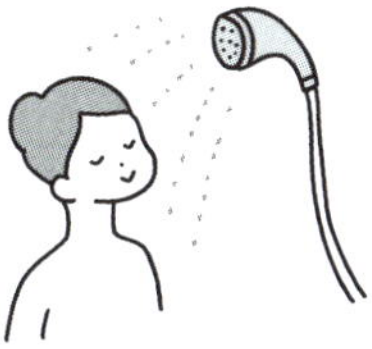

❸ 水風呂か冷水シャワー

30秒〜1分、水風呂に入るか冷水シャワーを浴びる。❷と❸を4〜5回繰り返す。

サウナで汗をかいたら必ず塩分補給をすること。塩分が失われると冷えを感じる。

ベトベトの汗がサラサラになります

「なかなか汗をかけない」という人は、トレーニングのつもりで週2回はサウナに通ってみてください。しっかり汗のかける体になります。サウナ効果の秘密は、高温による温熱刺激。それによって血管が拡張して血液のめぐりがよくなり、内臓や筋肉への血液量が増加。その結果、発汗や排尿が促されて水太りが解消されるのです。体全体の新陳代謝が活発になるので、美肌効果も。

　最初は脂と塩分の混じったベトベトの汗が出てきますが、だんだんサラサラの汗になってくるのがわかります。

summer

7月
2日

顔のマッサージでむくみをとる

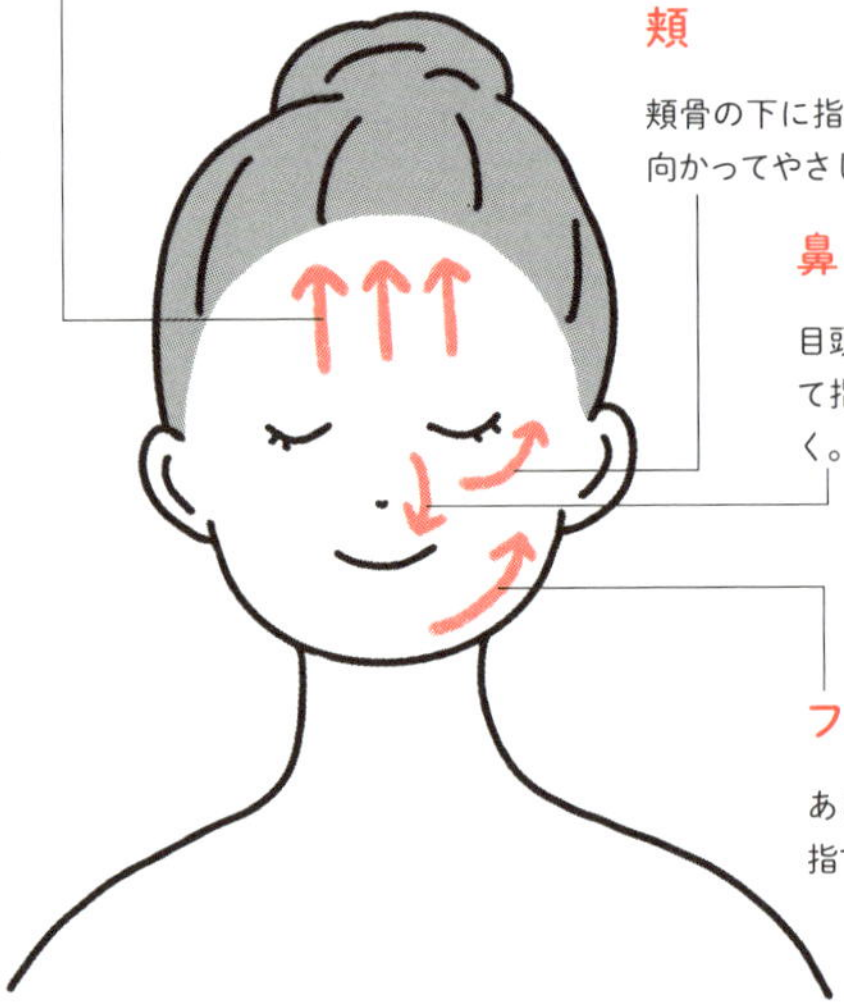

おでこ

手を軽く握り、指の第一関節で眉毛の上から髪の生え際に向かってなでる。

頬

頬骨の下に指を当てて、耳に向かってやさしくマッサージ。

鼻

目頭から小鼻の横に向かって指でやわらかくなでていく。

フェイスライン

あごの先から耳に向かって指で押さえるようになでる。

あちこちほぐして シャープ&小顔に

顔のむくみの原因は、余分な水分が顔に溜まっていること。お酒を飲んだ翌朝、顔がパンパンになるのも、水分が滞っているということです。むくみを解消するには、マッサージをして血液の流れをよくしましょう。

おでこや頬、鼻、フェイスラインなどを指先でやさしくマッサージしながら洗顔すると、血流が促されます。おでこは下から上、目の下は中から外、鼻は上から下、フェイスラインはあごから頬へ、指を動かしましょう。

マッサージ後は血流が肌の隅々まで行き渡り、健康的な明るい肌に変わります。

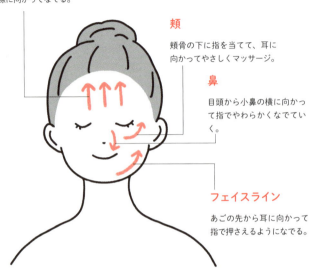

7月3日

運動後は汗をふき、シャワーを浴びる

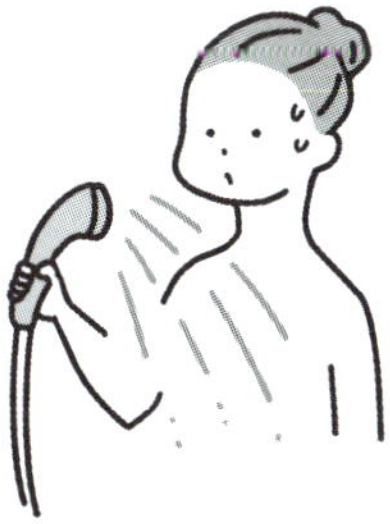

汗をかいたまま放っておくと、体がどんどん冷えていきます。汗をかいたら早めにシャワーを浴びて着がえましょう。

7月4日

ミントの入浴剤で入浴する

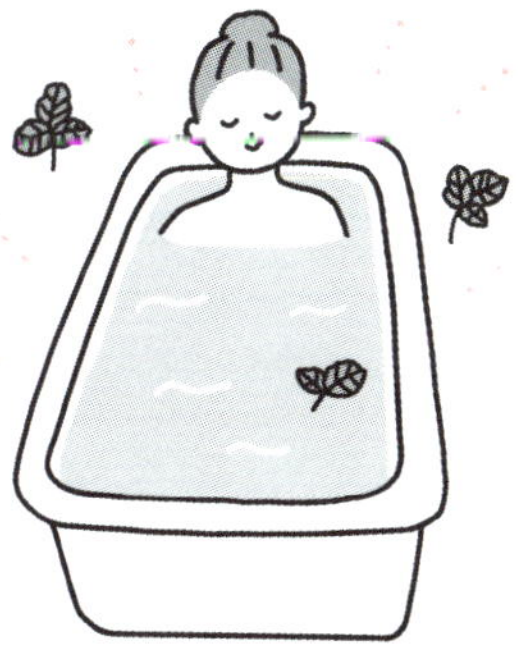

夏場のお風呂は、清涼感のあるミント入りの入浴剤を入れると、肌がスッとして心地よく入れます。ミントの葉を入れても。

7月5日

お風呂上がりはバスローブを着る

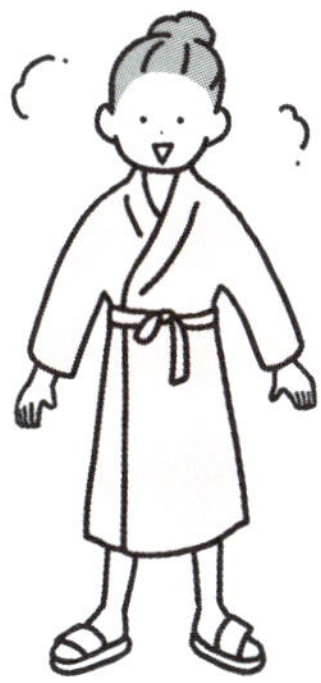

汗をかいたままパジャマを着ると、汗で体が冷えてしまいます。汗がひくまでは吸水性のよいバスローブを羽織りましょう。

7月6日

熱めのシャワーを上半身に当てる

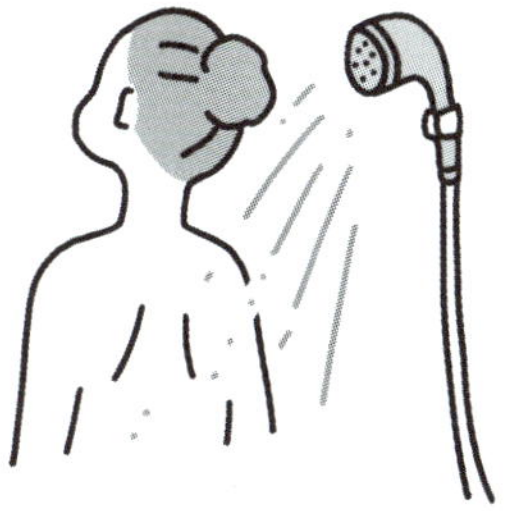

43度の熱めのシャワーをうなじや背中に浴びると、熱を生み出す褐色《かっしょく》脂肪細胞が活性化し、体がシャキッと目覚めます。

summer
7月
7日

プールや海に行ったら積極的に泳ぐ

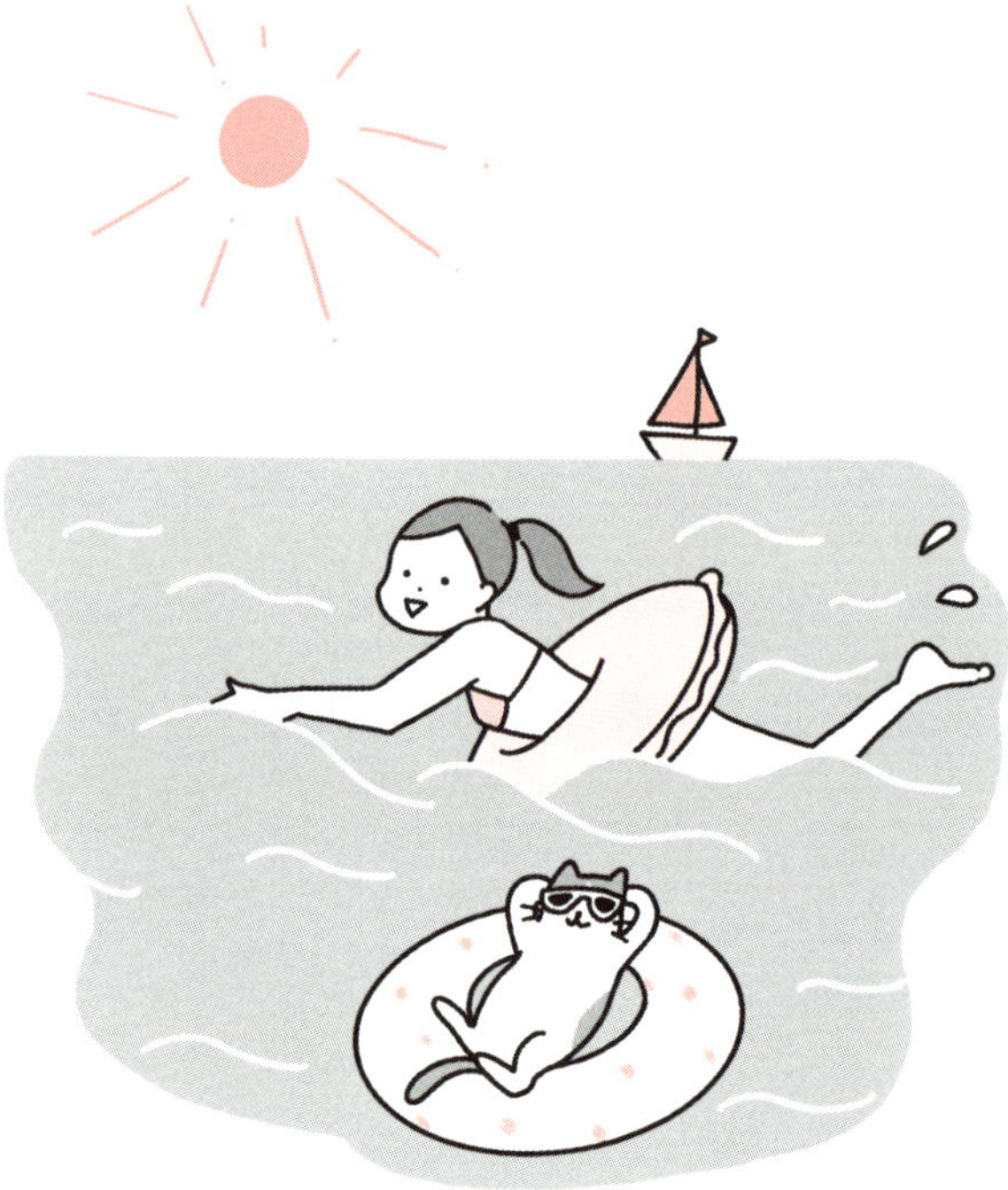

海辺やプールサイドでのんびりしていると体が冷えてしまいます。せっかくなので思いっきり泳いで！

肩こりやむくみなど夏の不調がスッキリ

　夏休み。プールや海に行く機会も増えますが、行ったら運動だと思って思いっきり泳いでください。

　夏は冷房で夏バテ気味。ずっと冷房の中にいると肩こりやむくみなど不調が起こってきますが、プールや海でしっかり泳ぐと調子が整います。パドルボードやサーフィンなど、新しいマリンスポーツにトライしてみるのもおすすめです。

　とにかくプールや海では、アクティブに動きましょう。のんびりしていると体が冷えてしまいます。泳いだ後は体を冷やさないよう、水分をきちんとふきとってから衣類を身につけましょう。

7月8日
制汗スプレーを使わない

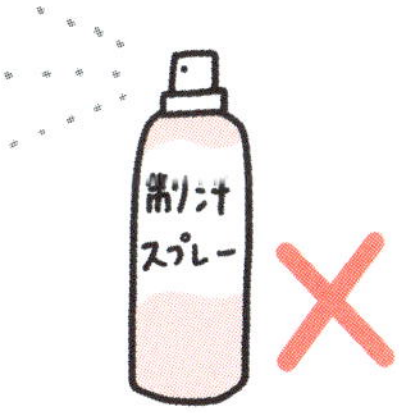

制汗スプレーは汗腺をふさぎ、汗を出にくくします。使わないほうが○。

7月9日
起きてすぐ歯磨き

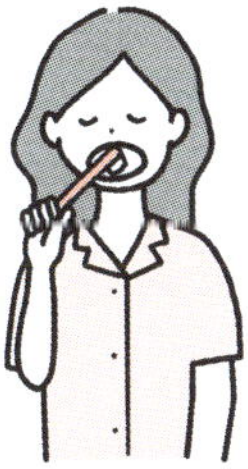

就寝中に増える口腔内の細菌は腸に悪さをする恐れが。朝食前に歯磨きを。

7月10日
ニキビには「清上防風湯《せいじょうぼうふうとう》」

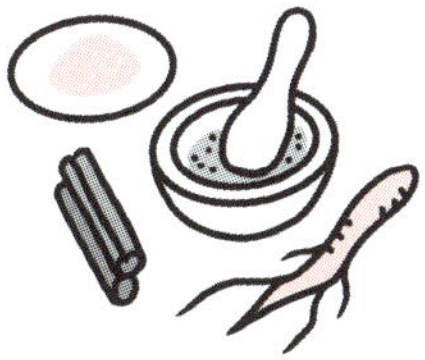

皮膚に熱がこもると、ニキビが現れます。漢方薬「清上防風湯」で対処。

7月11日
糖質制限はしない

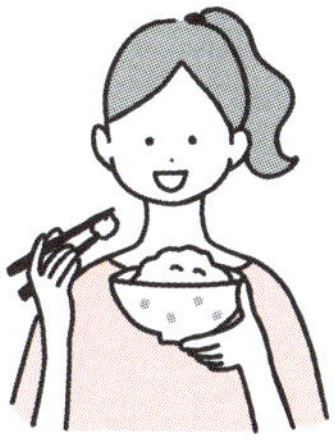

糖質を断つと低血糖状態が起こりやすいうえ、冷えやすくなります。

7月12日
布ナプキンを使う

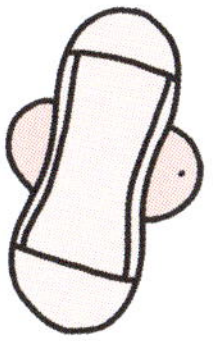

紙ナプキンの高分子吸収剤は体を冷やす原因に。その点、布は冷えにくい。

7月13日
下から温めるよもぎ蒸しパッド

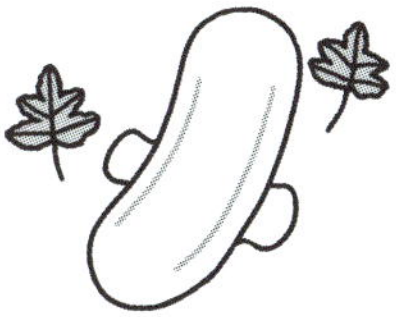

韓国のよもぎ蒸しのように、下からおなかまでじんわり温まるパッド。

summer
7月
14日

オフィスの冷房冷えに！あったかアイテムを仕込む

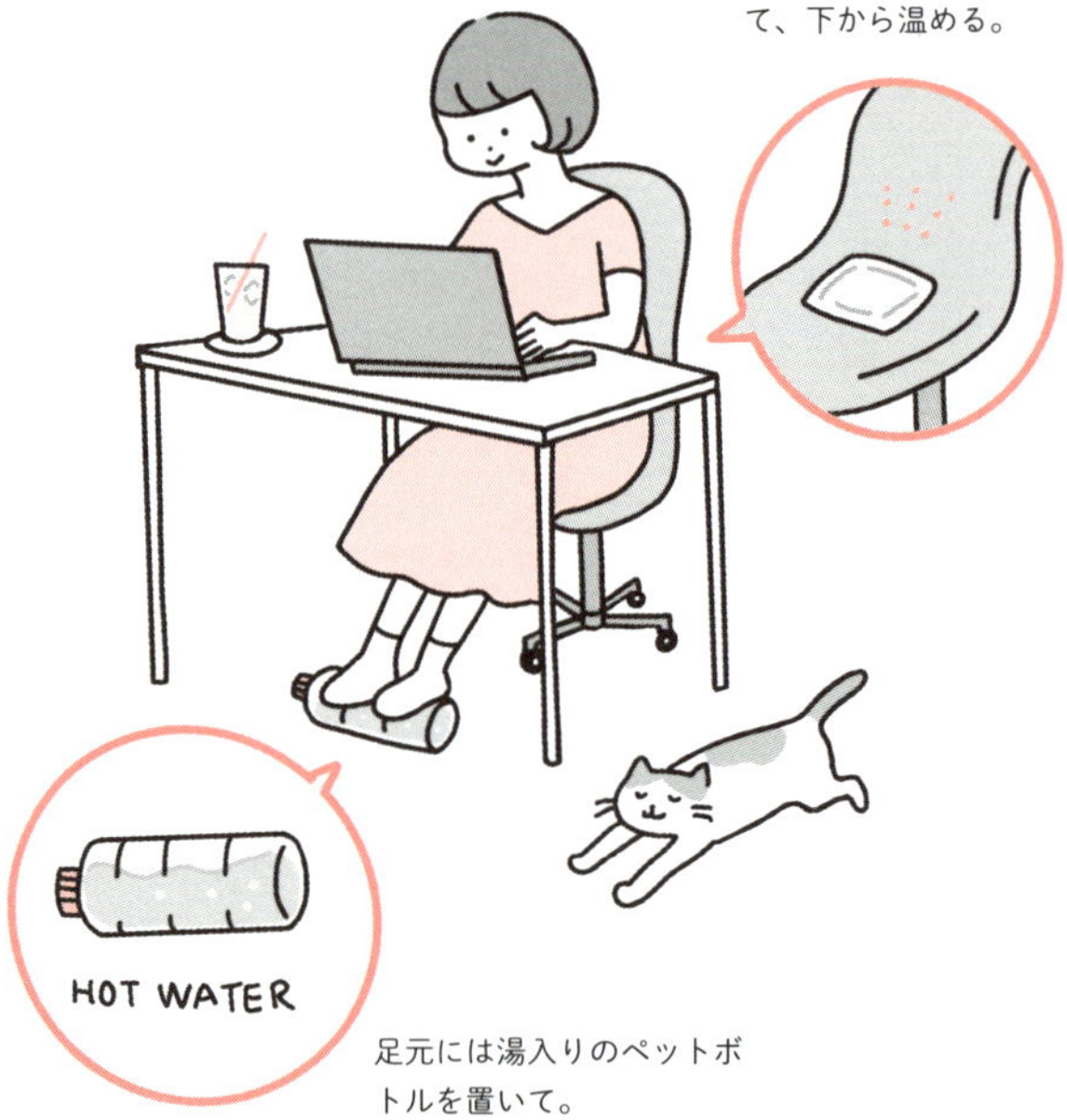

椅子の座面にカイロを貼って、下から温める。

足元には湯入りのペットボトルを置いて。

オフィスビルなら自分なりに冷え対策を

ビル全体で空調管理を行うオフィスでは自分で温度をコントロールすることは難しいでしょう。冷房で冷えるなら、自分なりに対策する必要があります。

デスクワークで座りっぱなしなら、椅子の座面にカイロを貼りましょう。カイロの温かさが下からじんわりと伝わって、おなかを温めてくれます。足元に湯たんぽを置くのもおすすめです。50度程度の湯を入れたペットボトルを置いてもいいですね。湯を入れたペットボトルは、外出時に冷房で冷えた手を温めるのにも役立ちます。大事な商談の日はかばんに入れて持って行っても○。

summer
7月
15日

目にホット蒸しタオルをのせる

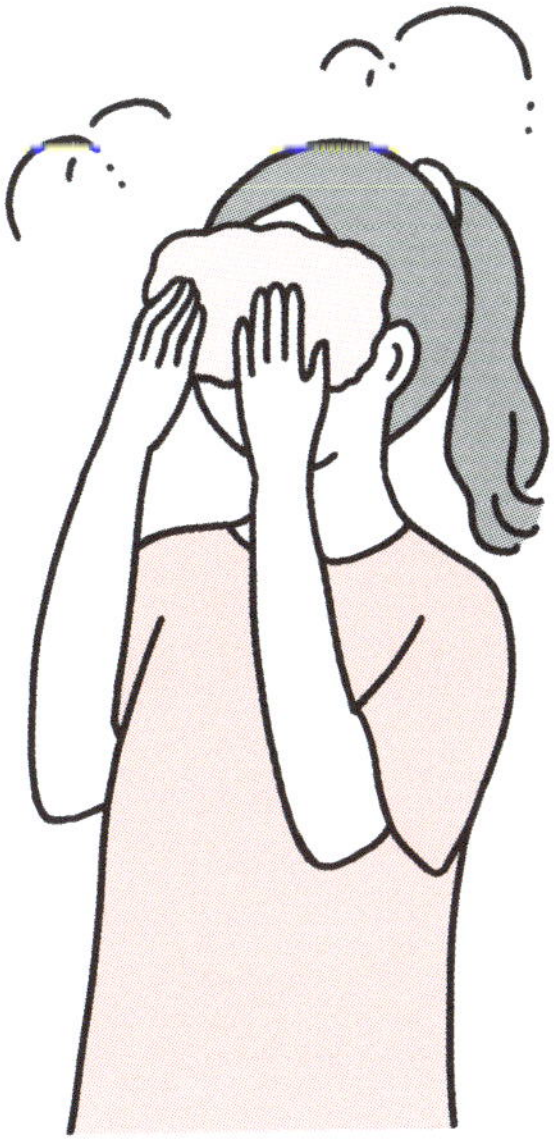

ホット蒸しタオルを目の上にのせると、ほどよい温かさにリラックス。目の疲れがとれます。

デジタルデバイスの疲れに効果的

パソコンやスマホの見過ぎで目が疲れたら、ホット蒸しタオルを目にのせるのがおすすめです。ホット蒸しタオルは、濡らしたタオルをゆるめに絞り、1～2分電子レンジで加熱してつくります。温かいタオルを目の上にのせると目のまわりのこりがほぐれて、疲れ目が解消します。

もっと入念にケアするなら、電子レンジで温めたタオルと氷水で冷やしたタオルの2枚を用意し、温タオル3分→冷タオル30秒と交互にタオルをのせます。これを2～3回繰り返すと、目のまわりの血管が拡張・収縮し、疲れが根っこからとれるでしょう。

summer
7月
16日

外と室内の寒暖差は7度以内がベスト

- 外が35度の日は、エアコンの温度は28度以上に設定する
- 室温25～28度、湿度40～50%をキープ

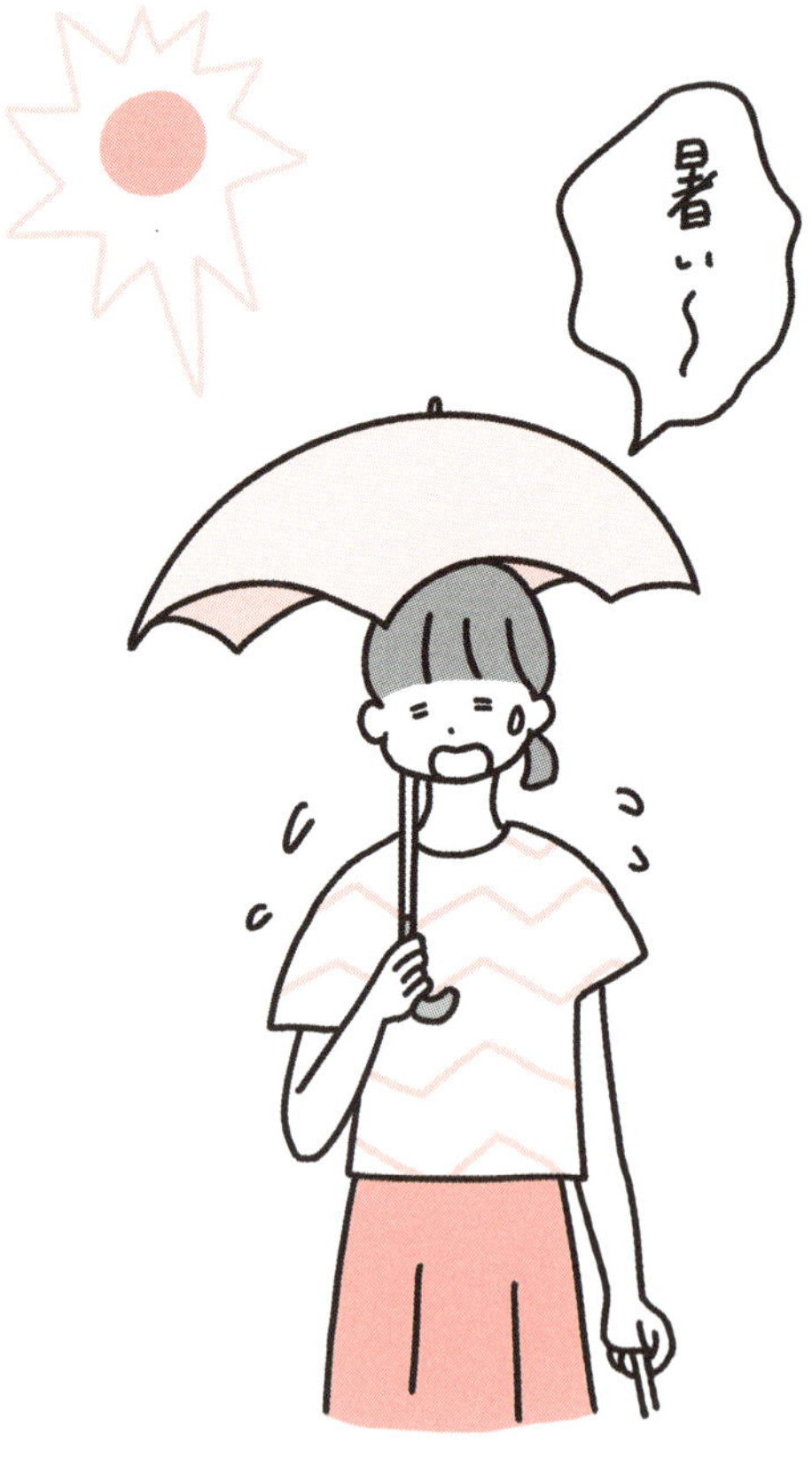

室内　　外

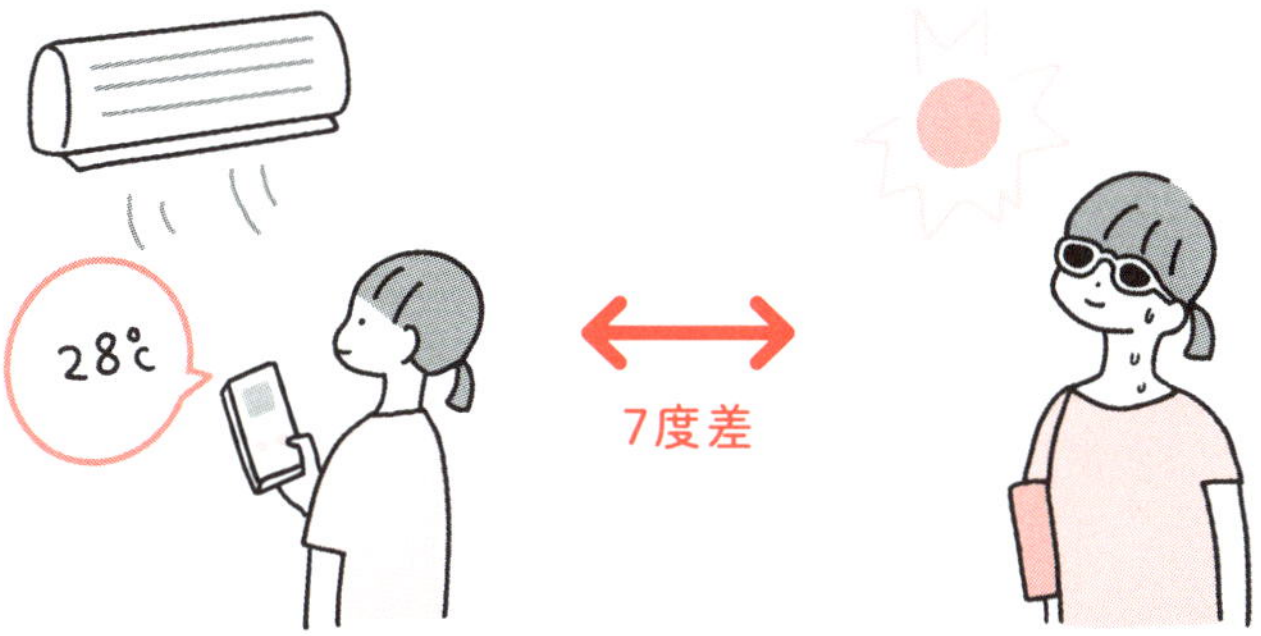

冷房の効いた部屋では、カーディガンや腹巻、ソックスで体を温めましょう。

外にいるときは薄着でＯＫ。こまめな水分補給で、熱中症を予防して。

背中やおなか、足先に冷気が当たるのを防いで

暑い外から冷房の効いた部屋に入ると天国ですが、室内外の温度差が大きいと自律神経が乱れやすく、不眠やだるさにつながります。温度差は7度以内がベストです。たとえば外が35度なら、室内のエアコンは28度以上に設定します。

しかし夏の室内は、どこも冷房が効き過ぎています。室温は25〜28度、湿度は40〜50％が理想。

背筋、おなか、足先に冷気が当たらないようにするだけでも冷えにくくなるので、カーディガンや腹巻、ソックスで冷気から体を守りましょう。夏こそ十分な冷え対策が必要です！

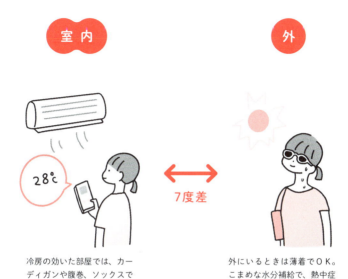

summer

7月
17日

太陽を1日1回は浴びて。日焼けは少しずつ重ねる

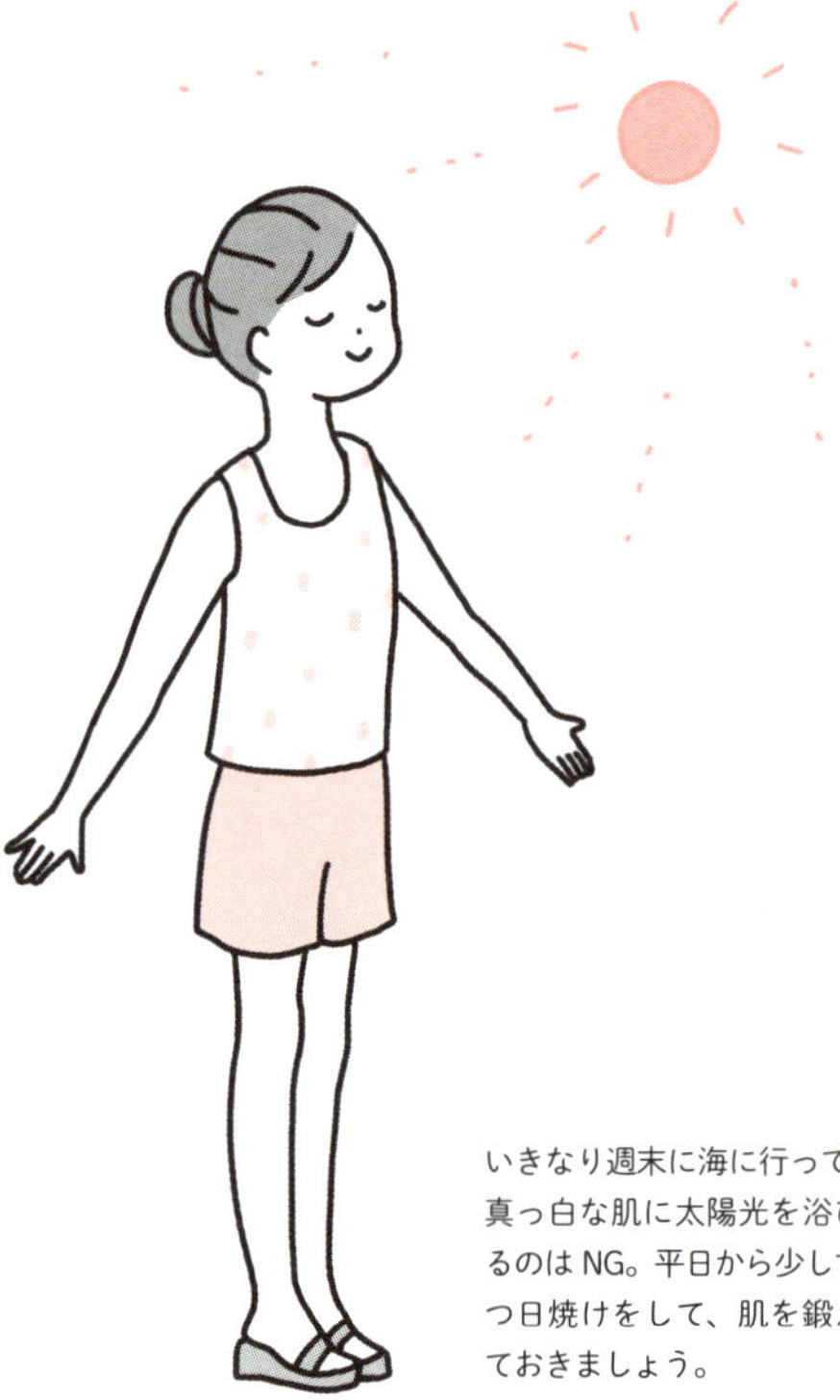

いきなり週末に海に行って、真っ白な肌に太陽光を浴びるのはNG。平日から少しずつ日焼けをして、肌を鍛えておきましょう。

過度な日焼けは美容や健康にリスク大

夏になると気になるのが日焼け。適度に紫外線を浴びるのはビタミンDをつくるために必要ですが、過度に浴びると皮膚のシミやしわだけでなく、皮膚がんや白内障のリスクも高まります。

では、どのくらい日光を浴びて、どの程度の日焼けなら問題ないのでしょうか。正解は一気に日焼けせず、少しずつ焼いていくこと。いきなり太陽光を浴びて一気に日焼けすると、完全に細胞がダメージを受けてしまいます。毎日外に出て少しずつ重ねるように日焼けしていけば、自分の中にメラニンが生成されて細胞を守ることができるのです。

7月18日

出社してから腹巻をつける

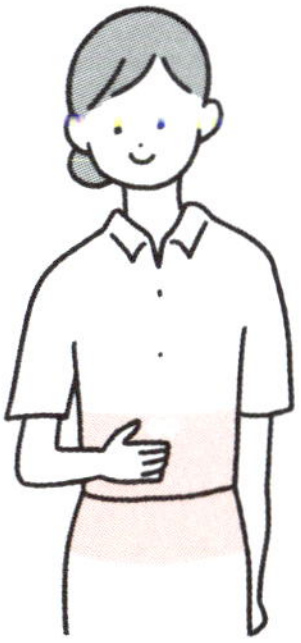

夏場は外では腹巻をせず、オフィスに着いて冷房下に入ったら腹巻をつけます。腹巻もハンカチ感覚で持ち歩いて。

7月19日

冷房下では足元を温める工夫を

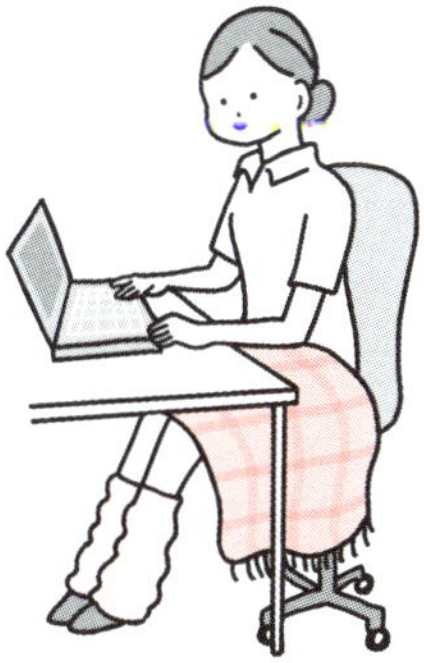

冷房の効いたオフィスでは、膝掛けをかける、ソックスやレッグウォーマーを履くなどして足元を温めましょう。

7月20日

制服が膝丈の人は5分丈スパッツを下に履く

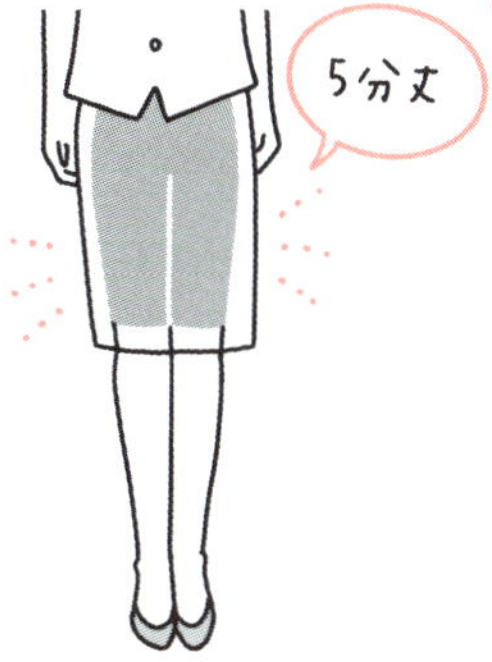

制服が膝丈スカートの場合は、1分丈、3分丈、5分丈など短い丈のスパッツを履いて下半身を温めましょう。

7月21日

リネンのワンピースを着る

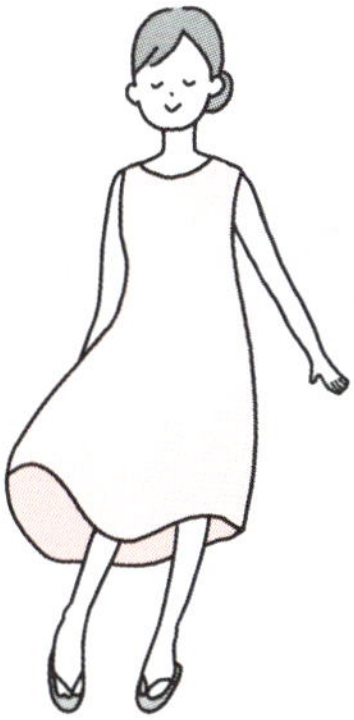

化学繊維は熱がこもり、汗冷えの原因になります。お出かけ着には通気性のいい天然素材のリネンのワンピースを。

summer

7月

22日

1日のエネルギー摂取の55～60%を炭水化物にする

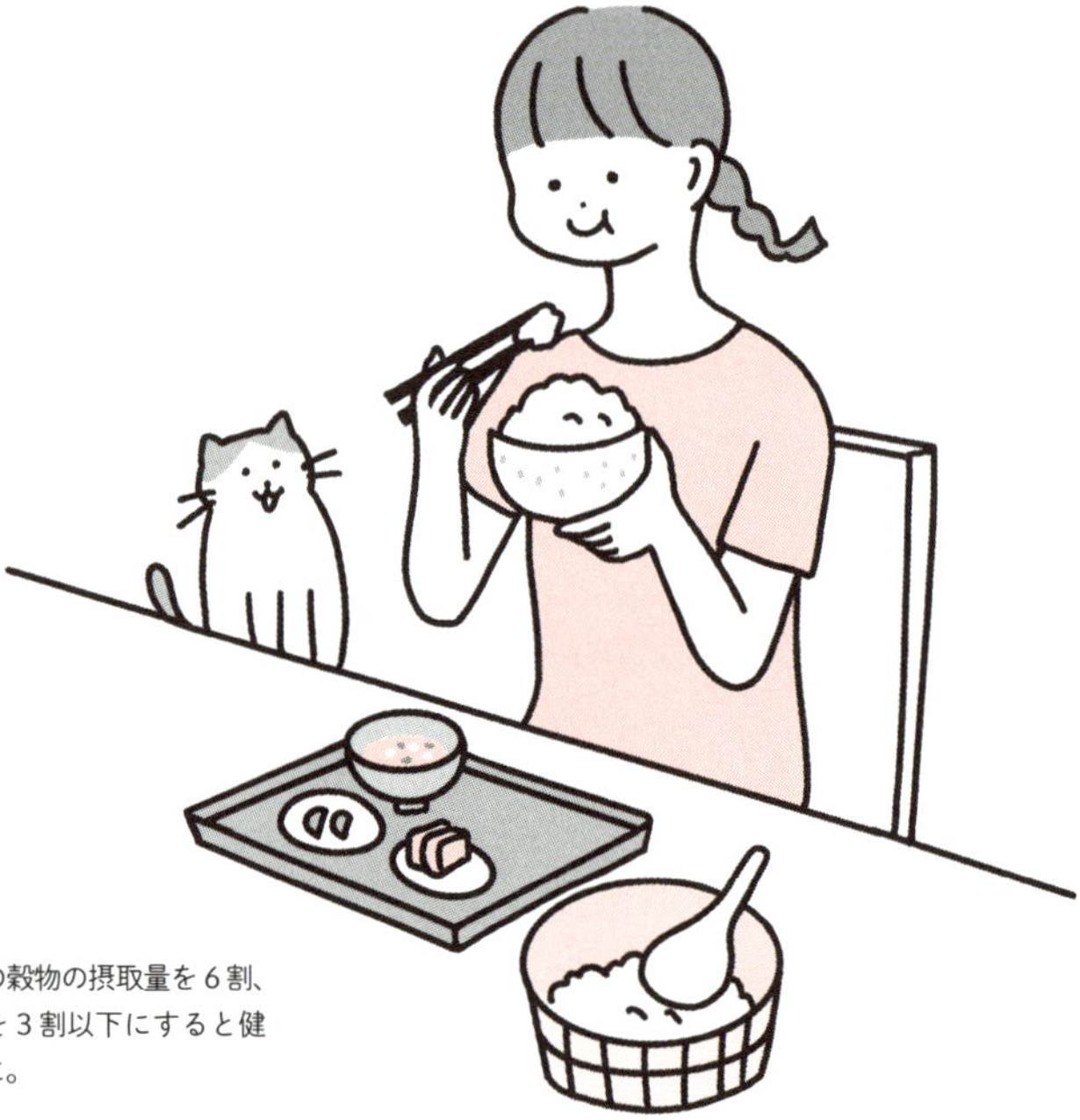

1日の穀物の摂取量を6割、脂肪を3割以下にすると健康体に。

穀物を増やして脂肪を減らす

1977年に発表された「アメリカの栄養目標」によると、「1日のエネルギー摂取の55～60%を炭水化物にすること」と記されています。また「脂肪は30%まで減らす、脂肪のうち肉などの飽和脂肪酸と魚や植物などの不飽和脂肪酸を同等の比率で摂取する」ということも書かれています。

具体的には、果物や野菜、未精白の穀物、鶏肉、魚などの摂取量を増やして、牛乳や肉、卵、バター、砂糖、塩など、脂肪の多い食物の摂取量を減らすこと。毎日何気なく食べている食事も健康を意識したものに変えるだけで、5年後、10年後に差がつきます。

7月23日

生野菜にはスパイスをかける

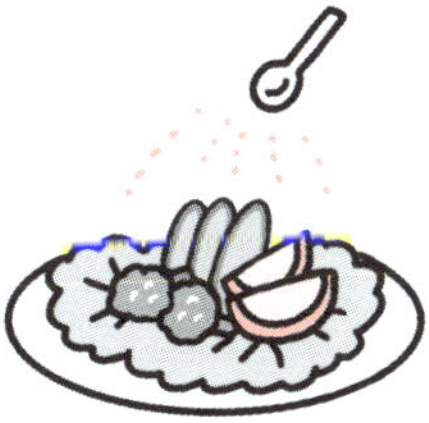

生野菜を食べるときは、ターメリックやクミンなどのスパイスをパパッ！

7月24日

夏野菜は熱して食べる

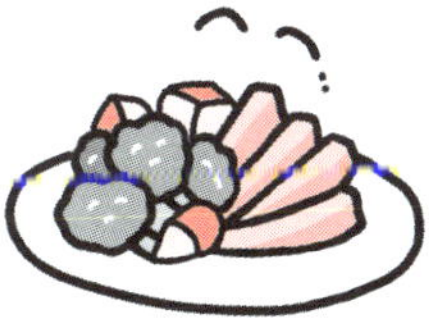

体を冷やす夏野菜は、温野菜にするなど熱と塩を加えて食べましょう。

7月25日

炭酸ならジンジャーエール

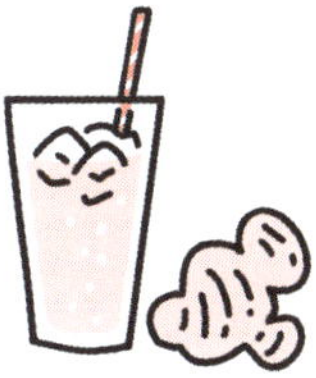

炭酸が飲みたくなったら、しょうがの入ったジンジャーエールを選んで。

7月26日

果物は赤紫のものをチョイス

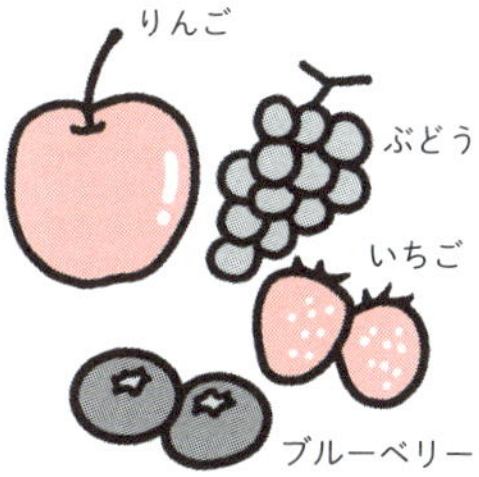

ブルーベリーなど赤紫の果物は、抗酸化作用の高いアントシアニンが豊富。

7月27日

野菜には味噌をつけて

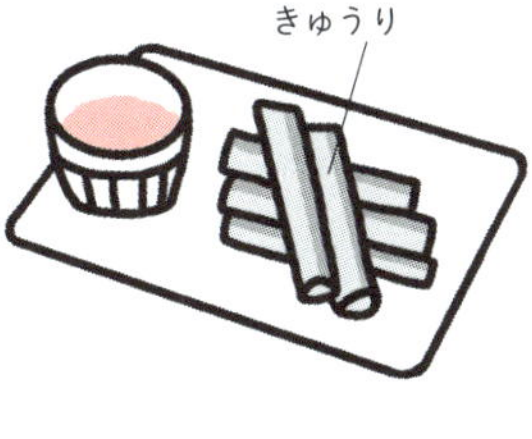

陰性の夏野菜は、味噌や塩、醤油など陽性の調味料をプラスして。

7月28日

献立に迷ったらラタトゥイユ

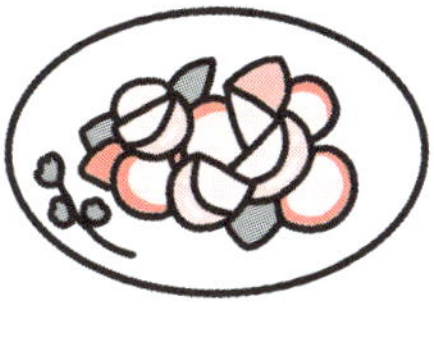

夏野菜がたくさんあるときは、トマトで煮込むラタトゥイユはいかが？

summer
7月
29日

扇風機やサーキュレーターで風を壁に当てる

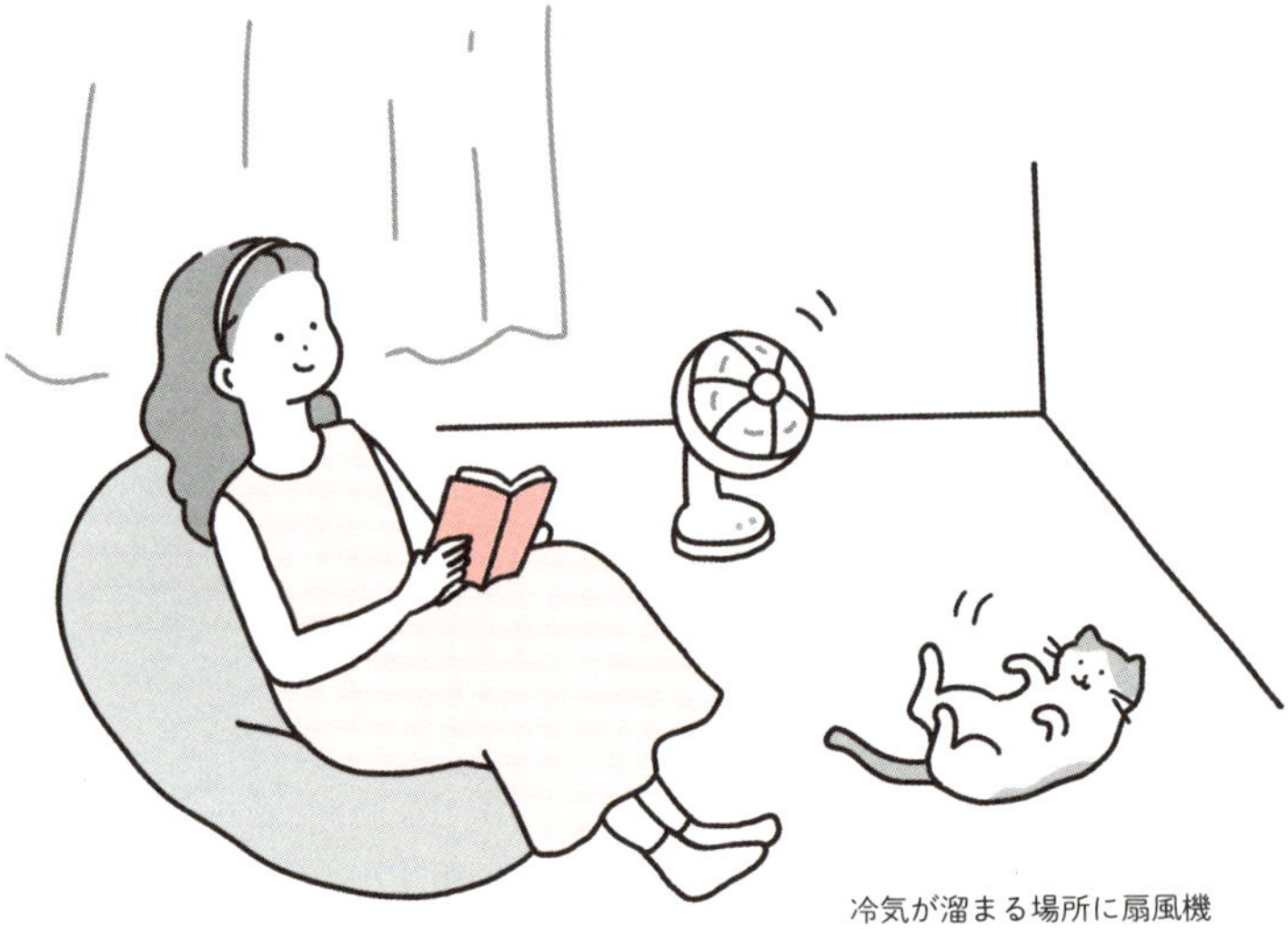

冷気が溜まる場所に扇風機やサーキュレーターを置いて、対流を起こします。

空気を循環させて冷えすぎをガード

冷たい空気は下に溜まりがちなので、冷房の風向きは上にして。上から下に風を送ると、部屋全体を冷やすことができます。

さらに冷房効果を高めるなら、扇風機やサーキュレーターを使うのがおすすめ。冷気が溜まる場所に扇風機やサーキュレーターを設置して壁に向けて回すと、対流が起こり、冷気が部屋全体をめぐります。これらを併用すると、エアコンの温度を高めに設定できて体の冷え過ぎを防げます。

夜寝るときも温度を高めに設定し、扇風機やサーキュレーターを回しましょう。朝まで快適に眠れます。

summer 7月 30日

炭酸風呂でさっぱり

炭酸のシュワシュワが血行を促進し、体を芯から温めます。

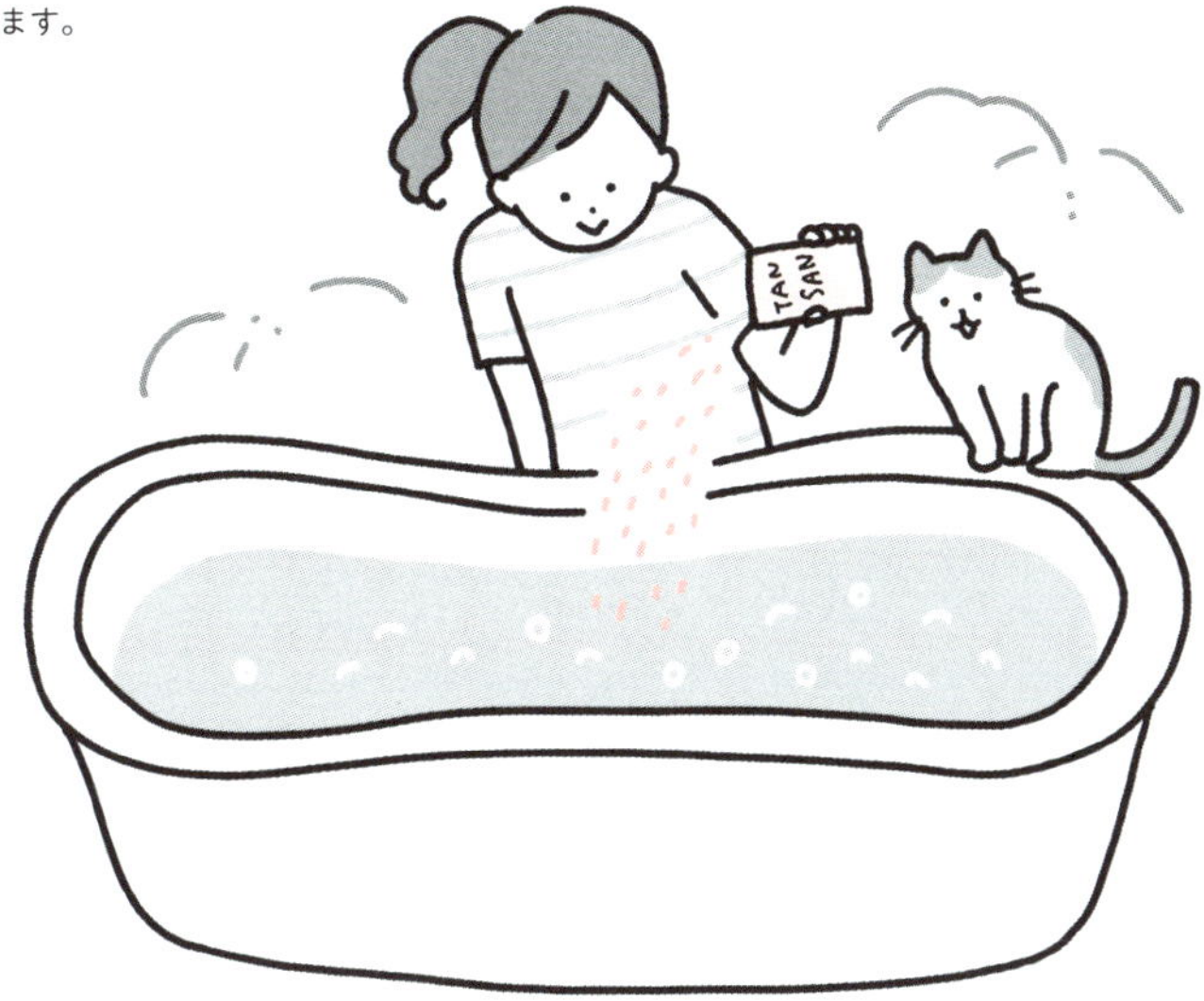

暑苦しい夏のお風呂も炭酸が爽快感を演出

湯船に炭酸入浴剤を入れるとシュワシュワと炭酸が溶け出し、さっぱりとした清涼感が感じられます。加えて毛細血管の広がりによって血行がよくなり、温まりが早くなります。体の芯から温まるので、疲れもスッキリ。

炭酸入浴剤の主成分は、炭酸ナトリウムや炭酸水素ナトリウムなど。効果・効能が認められた有効成分を含む医薬部外品として、ドラッグストアにもいろいろな種類のものが並んでいます。固形タイプや粒子タイプ、香りのあるもの、ないもの……お気に入りを見つけると、お風呂タイムがもっと楽しくなります。

summer

7月
31日

手足のツボにお灸をする

- 夏の冷えには「合谷《ごうこく》」「太衝《たいしょう》」「湧泉《ゆうせん》」の3つのツボが効く
- シール式のセルフお灸で、やけどの心配なし

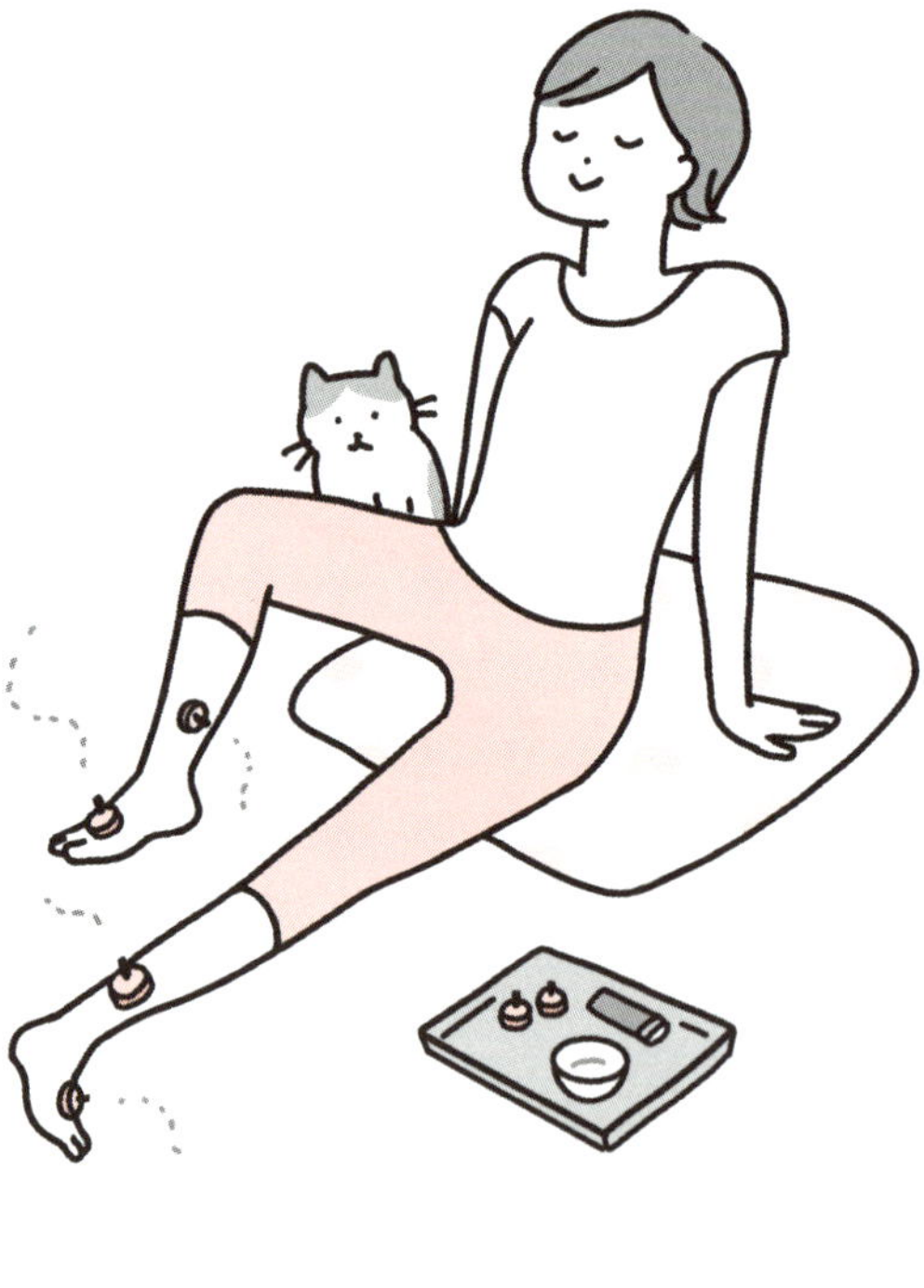

3つのツボ

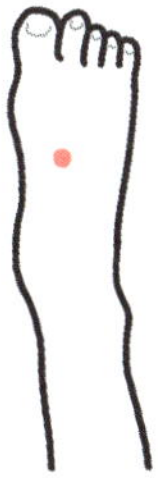

太衝《たいしょう》

足の甲の親指と人さし指の骨が交わる前部分。反対の足の指やかかとで押してもいい。

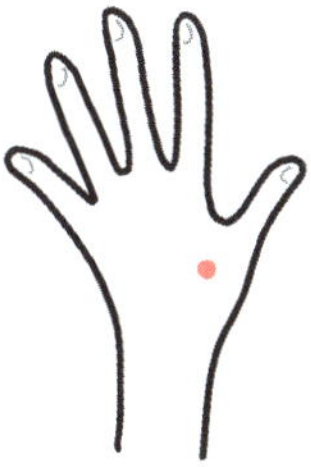

合谷《ごうこく》

手の甲を上にして、親指と人さし指の骨のつけ根がぶつかる部分の少し上。

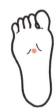

湧泉《ゆうせん》

土踏まずのやや上にある、中央のくぼみ部分。ゴルフボールを転がして刺激しても○。

ツボにお灸をのせて熱くなったら血行改善

冷房で冷える夏こそ、ツボに熱を当てて不調をやわらげるお灸を試してみてはいかがでしょうか。おすすめのツボは「合谷」「太衝」「湧泉」。昔のお灸はもぐさを丸めたものに火をつけて直接肌に据えていたため、自分でやるとやけどの心配がありました。今はもぐさを台座につけたシール式のお灸があるので、自分でも簡単に行えます。ぜひトライしてみましょう。ツボにお灸をのせて熱いと感じたら、血行不良が改善した合図です。ツボに親指の腹を当てて垂直に3〜4回押すツボ押しだけでも効果大です。

summer

8月1日

腸内環境の改善に！キャベツ活用テク

酢漬け

酢と組み合わせると腸内環境の改善に。血圧を下げる、血糖値の上昇を抑える、といった効果も。

生

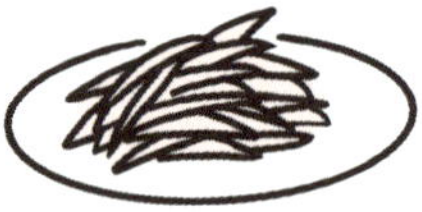

生ならビタミンUやビタミンCがそのままとれます。かさがあるのでダイエットにもおすすめ。

炒めもの

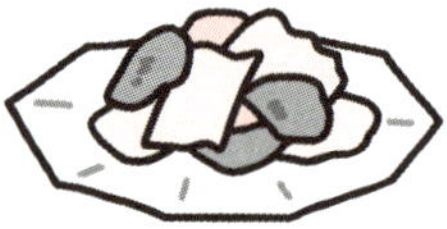

ビタミンKやβ-カロテンは脂溶性ビタミンなので、油で炒めると吸収がよくなります。

スープ

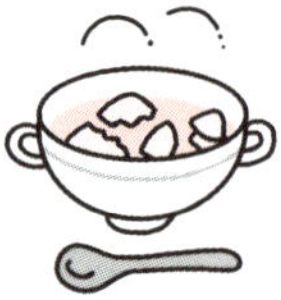

免疫力向上やがん予防に役立つファイトケミカルは、生よりも煮たほうが体内に吸収されやすい。

目的に合わせて食べ方を変えて

キャベツには、胃の粘膜を保護するビタミンUをはじめ、ビタミンC、ビタミンAの生成を助けるβ-カロテン、食物繊維など、美容に効く成分もたっぷり含まれています。またファイトケミカルも含有し、がん予防にも期待されています。

キャベツは食べ方や調理の仕方で得られる効果が変わってきます。生ならダイエットや胃腸の調子改善、美肌づくりに。酢漬けなら腸内環境の改善、血圧の低下、血糖値の改善に役立ちます。免疫力アップやがん予防効果を狙うならスープで。骨を強化したいなら炒めるとよいでしょう。

8月2日

スパッツやレギンスをスカートの下に履く

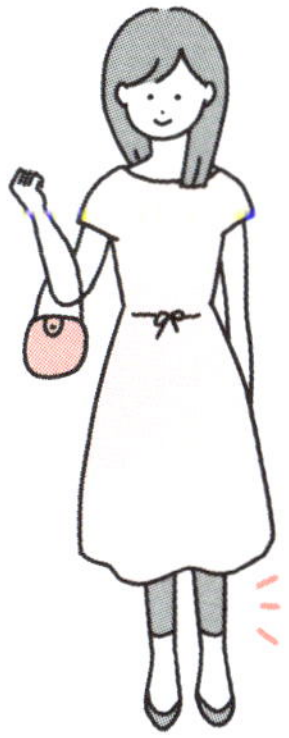

ワンピースの下にスパッツやレギンスを1枚履くだけで、自分と肌着の間の空気の層を保つことができてポカポカに。

8月3日

ショッピングモールにサンダルは×

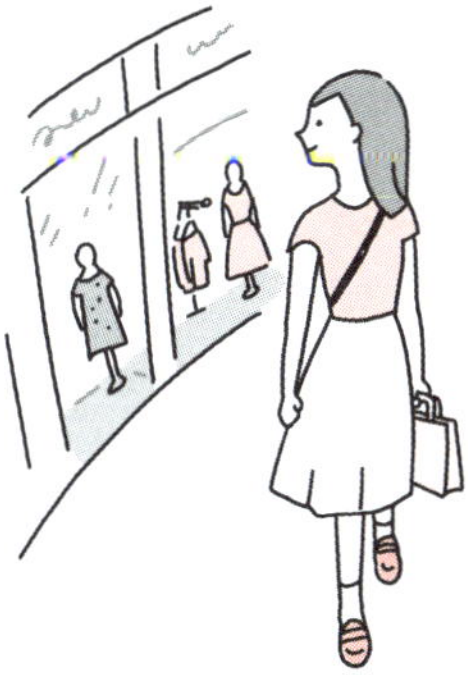

冷房が効いたショッピングモールに長時間いると冷えきってしまいます。サンダルではなく、靴下と靴で行きましょう。

8月4日

コットンのTシャツを着る

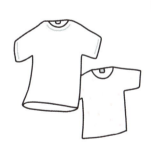

汗をかく夏はそのままでいると冷えるので、速乾性の高いコットンのTシャツがおすすめ。替えのTシャツもあると安心。

8月5日

肩を出すときはおなかを温める

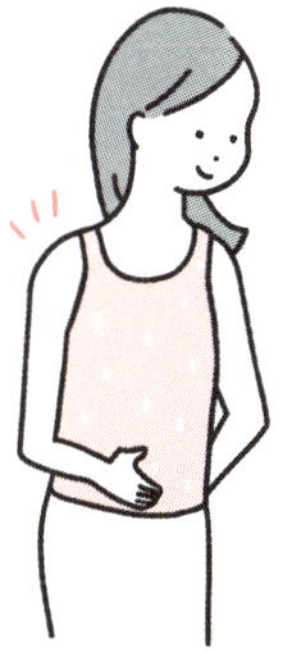

肩を出すファッションのときはチューブトップの下着を着るなどして、見えないところはしっかり温めましょう。

summer
8月
6日

筋膜ローラーで筋肉をゆるめる

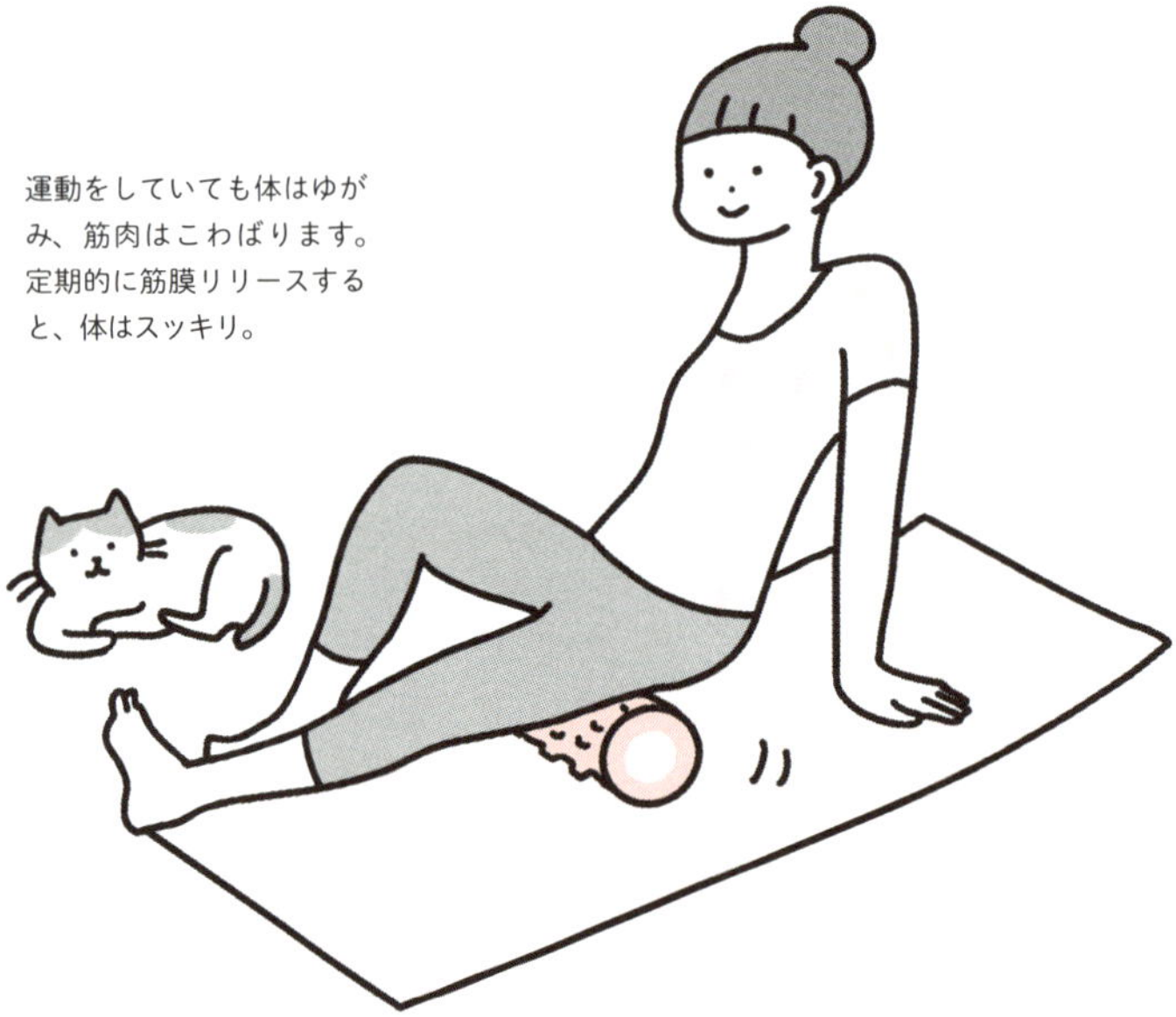

運動をしていても体はゆがみ、筋肉はこわばります。定期的に筋膜リリースすると、体はスッキリ。

筋膜をゆるめて筋肉と骨を正しい位置に戻す

ふだん何気なく暮らしていると姿勢や歩き方が悪くなり、だんだん体がゆがんできます。このゆがみを治すには、まず筋膜をゆるめること。筋膜をゆるめると筋肉も骨も正しい位置に戻ります。

筋膜をゆるめるのに便利なアイテムが筋膜ローラー。太ももやふくらはぎ、腰など筋肉のある部分にのせてゴロゴロ転がすと、筋膜がゆるみんで筋肉がほぐれます。筋肉や骨が正しい位置に戻ると血行がよくなり、こりや痛みも軽くなります。また、むくみも改善されてダイエットにもつながります。ゆがみが強いなら整体院で筋膜リリースの施術を受けても◯。

8月7日 ビタミンCでメラニン生成を防ぐ

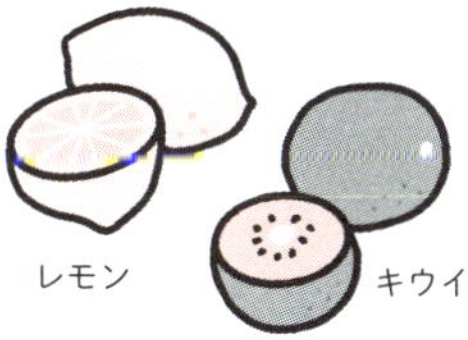

ビタミンCは体内のコラーゲンの劣化を防ぎ、しわやシミを予防します。

8月8日 MYしょうが粉末を持ち歩く

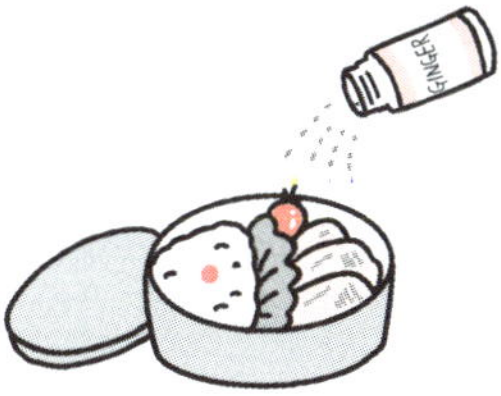

粉末状のしょうがを携帯し、外出先でのちょい足しに活用しましょう。

8月9日 料理ににんにくを使う

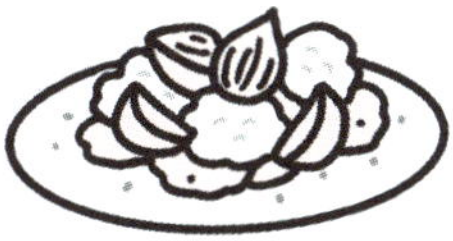

独特の香りと風味の成分のアリシンは、免疫機能を活性化させます。

8月10日 牛肉より鰻を食べる

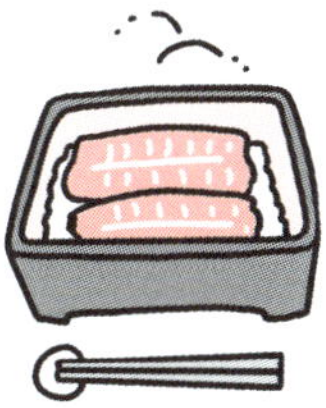

鰻は免疫力を高めるレチノール（ビタミンA）の量が牛肉の約200倍！

8月11日 味噌汁に海藻をたっぷり入れる

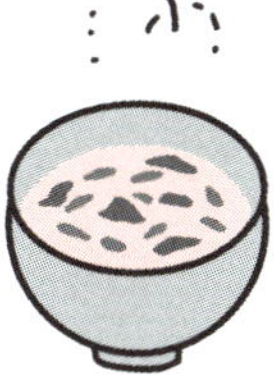

海藻に含まれる水溶性食物繊維は、味噌汁にして丸ごととりましょう！

8月12日 むくみにはきゅうりの浅漬け

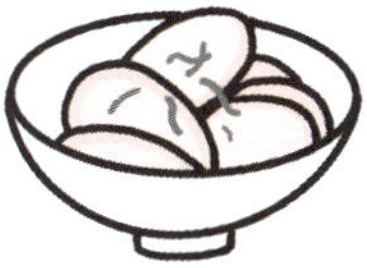

きゅうりのカリウムが水分の排出を促進。浅漬けにすると陽性食品に。

summer

8月
13日

夜寝るときは室温26〜28度、湿度50〜60%

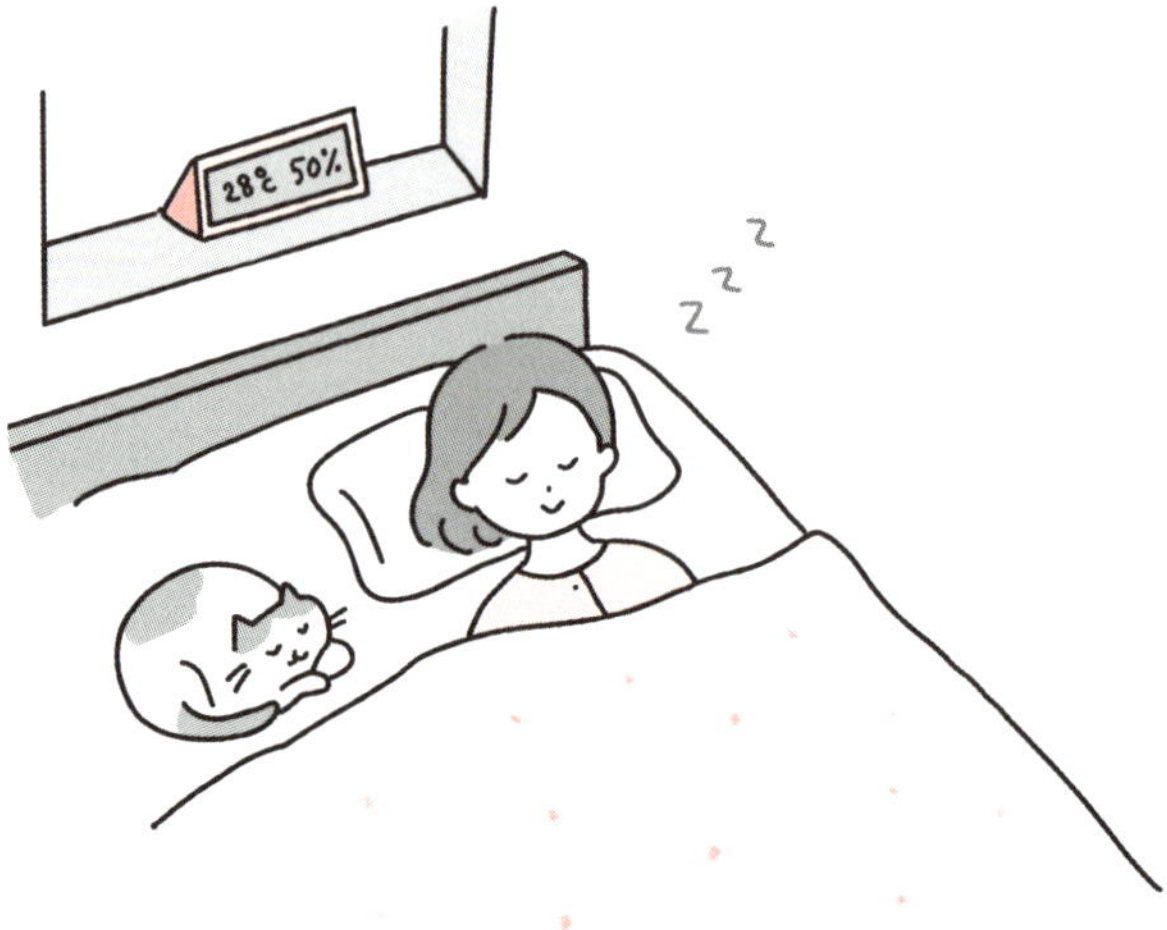

冷房をタイマー設定にすると、切れるたびに暑くて目が覚めてしまいます。

暑い夏こそ質のよい睡眠が大切

日中の外と室内の気温差で体力を消耗しやすい夏だからこそ、良質な睡眠は大事です。「冷房をつけて寝ると体に悪い」とタイマー設定にして寝ると、切れるたびに暑くて目覚めてしまうことも。よい睡眠をとるには、室温26〜28度で朝まで冷房はつけっぱなしにし、寝具で調節するほうが快適に眠れるでしょう。湿度は50〜60%をキープ。寝る1時間前にお風呂につかり、お風呂上がりはストレッチをしたり音楽を聴いたりしてリラックスして。テレビやスマホはスイッチオフ。十分な睡眠を得られれば、疲れ解消はもちろん自律神経も整います。

summer
8月
14日

クール枕を使うと よく眠れる

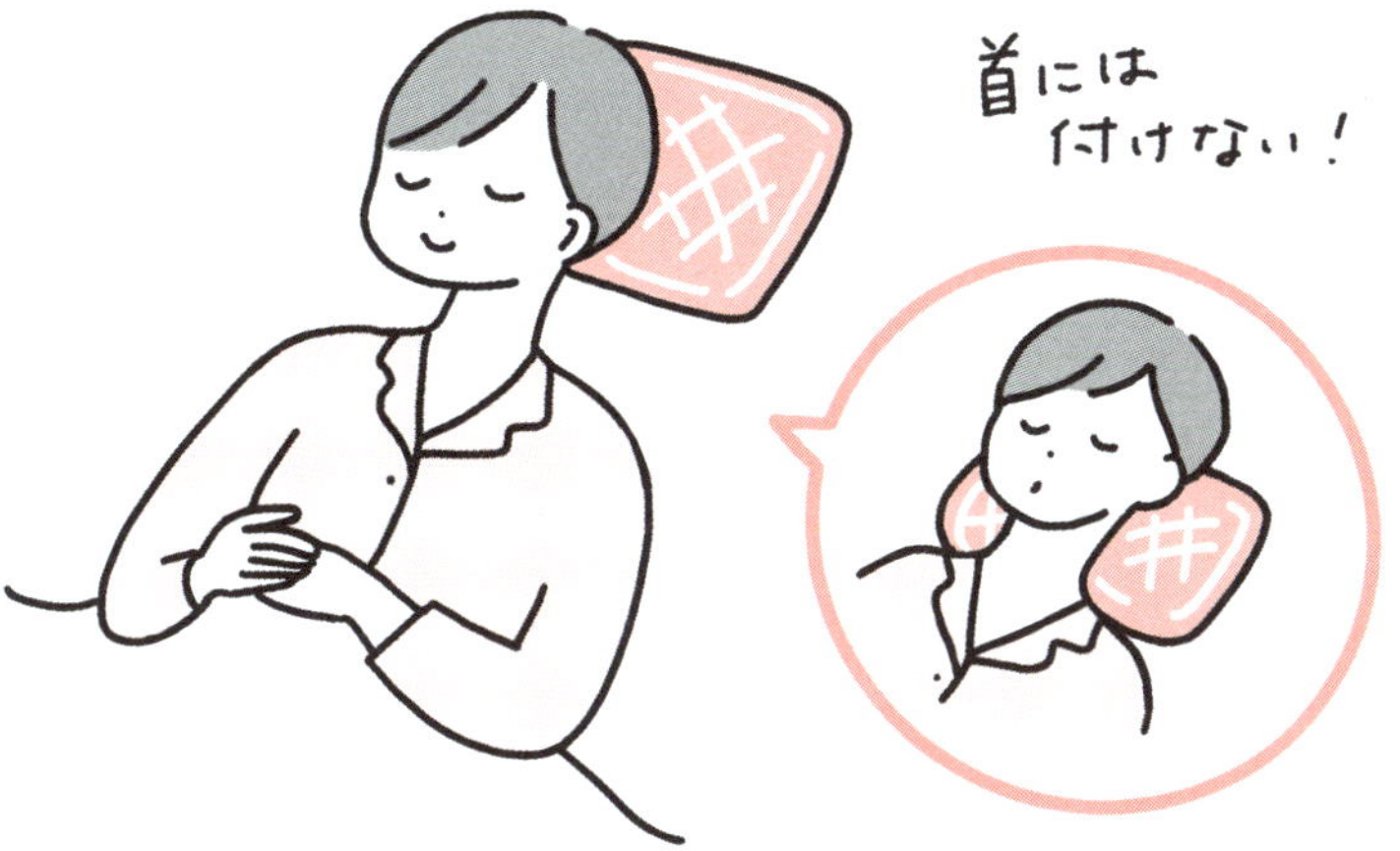

使い過ぎた頭をひんやりした枕でクールダウン。首に当たらないように気をつけて。

1日働いた頭をクール枕で冷やすとスムーズに眠れる

1日じゅうパソコン仕事をしていると、だんだん頭に熱がこもりオーバーヒート状態になります。これは、脳の温度が上がっているということ。軽い炎症が起こっているような感じです。

そのままだとうまく眠れませんが、冷却機能を備えたジェル枕や氷を入れたアイス枕など「ひんやり枕」を使うと、頭が冷えてスッと寝られます。ただし冷え過ぎるとかえって寝られなくなるので、「気持ちいい」と感じる程度に使いましょう。また首は冷やさないことも重要。首を通る頸動脈《けいどうみゃく》という太い血管を冷やすと体全体が冷えてしまいます。

summer

8月
15日

寝るときも冷房をつけて。パジャマは長袖長ズボン

- 質のよい睡眠を得るには
  エアコンをつけて寝室を快適にして
- パジャマと掛け布団は
  春秋仕様にしましょう

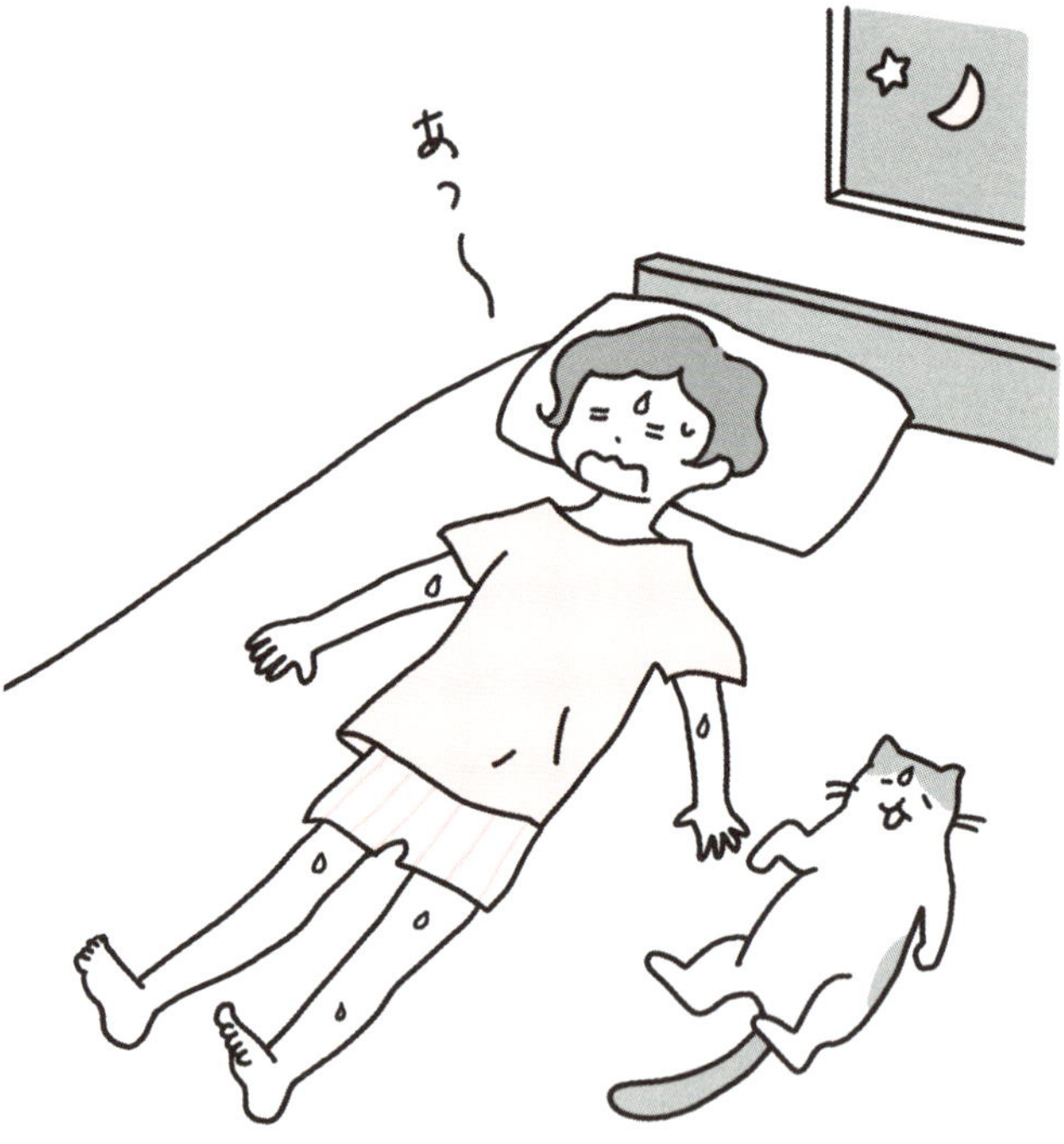

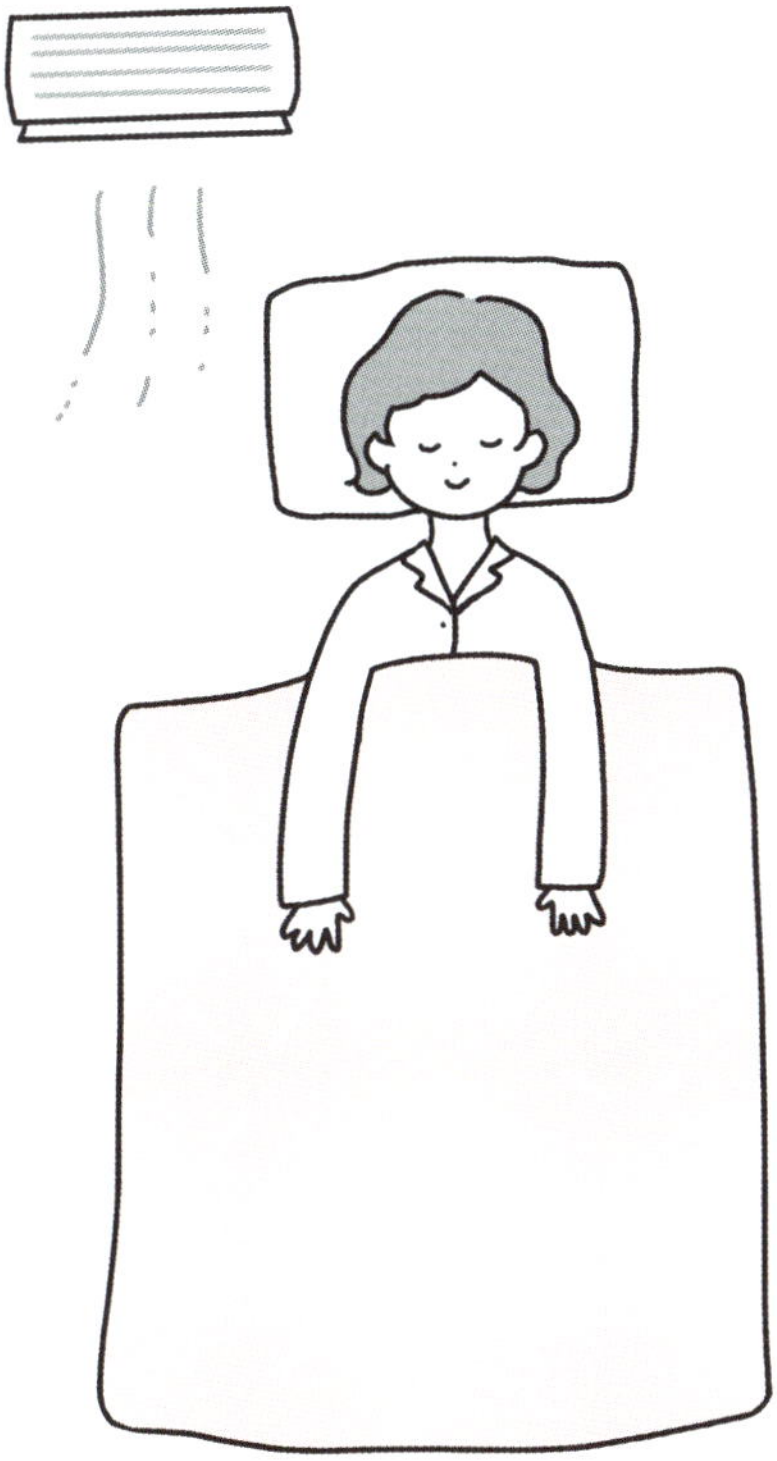

エアコンは朝までつけっぱなしでOK。パジャマと掛け布団は秋冬仕様で。

心地よさを優先して腹巻はマスト

この時期は外と室内の気温差で体がバテ気味。質のよい睡眠をしっかりとると、体が修復されて翌日も元気に動けます。

就寝時に暑いとよく眠れなくなるので、冷房は朝までつけてOKです。ただし冷房をつけるなら、パジャマは薄手の長袖、長ズボンなど春秋の格好にしましょう。半袖に短パンだと体が冷えてしまいます。半袖にするなら、掛け布団はタオルケットではなく秋冬のものを使いましょう。また、おなかを冷やさないように腹巻もマスト。通気性のよい腹巻をそろえておくとよいでしょう。

summer
8月
16日

歯磨きは寝る1時間前に

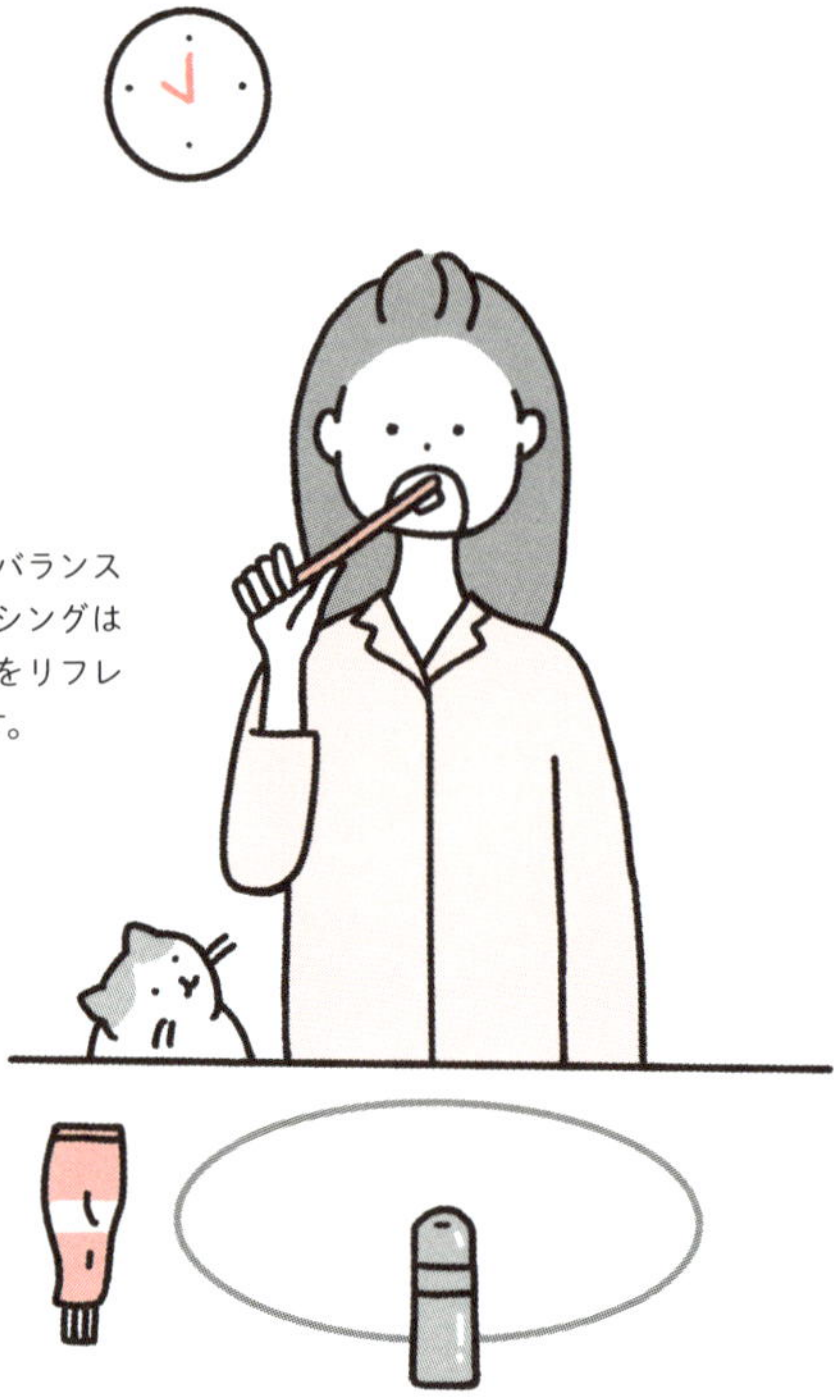

歯磨きは自律神経のバランスを整える！　ブラッシングは脳を活発化し、気分をリフレッシュさせてくれます。

寝る前の歯磨きは交感神経を高ぶらせるかも

歯磨きは単に汚れをとるだけでなく、自律神経のバランスを整えて気持ちを前向きにする効果もあります。やわらかいブラッシングは副交感神経を優位にしてリラックス効果をもたらします。一方、強いブラッシングや冷水による洗浄は、交感神経を高ぶらせて寝つきを悪くすることも。その可能性を考えると、歯磨きは寝る直前は避けて、1時間前には済ませましょう。

また歯周病などの病原菌が体の中に入り、腸内に悪影響を与える可能性があります。腸内環境を健康に保つためにも、ふだんから口腔ケアには気を配りましょう。

8月17日

パジャマは天然素材を

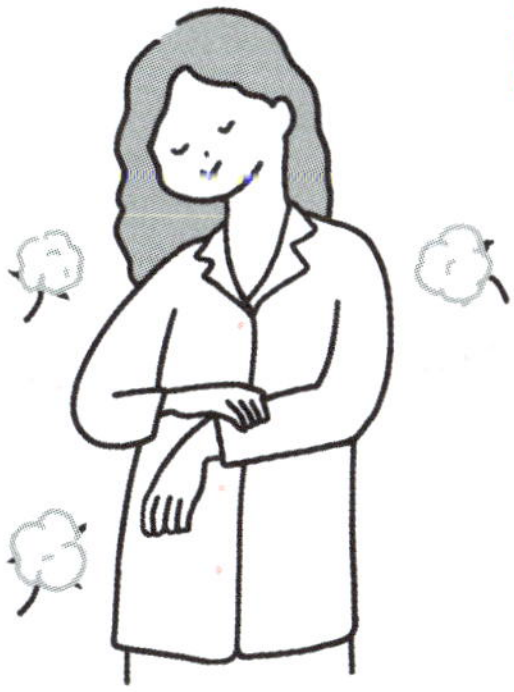

コットンやリネンなど肌ざわりのいい天然素材のパジャマは、それだけで気持ちよく自然に安眠に導きます。

8月18日

パジャマの色はブルーかグリーン

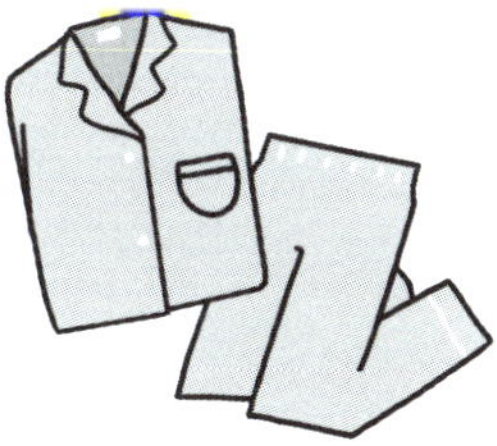

パジャマの色は、鎮静効果のあるブルーやグリーンなど寒色系を選びましょう。高ぶった気持ちを落ち着かせてくれます。

8月19日

スパッツは足先の出るものを

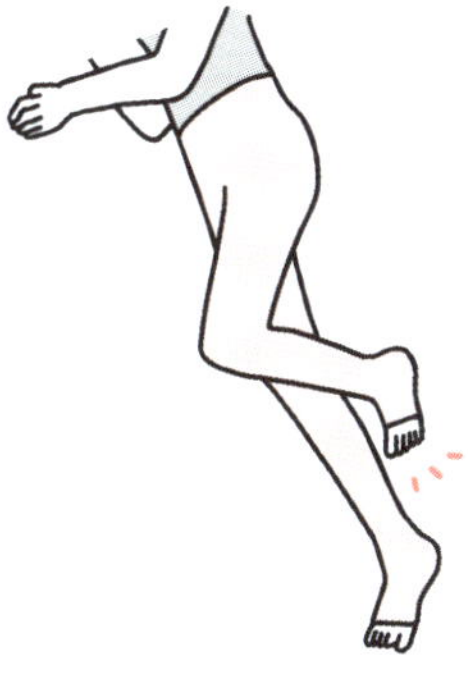

就寝時にスパッツを履くときは、足先が開放されているものを。足先が詰まっていると、血流を妨げて冷えを招きます。

8月20日

寝るときも下着や腹巻はしっかり

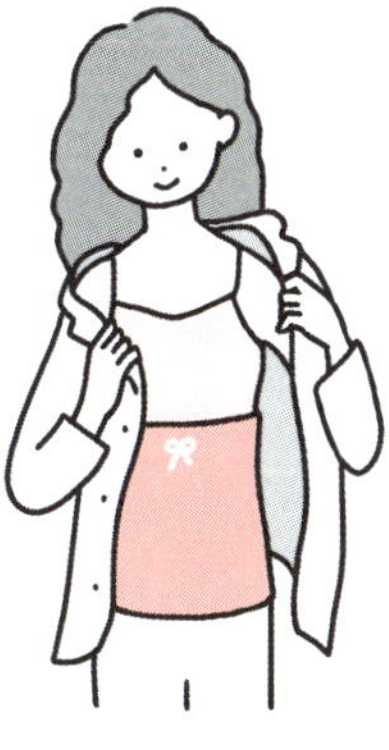

就寝中も下着や腹巻で冷えをガード。おなかを温めると体全体が温まり、途中で目が覚めることなくぐっすり眠れます。

summer

8月
21日

暑さで運動量がダウン。筋トレで筋肉を維持して

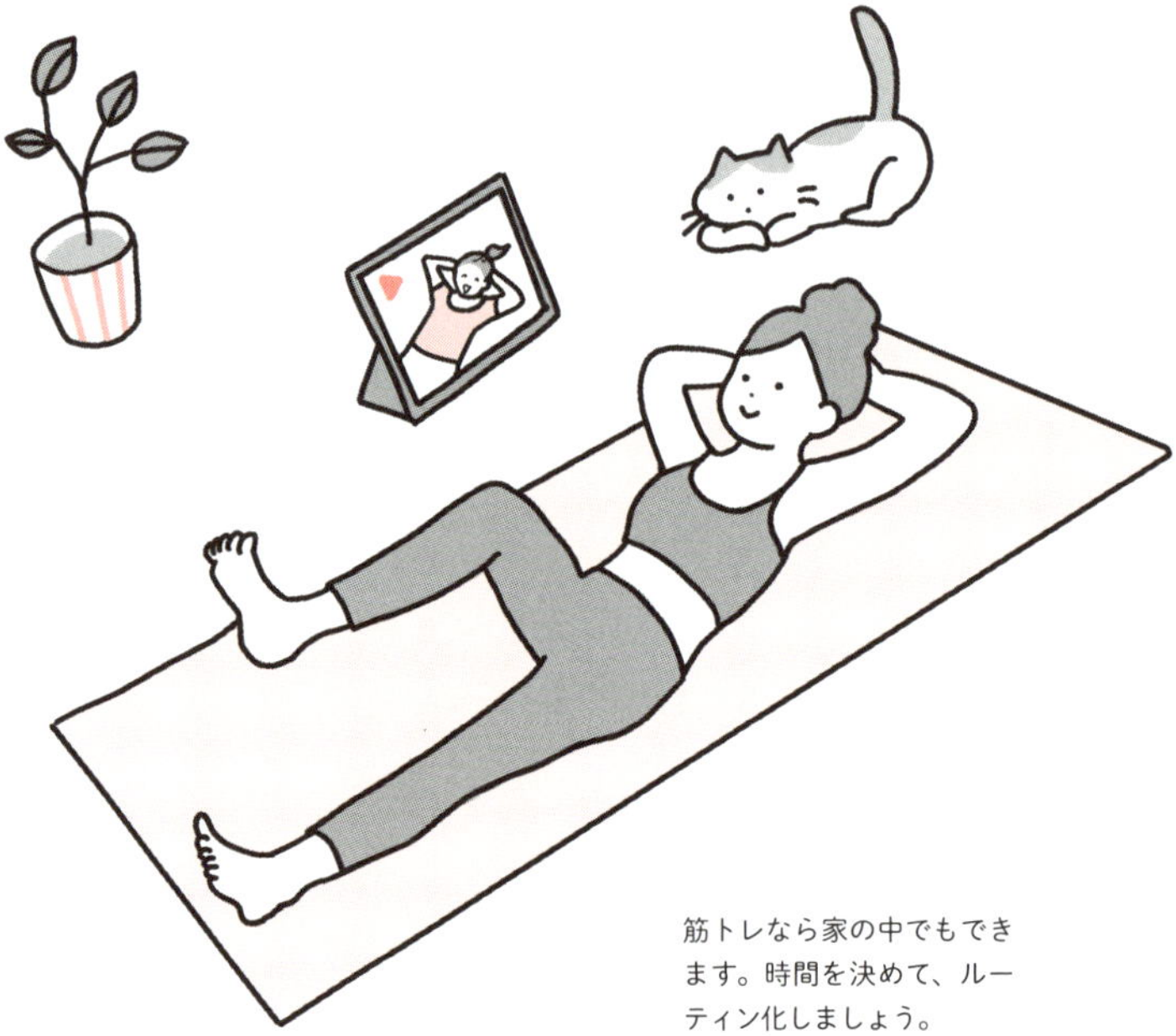

筋トレなら家の中でもできます。時間を決めて、ルーティン化しましょう。

ピラティスは宅トレにもってこい

真夏は暑さで運動量が減り、筋肉量も減ってしまう時期です。隙間時間にスクワットや片足立ち、壁腕立て伏せをしましょう。また時間があるときは、動画を見ながら室内で筋トレを行うのもおすすめ。1日10分でもOKです。

最近人気のピラティスは、体幹やインナーマッスルがしっかりと鍛えられて姿勢改善に有効。筋肉が引き締まり、血流をしっかりと促します。体温もアップ。

一度筋肉をつけると運動していないときでも脂肪を燃焼し、やせやすい体になります。秋に向けて、筋トレで筋肉量を増やす習慣をつけましょう。

8月22日

タンパク質をとる

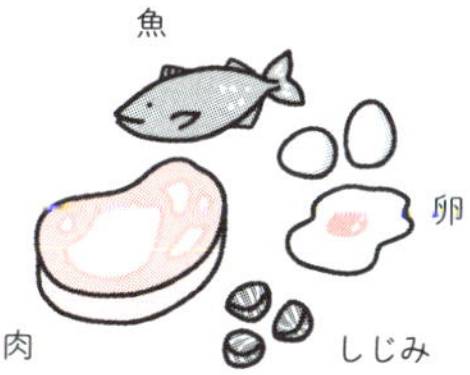

肉や魚、卵、大豆、チーズ、しじみなど、良質なタンパク質は体力維持に必要な栄養素。

8月23日

夏バテ対策に ビタミンB_1

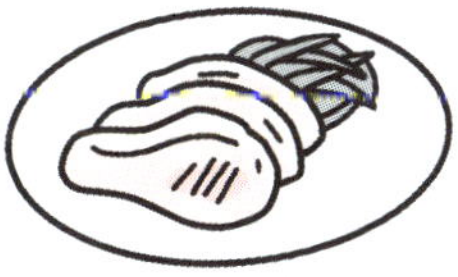

豚のしょうが焼き

疲労回復を助けるビタミン B_1 は夏バテ対策に。豚肉や鰻に含まれます。

8月24日

冷た過ぎない 飲みものを飲む

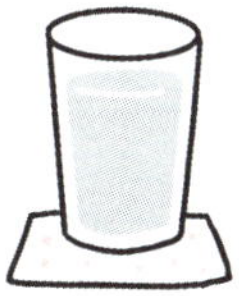

冷たいものは胃腸を冷やします。夏でも常温や温かいものを飲みましょう。

8月25日

レモンを 積極的にとる

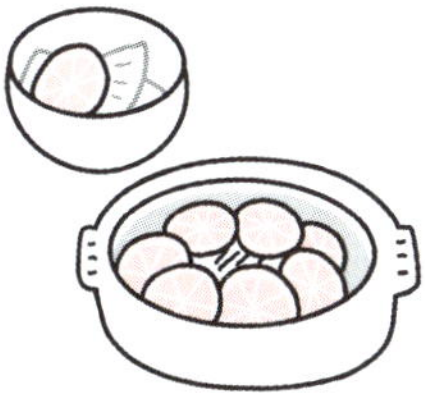

レモンのクエン酸は消化を助けて、疲労回復、デトックス効果も。

8月26日

何にでも しょうがレモン酢

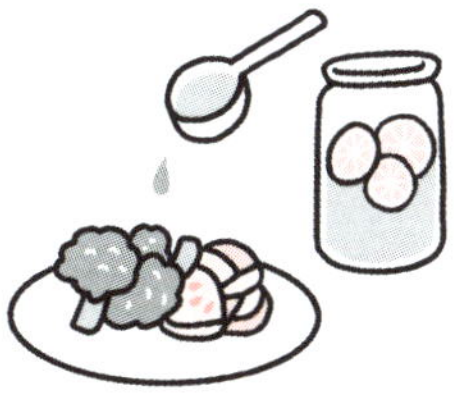

しょうが＋レモン＋酢を組み合わせると、血流改善・動脈硬化の予防に。

8月27日

朝起きたら、ちょい足し白湯

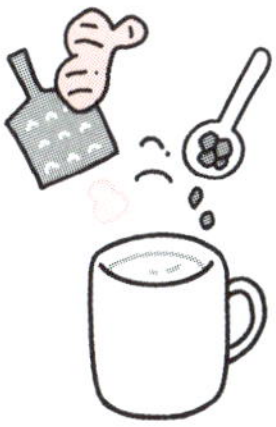

白湯に黒砂糖やしょうが汁、梅干しなどをちょい足し。体がシャキッ！

summer

8月
28日

食欲がないときは無理に食べない

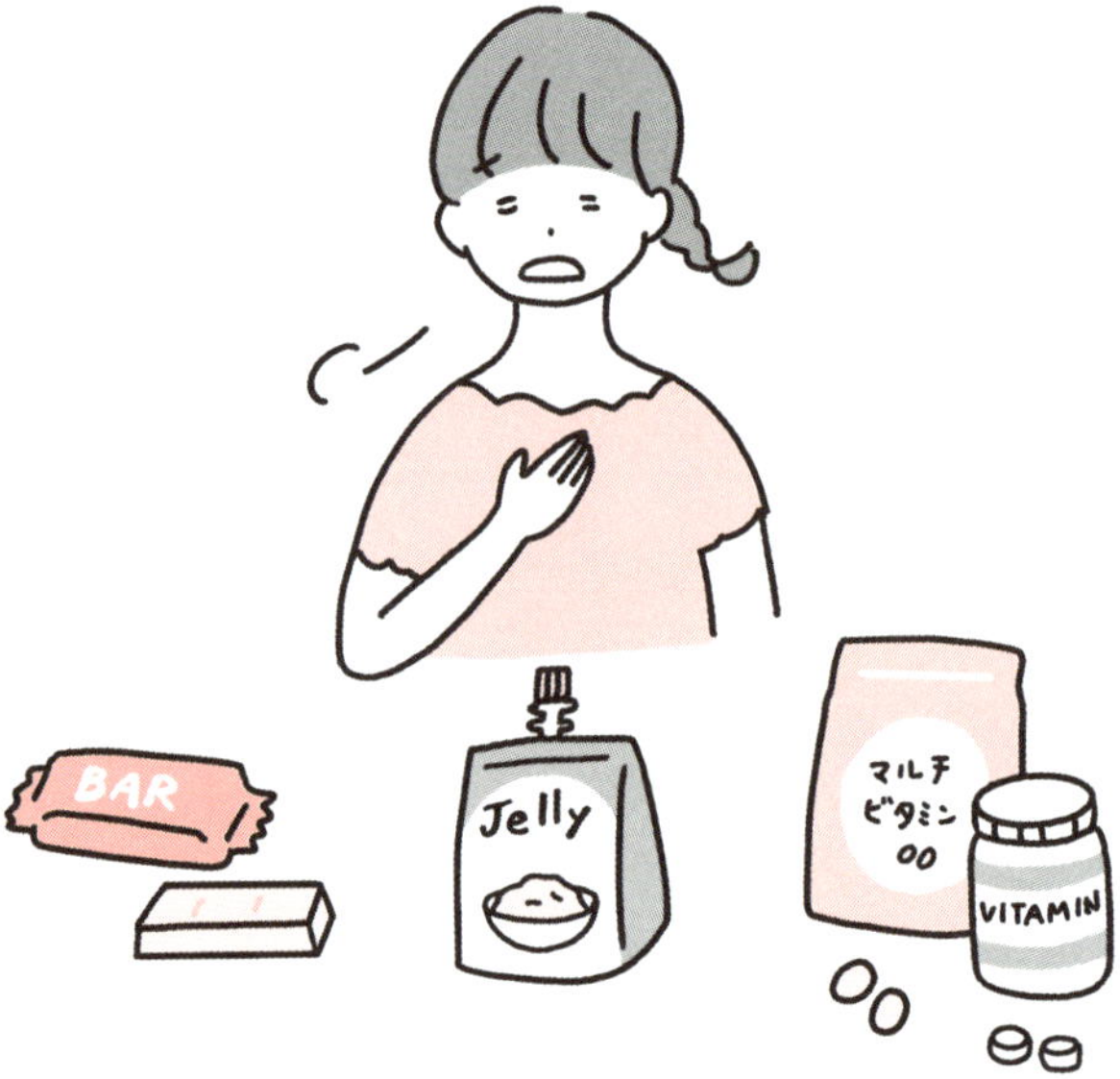

暑さで食欲がなくなったら、サプリメントやプロテインバー、ゼリー飲料で乗り切りましょう。

食べられないときは栄養補助食品に頼っても

暑くてどうしても食欲がわかないときは、無理して食べず、飲料やゼリーなどの栄養補助食品、サプリメントに頼るのも手。必要な栄養素を効率よくとれます。ゼリーなら口当たりもよいです。

プロテインバーを朝食代わりに食べている人も多いようですが、いろいろな栄養が入っているのでカフェの甘い飲み物を飲むよりはまし。とはいえ十分に栄養がとれるわけではありませんし、加工食品なので添加物が入っていることが多く、やはり栄養は食事からとるのが基本。薬味の効いたおかゆや具なしの味噌汁なら、食欲がなくても食べやすいでしょう。

summer
8月
29日

朝や夕方の涼しい時間にウォーキング

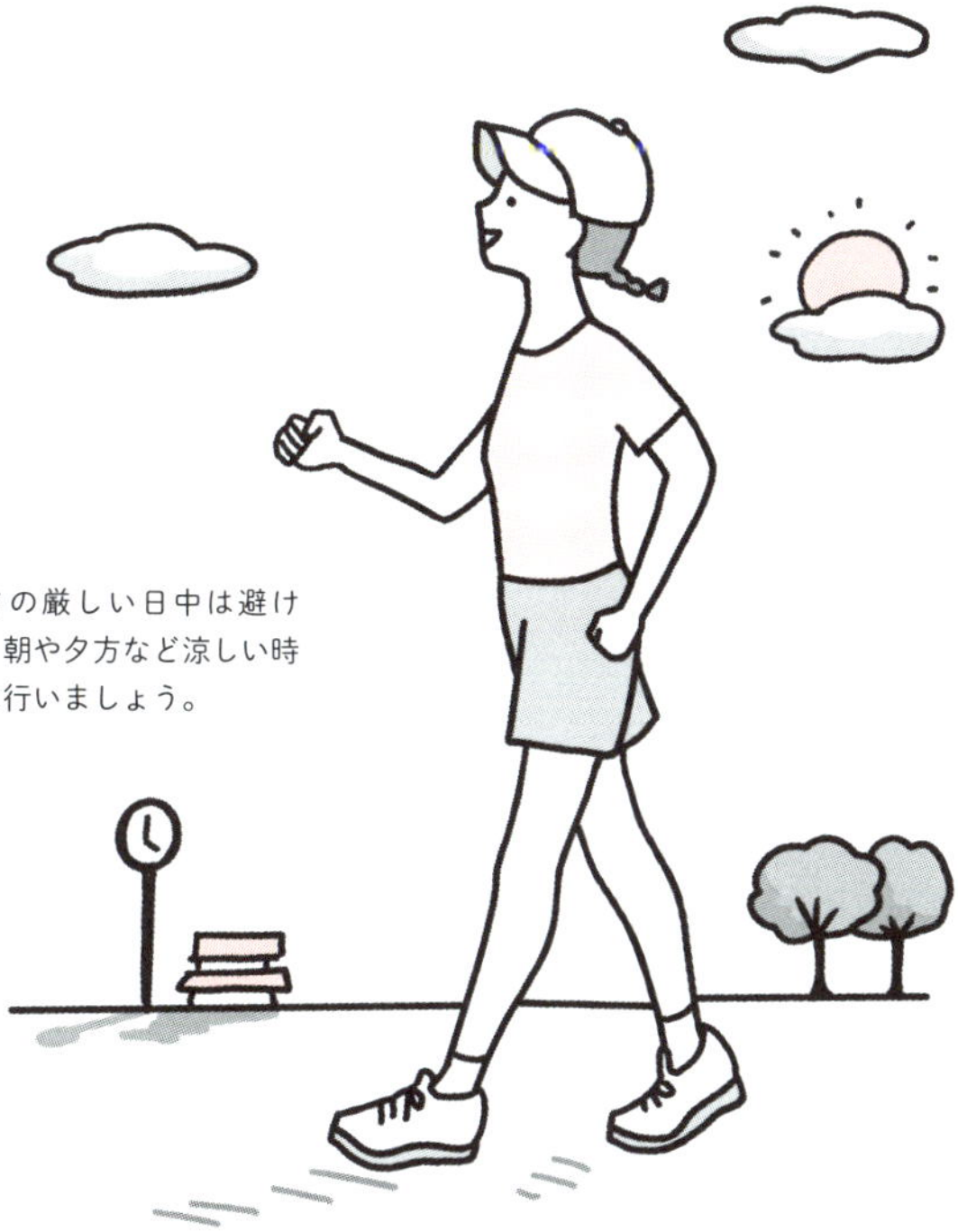

暑さの厳しい日中は避けて、朝や夕方など涼しい時間に行いましょう。

手軽なウォーキングは秋冬に向けた体力づくりに

お盆を過ぎると暑さも一段落。運動を中断していた人も、朝や夕方など涼しい時間を選んでウォーキングなど手軽な運動から再開しましょう。日差しの少ない時間なら、紫外線をそう気にすることもありません。

下半身の筋肉を鍛えるウォーキングは全身の血行を促進し、体を温めます。テンポよく歩くと呼吸が深くなり、有害物質を排出。脳からはリラックス状態を示すα波が出現し、セロトニンなどの幸せホルモンが分泌。大いにリフレッシュできます。短時間歩くだけでも効果があるので、秋に向けて歩く習慣をつけましょう。

summer

8月
30日

スマホは寝る1時間前にやめる

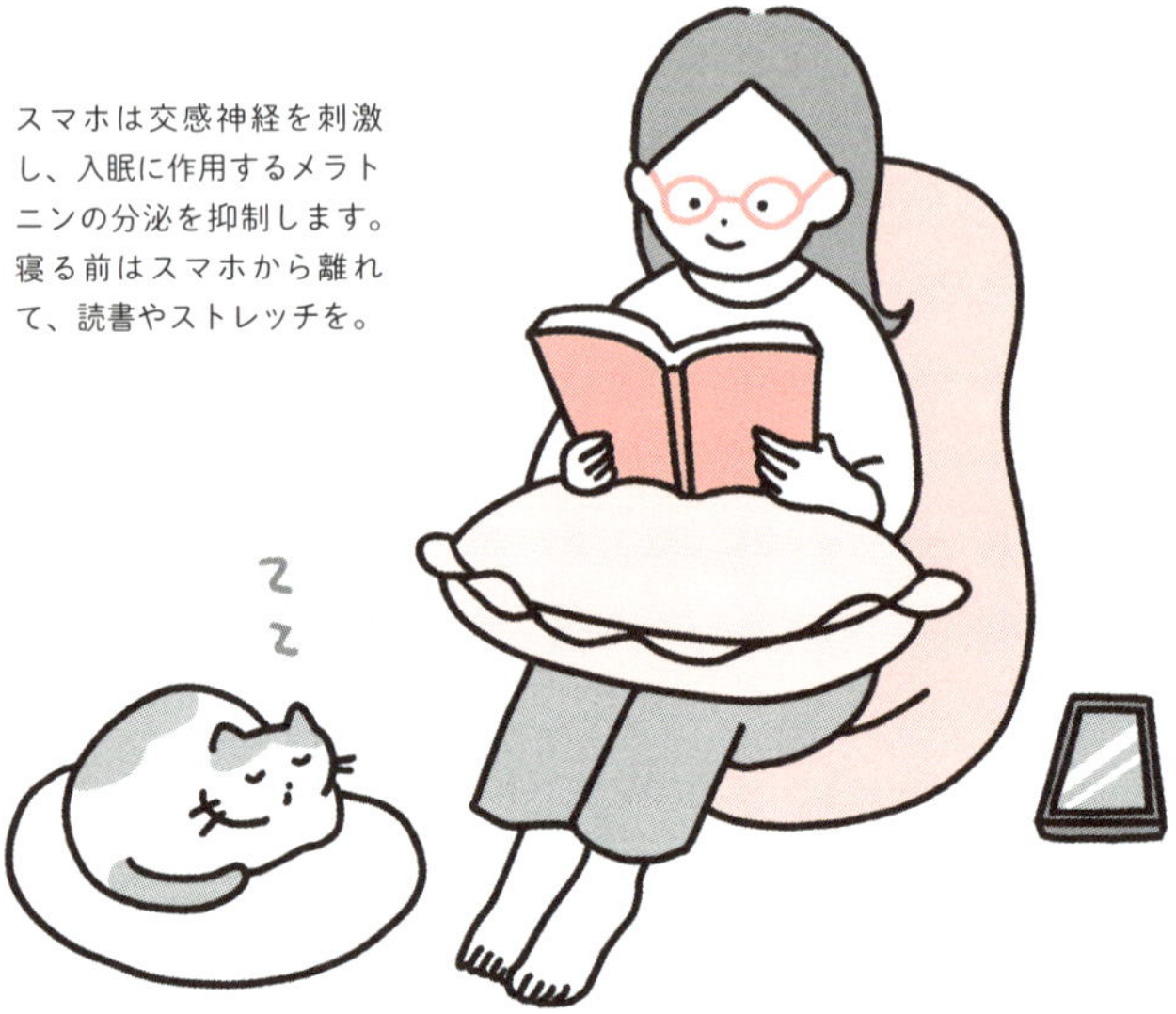

スマホは交感神経を刺激し、入眠に作用するメラトニンの分泌を抑制します。寝る前はスマホから離れて、読書やストレッチを。

スマホのブルーライトが深い睡眠を妨げる

ベッドに入ってスッと眠るためには、副交感神経が優位になり眠る準備が整っていることが必要。そのためには、ベッドに入る1時間前にはスマホを見るのをやめて脳を休ませましょう。スマホは、よくも悪くも脳を刺激する情報があふれています。

またスマホから発するブルーライトも、脳を刺激します。ブルーライトは目にも負担をかけますし、何よりも睡眠ホルモンであるメラトニンの分泌を抑えるため、深い睡眠を妨げます。

寝る1時間前にはスマホから離れて、寝るときも別室に置いておきましょう。

summer
8月
31日

目に温タオル+アロマでぐっすり

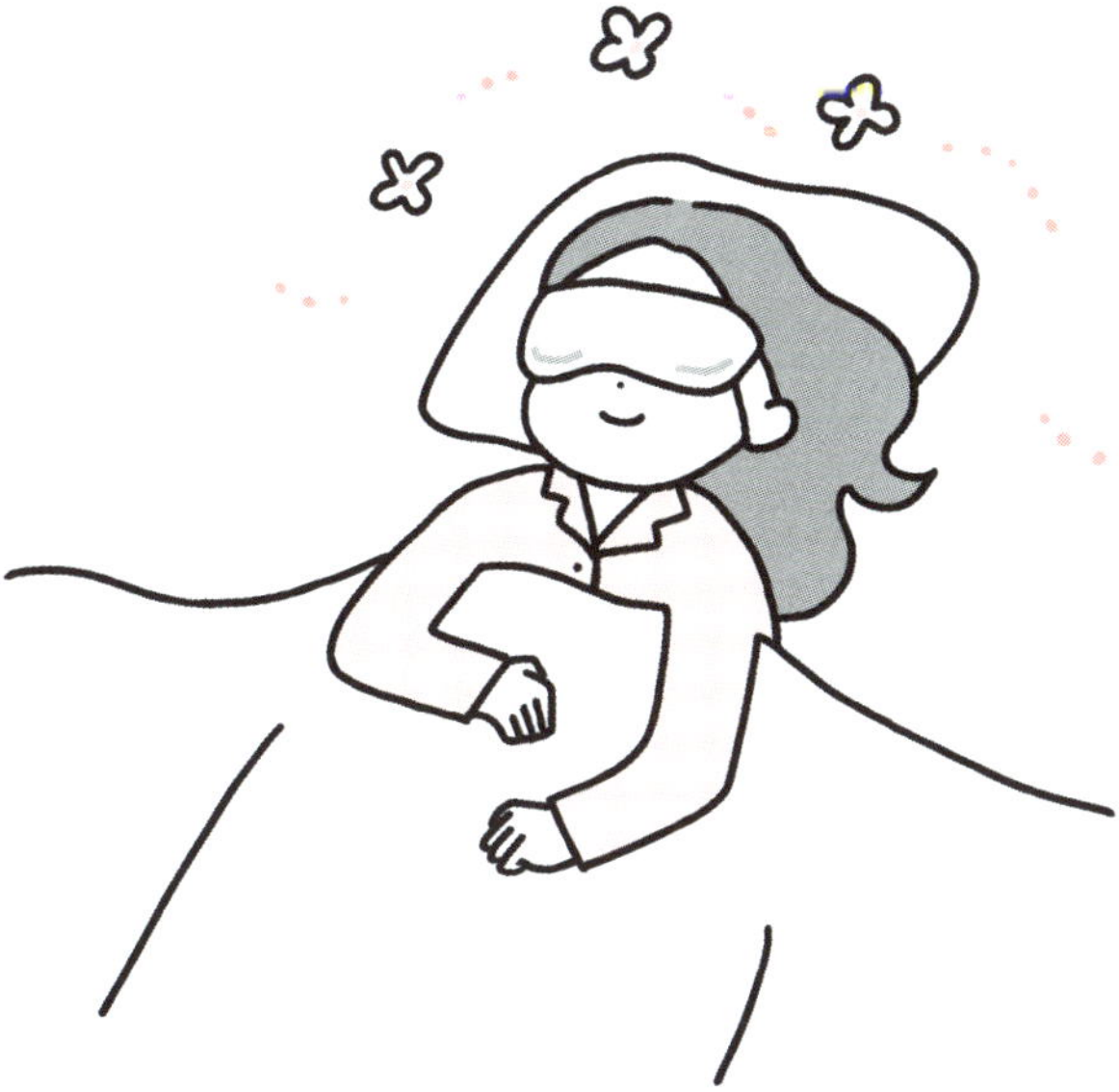

目がじんわりと温まり、芳香に包まれるひとときき。1日の最後は、こんな時間を自分にプレゼントして。

ラベンダーの香りが自律神経を整えます

1日の終わりは、体だけでなく目もいたわりましょう。

濡らしたタオルを軽く絞って電子レンジで1〜2分温めた温タオルをつくり、目の上にのせます。さらに温タオルにアロマオイルを1〜2滴垂らすと、心地よい香りに包まれてリラックス効果が高まります。

アロマオイルは好きな香りなら何でもOK。ちなみにラベンダーの香りは、自律神経を整えて安眠につながる、また深い眠りを得る時間が長いという研究結果も報告されています。またベルガモットなど柑橘系は、ストレスを解消する作用があるといわれます。

第3章　秋　autumn

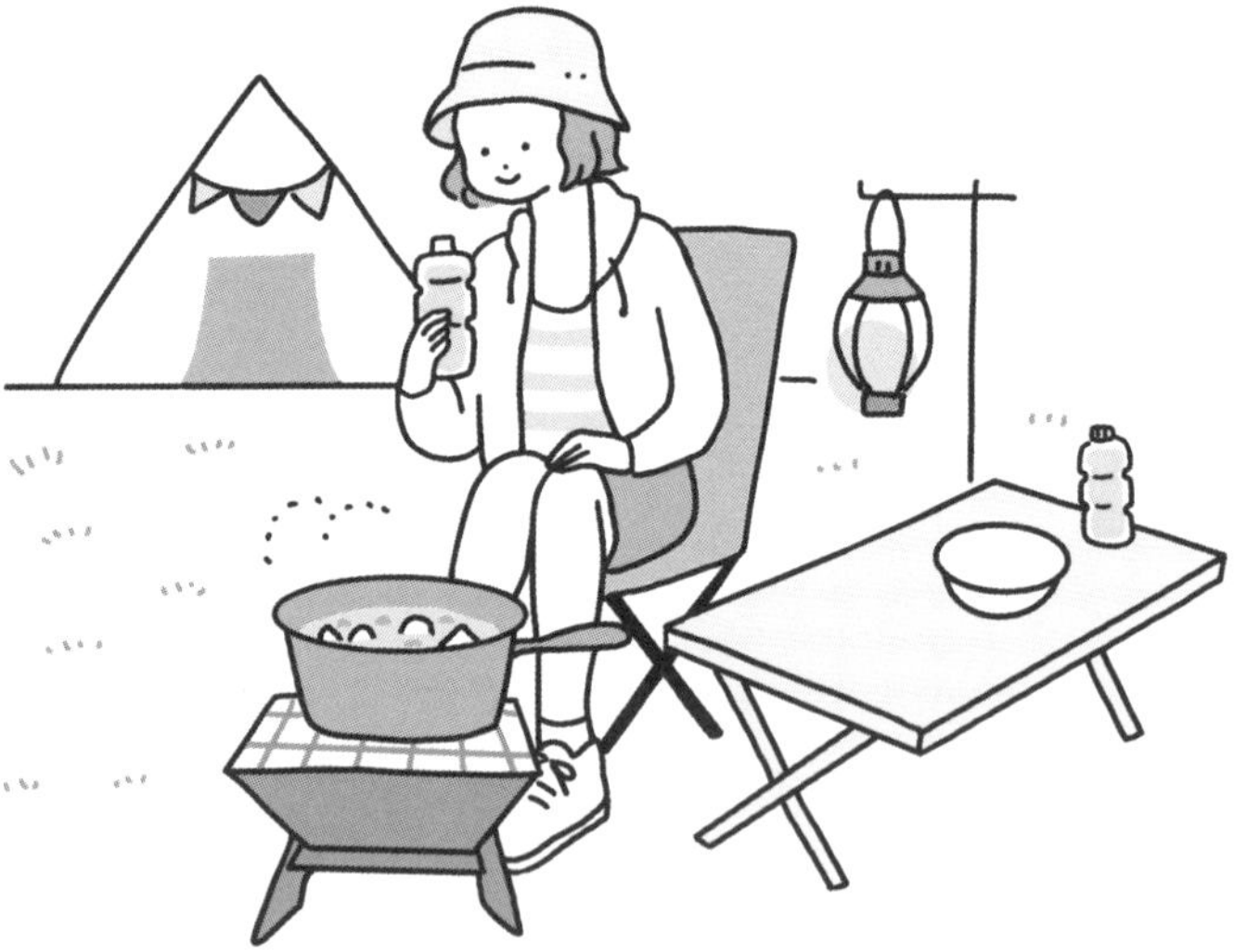

秋のポイント

食欲の秋ですが、食べ過ぎには注意が必要です。たくさん食べると血液中の栄養が増す分、老廃物も増えます。老廃物を掃除するのは白血球の仕事ですが、老廃物の掃除に追われると、ウイルスと戦う白血球が減ってしまいます。腹八分目を心がけましょう。

秋になると空気も乾燥してきます。空気中にはさまざまなウイルスや細菌が漂っており、常に体に入り込もうとしてきます。これらの異物の侵入と戦うのが、免疫です。免疫細胞は、36・5～37度の間でいちばんよく働くため、温活で体温を上げておくことが重要です。

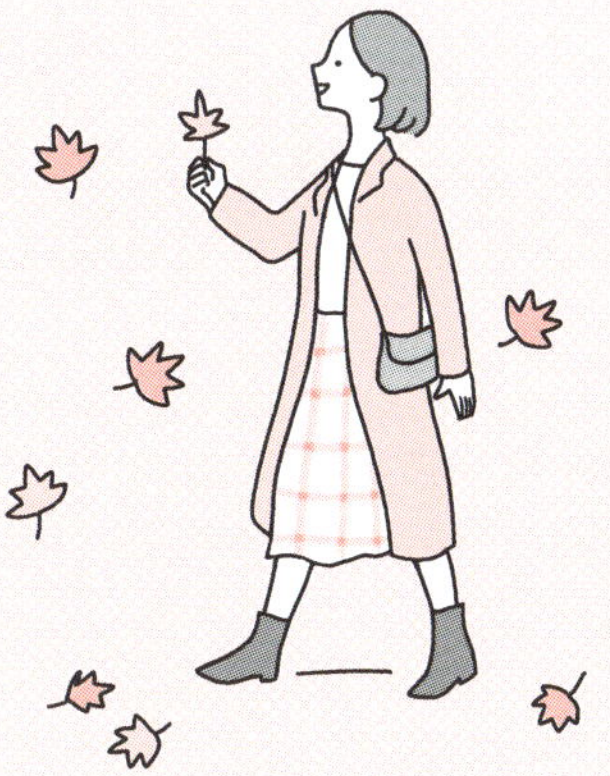

autumn

9月
1日

水を2リットル飲むのをやめる

- 水を飲むタイミングは
起床時、運動後、入浴後、就寝前

- 2リットルは飲み過ぎ！
のどが渇いたら飲むでOK

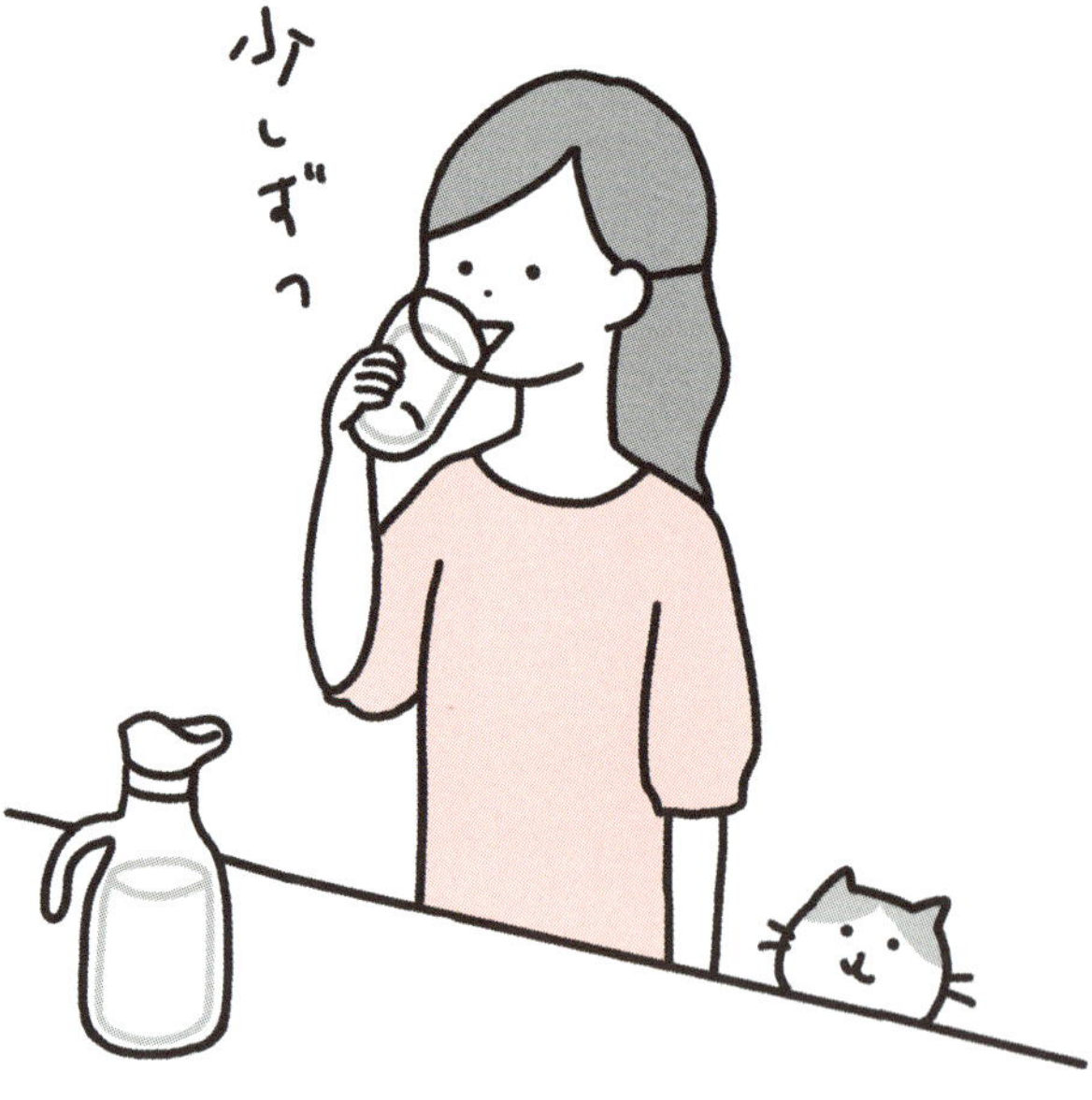

水分補給はこまめに。ゆっくり飲むようにしましょう。

水を飲むタイミング

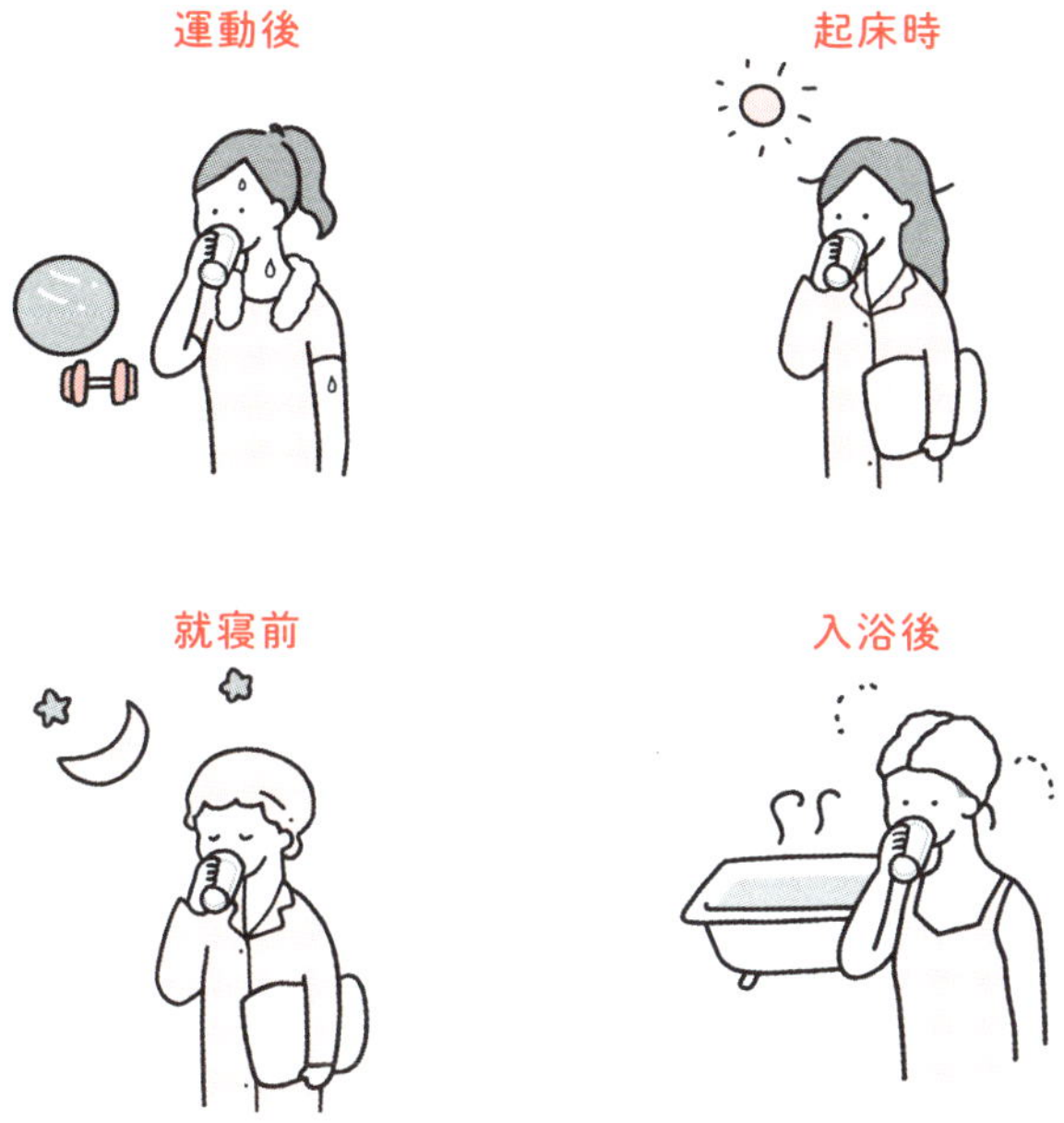

基本は常温の水か白湯。カフェインは3～4杯

水分摂取は「のどが渇いたとき」が基本。1日何リットルも飲むものではありません。ただし起床時、運動後、入浴後は体に水分が失われているので、忘れずに飲みましょう。脱水を防ぐために、就寝前にも飲んでおきます。

冷たいものは胃腸を冷やすので、飲むなら常温の水か白湯を。冷たいものを飲むときは、口の中でゆっくりかむようにして温めてから少しずつ飲み込みましょう。またカフェインは利尿作用があるので、お茶やコーヒーは1日3～4杯に留めて。基本は水や白湯、カフェインレスのお茶にしましょう。

autumn

9月
2日

朝起きたらカーテンを開けて朝日を浴びる

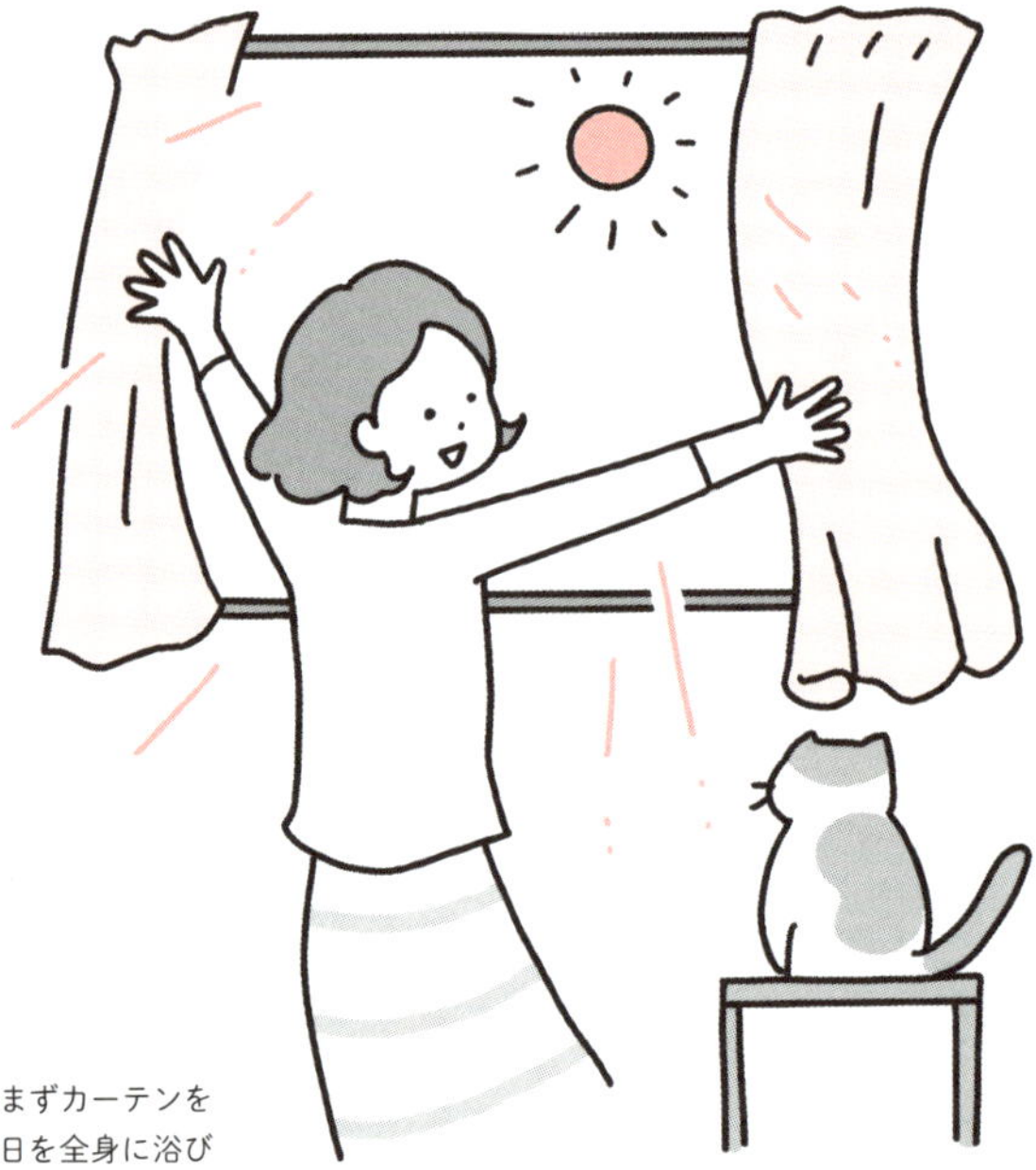

起床したらまずカーテンを開けて、朝日を全身に浴びましょう。副交感神経から交感神経に切りかわり、やる気モードに。

朝日を浴びると1日が充実&夜もぐっすり

朝起きたらカーテンを開けて、太陽の光をしっかりと浴びましょう。体内時計がリセットされて交感神経が優位になり、活動モードに切りかわります。

また朝日を浴びると幸せホルモンである「セロトニン」が分泌されて、1日のスタートを気分よく切れます。さらに約15時間後に、眠気を誘うホルモンの「メラトニン」も分泌され始めるため、夜はぐっすりとよく眠れます。

1日を気分よく過ごすためにも、夜ぐっすり眠るためにも、朝日を浴びることは重要。休日予定がなくても、外に出て街をお散歩しましょう。

9月3日

カフェラテより ソイラテ

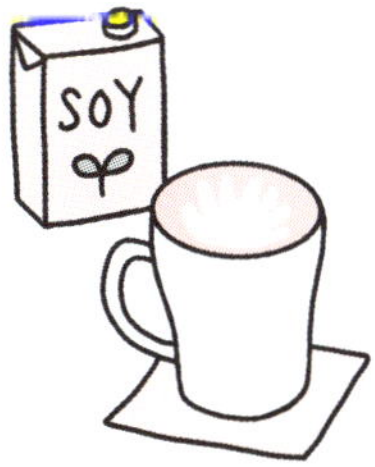

牛乳のカゼインは、腸トラブルの原因に。カフェラテよりもソイラテを。豆乳は大豆イソフラボンなど栄養価が豊富。

9月4日

オーツミルクは 食物繊維たっぷり

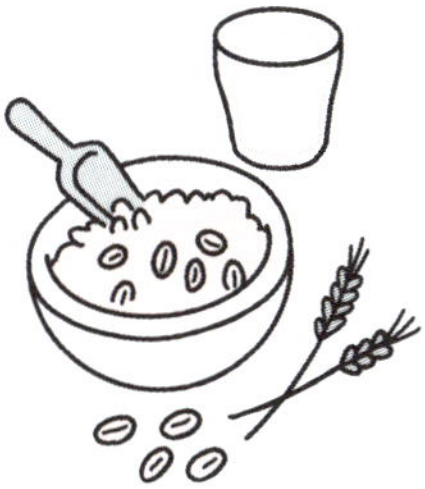

オーツ麦が原料の植物性ミルク。食物繊維やカルシウムを含み、牛乳よりカロリーが低いのでダイエット効果も。

9月5日

気分転換に アーモンドミルク

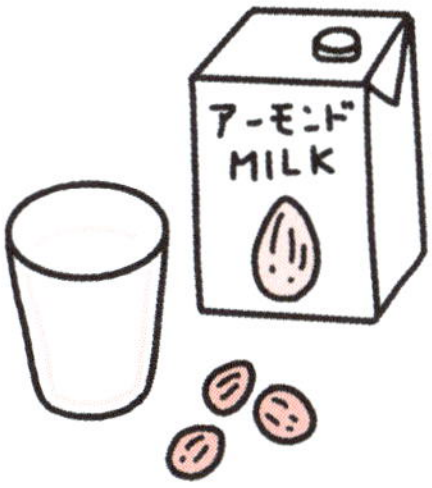

ビタミンEが豊富なアーモンドからつくられている、ヘルシーな植物性ミルク。黒砂糖やはちみつを足すと温め効果アップ。

9月6日

甘いものがほしいときは ココアを飲む

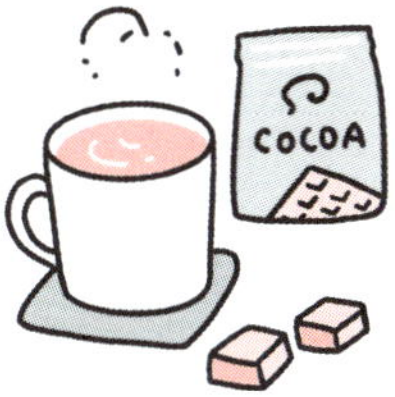

ココアに含まれるカカオポリフェノールは、血液促進の効果があります。骨をつくるカルシウムやマグネシウムも豊富。

autumn
9月
7日

おなかを「の」の字にマッサージ

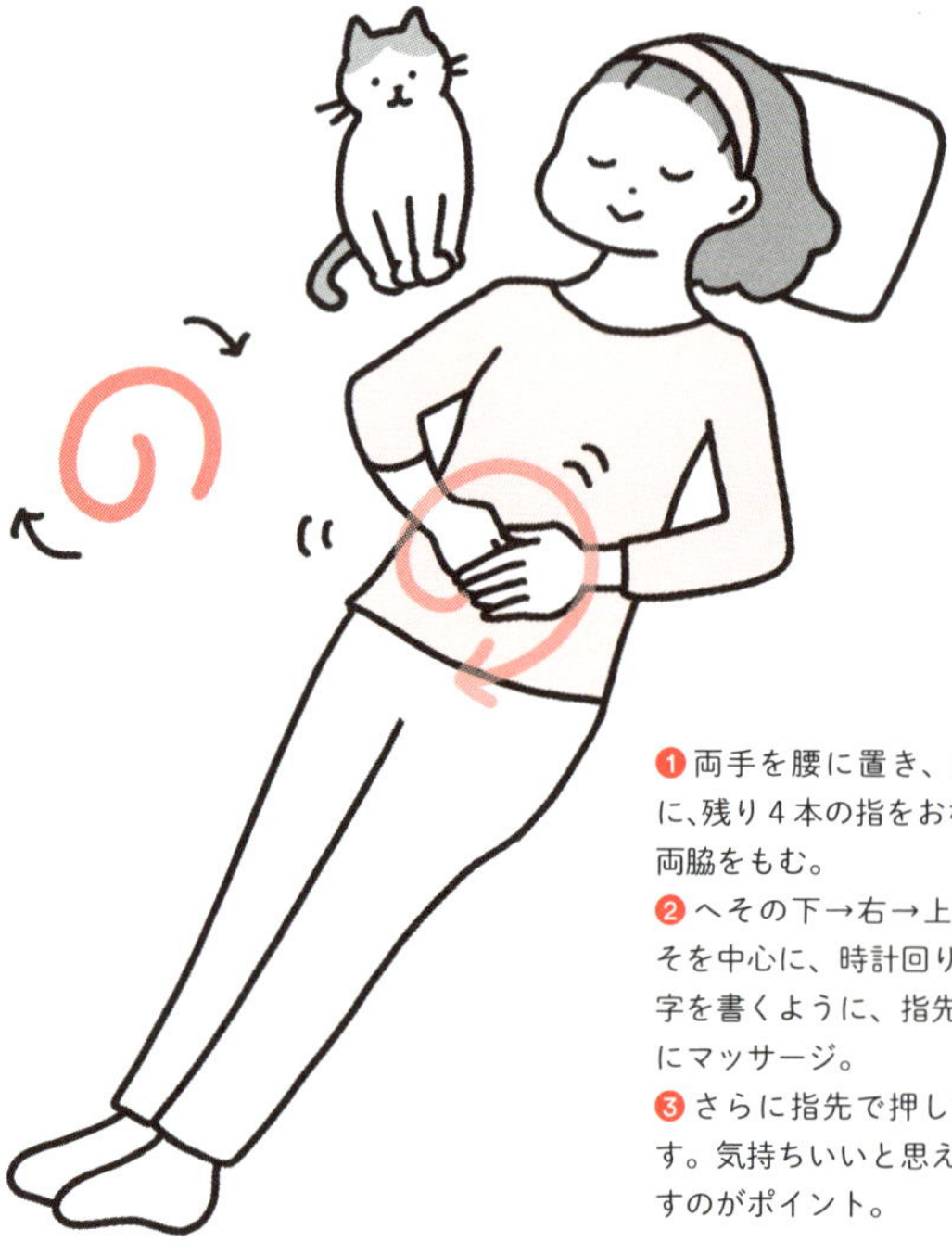

❶両手を腰に置き、親指を背中に、残り４本の指をおなかに当て、両脇をもむ。
❷へその下→右→上→左と、へそを中心に、時計回りに「の」の字を書くように、指先で押すようにマッサージ。
❸さらに指先で押してもみほぐす。気持ちいいと思える強さで押すのがポイント。

腸マッサージでおなかスッキリ

便秘や下痢のとき、便が出てもスッキリしないときなど、便通が悪いときは「腸もみマッサージ」でおなかをほぐしましょう。

ポイントは、へそのまわりを「の」の字を書くようにおなか全体をマッサージすること。マッサージをすると、腸の蠕動《ぜんどう》運動が促されて便通が改善されるのはもちろん、血流がよくなり体も温まります。「気持ちいい」と思える強さで2〜3分続けましょう。立ったままでもできますが、仰向けに寝るとやりやすいです。お風呂から上がった後や夜ベッドに入ったときなど、リラックスタイムに行うとよいでしょう。

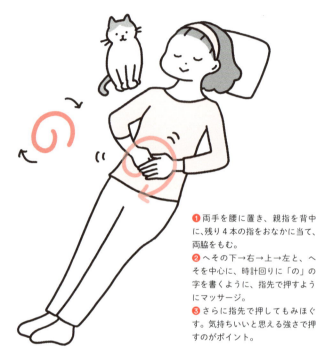

9月8日 カリウムでむくみ解消

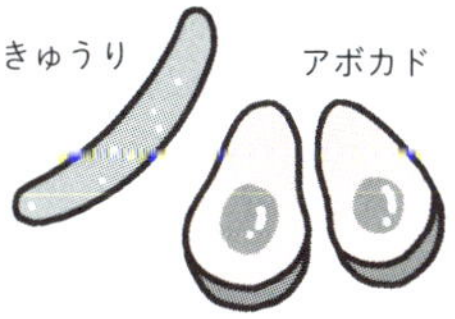

カリウムはナトリウムを排出し、利尿作用をアップ。むくみ解消に。

9月9日 甘酒はソースやドレッシングに

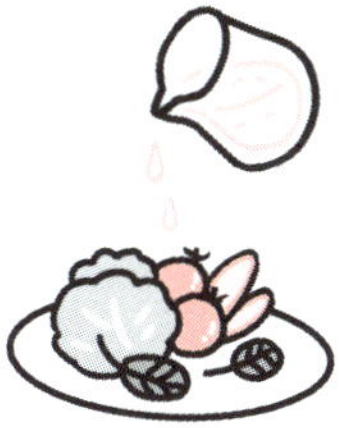

甘酒にレモン汁やオイル、しょうゆを混ぜて調味料に。自然な甘さが美味。

9月10日 ネバネバ食材を取り入れる

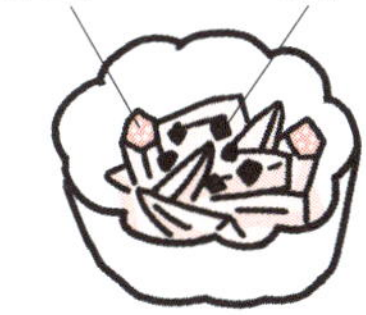

ネバネバ成分は、ペクチンという水溶性食物繊維。快便につながります。

9月11日 酢大豆で元気をキープ

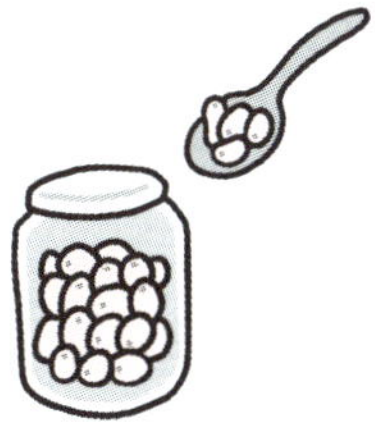

タンパク質豊富な大豆と発酵食品の酢で、疲労回復＆免疫力アップ。

9月12日 とうもろこしの毛でむくみとり

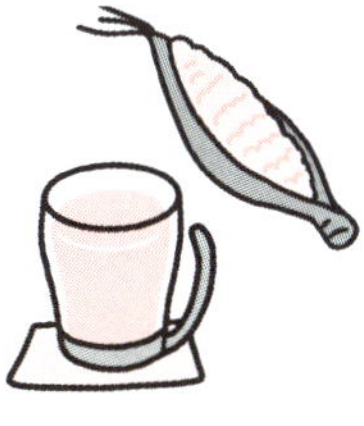

とうもろこしの毛は利尿作用あり。お茶にして飲むと、むくみ改善に。

9月13日 かぼちゃで手づくりおやつ

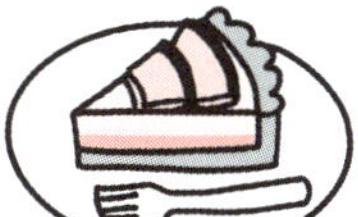

食物繊維やカリウム、ビタミンEが豊富なかぼちゃ。タルトやプリンに。

autumn

9月14日

腰痛を感じたら有酸素運動

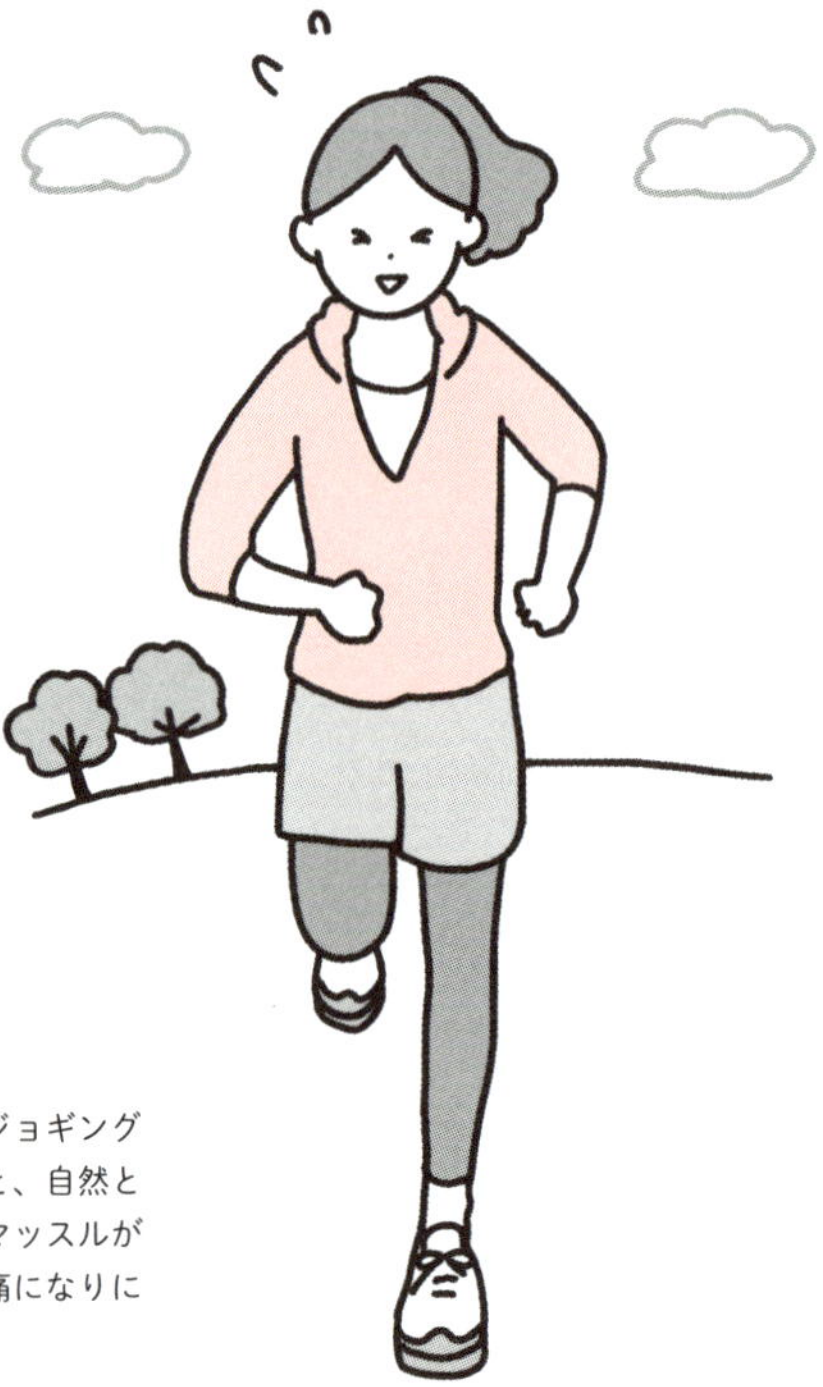

ウォーキングやジョギングで筋肉をつけると、自然と体幹やインナーマッスルが鍛えられて、腰痛になりにくくなります。

こりは血行不良が原因。動かしてほぐしましょう

ふだん座りっぱなしや立ちっぱなしだと、体がこってしまいます。腰にこりを感じたら、ウォーキングやジョギング、自転車など有酸素運動を行うとラクになります。

そもそも腰痛の原因は筋肉のこり。痛みが強ければ安静にし、運動は医師に相談してから行いましょう。こっている程度なら、有酸素運動で全身を動かすと、腰回りの筋肉がほぐれて体の深い部分にあるインナーマッスルが自然に鍛えられます。インナーマッスルが鍛えられると正しい姿勢を維持できるので、腰痛になりにくくなります。もちろん体温も上がり、代謝もアップ。

autumn
9月
15日

整体院に行ってプチリフレッシュ

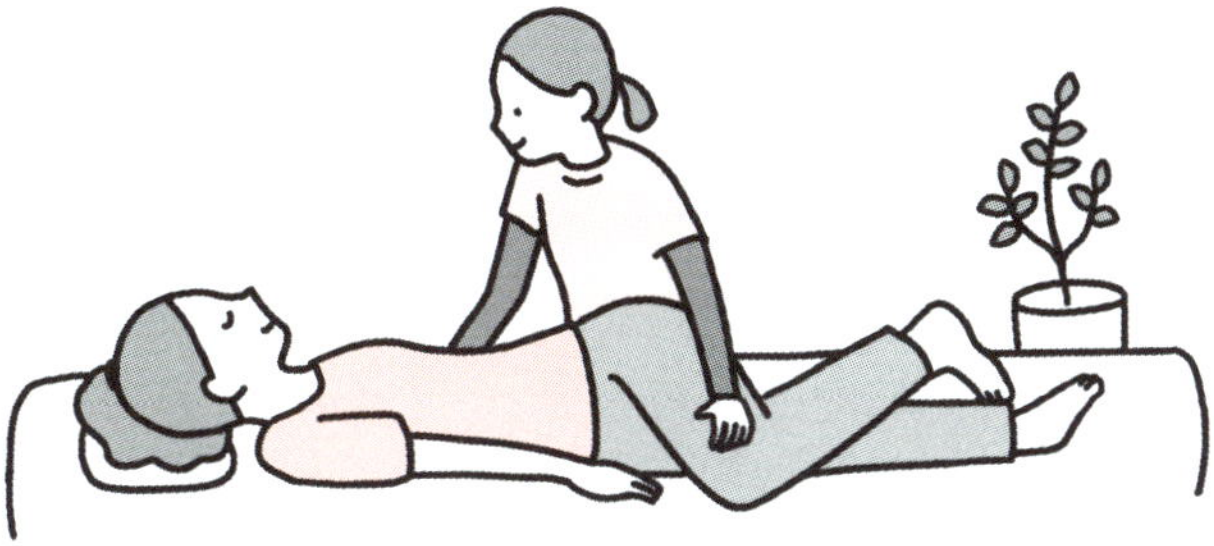

プロの手にゆだねると、わずかなゆがみも元通りに。
体は羽が生えたように軽くなります。

頑固なこりや疲労を取り除くなら

　私たちの体はそれぞれに癖があるので、どれだけ意識しても知らず知らずのうちにゆがみが出たり姿勢が悪くなったりします。また運動をしていても、筋肉のこりや疲労が出てきます。そんなときは、整体院に行ってプロの手で調整してもらうのがおすすめ。体のゆがみが解消し、骨や筋肉が本来のあるべき位置に戻ります。

　私自身ふだんから運動をしていますが、整体院でプロに筋膜リリースをしてもらうと、体が軽くなるのがわかります。やはり、どこかに負担がかかっているのだなと感じます。慢性的な肩こりや腰痛に悩まされている人はぜひ。

autumn

9月
16日

トータル9分でポッカポカ！ 3-3-3入浴法

- 3分つかる→3分上がる、を3回繰り返すだけ！
- 忙しい人やせっかちな人にぴったりな時短入浴法

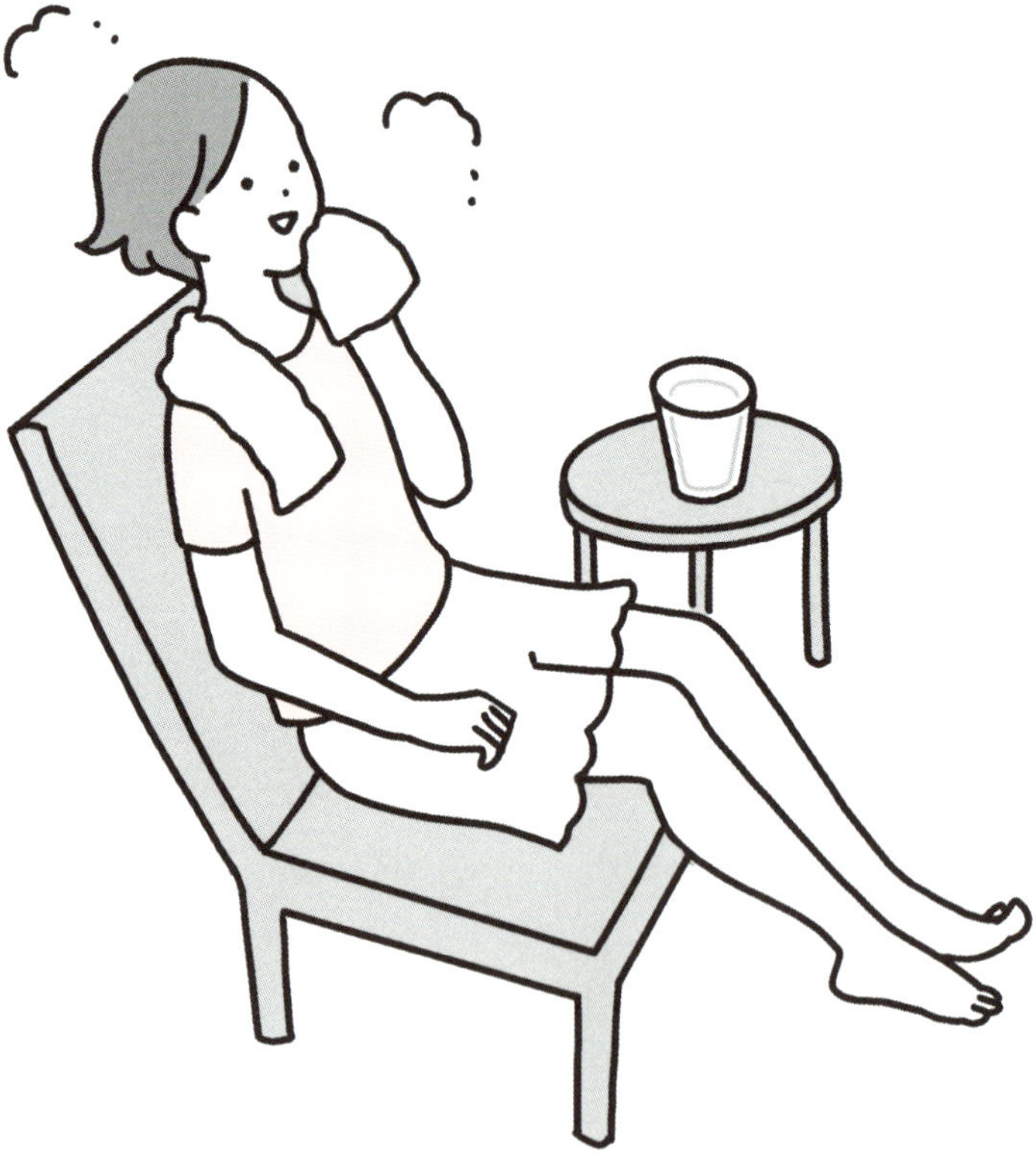

3-3-3入浴のやり方

❶ 3分つかる

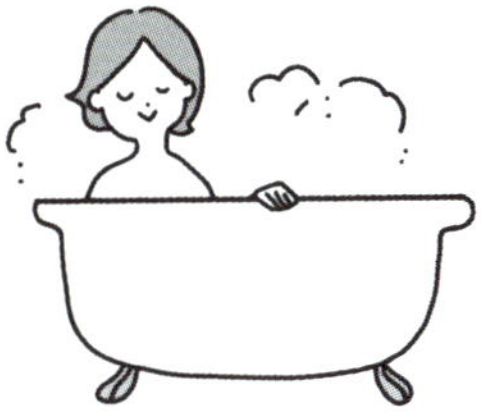

42度以上の熱めのお湯に肩までつかる。

❷ 3分上がる

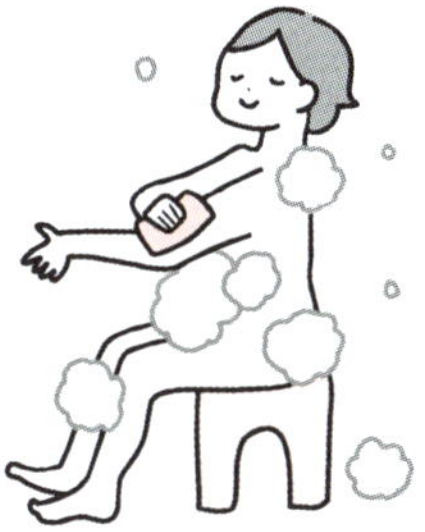

湯船から出て3分間、体を冷ます。体や髪の毛を洗って。

❶と❷を3回繰り返す。

つかったり上がったりでどんどん汗が出る！

約42度の湯船に3分つかり、湯船から上がって体を洗うなどして3分冷ます。これを3回繰り返すのが「3-3-3入浴法」。お湯につかっている時間はトータル9分だけですが、汗がたっぷり出るので体がポカポカに。軽い運動に匹敵し、心拍数が上がるので新陳代謝がアップします。ダイエットをしたい人はもちろん、忙しくて時間がない人、せっかちな性格で湯船につかっていられないという人にもおすすめ。最初は週に3回、慣れたらだんだん回数を増やしましょう。お風呂上がりの水分補給も忘れずに！

autumn

9月
17日

体は馬毛ブラシで洗う

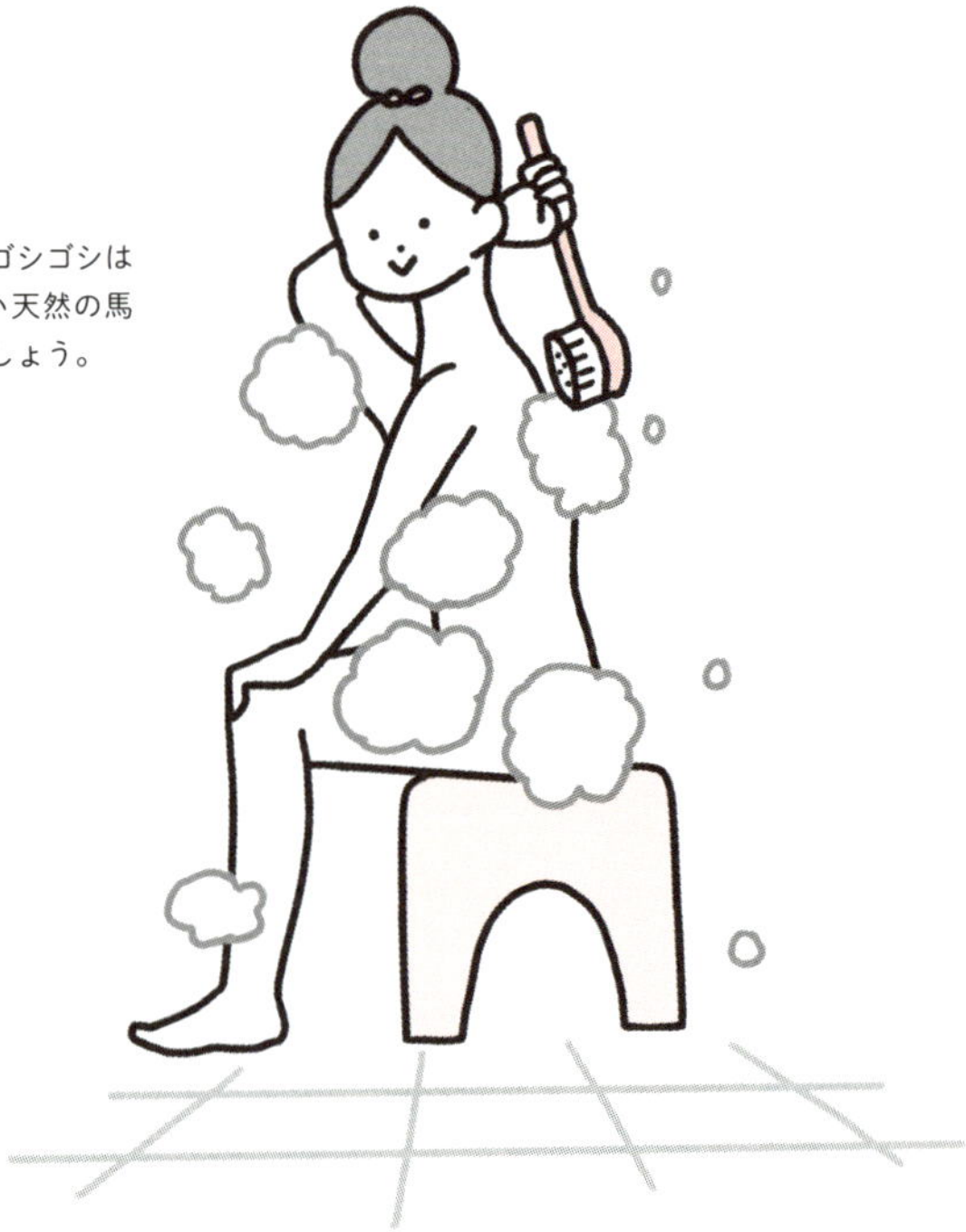

ナイロンタオルでゴシゴシはNG。肌にやさしい天然の馬毛ブラシを使いましょう。

ナイロンタオルは乾燥や色素沈着のもと

　お風呂で体を洗うときは、目が粗くて硬いナイロン製のタオルでゴシゴシ洗うのは避けましょう。皮脂をとりすぎて肌が乾燥したり、肌が黒ずむ色素沈着の原因になってしまいます。一度できてしまった色素沈着はなかなか治りにくいので、そもそもつくらないことが大切です。

　おすすめなのは、刺激の少ない天然系の馬毛ブラシです。弾力とコシのある馬毛ブラシは肌への当たりがやさしく、洗い上がりもサッパリします。馬毛ブラシが手に入らないときは、手で洗ってもOK。手で洗い流すだけでも十分汚れは落ちます。

9月18日

オリーブオイルで便はスルッ

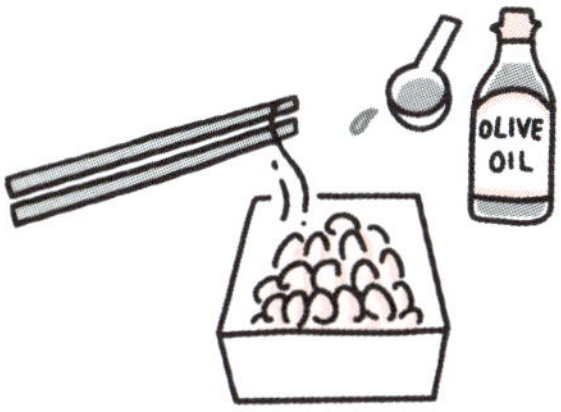

オリーブオイルの約7割を占めるのは、大腸まで届くオレイン酸。腸の動きを活発にし、便のすべりをよくします。

9月19日

夏バテ解消にMCTオイル

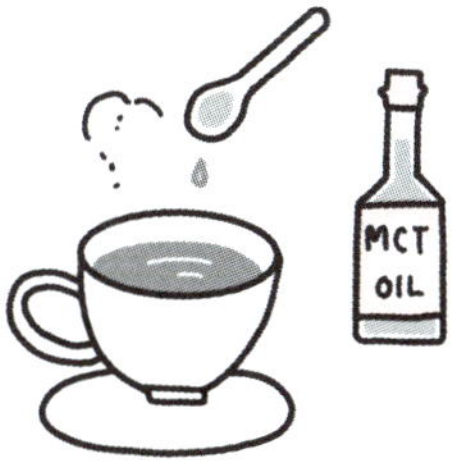

ココナッツやパームフルーツに含まれるMCTは、エネルギー源となるケトン体を産生し、脂肪を効率よく燃焼させます。

9月20日

米油の原料は米ぬか

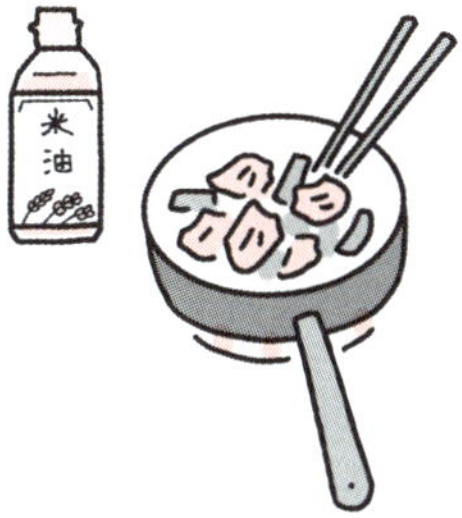

米油は米ぬかが原料なので、ビタミンEが豊富。トコフェロールの約50倍の抗酸化作用を持つトコトリエノールも含有。

9月21日

栄養豊富なアマニ油

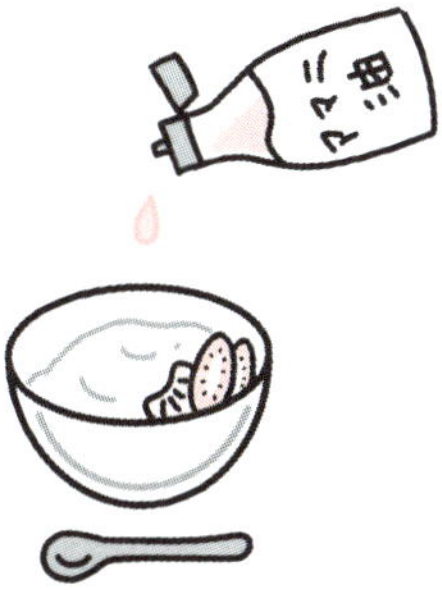

必須脂肪酸のα-リノレン酸やリノール酸などを含むアマニ油。α-リノレン酸は、魚と同じオメガ3の栄養素が豊富です。

autumn

9月
22日

胃腸を丈夫にするのは「清暑益気湯《せいしょえっきとう》」「補中益気湯《ほちゅうえっきとう》」

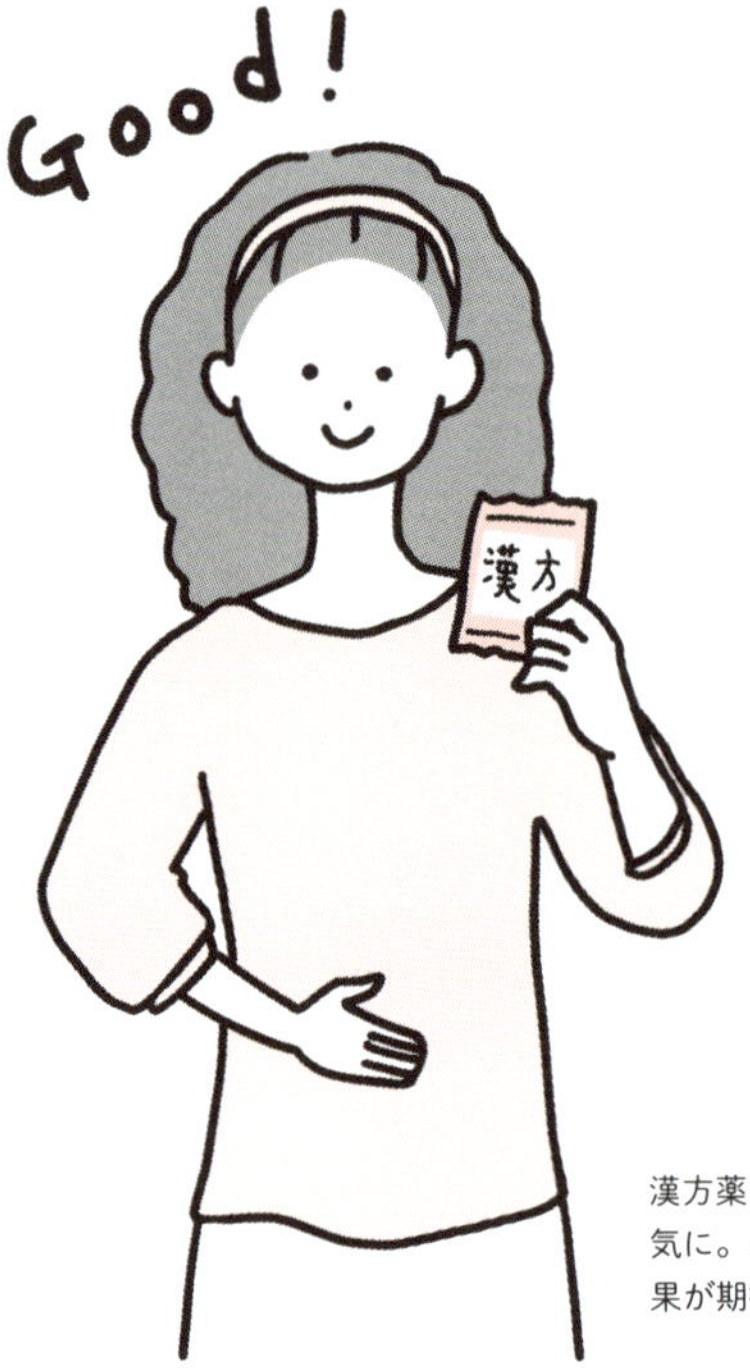

漢方薬で夏に弱った胃腸を元気に。メンタルアップにも効果が期待できます。

何も食べたくない……に効く2つの漢方薬

夏の暑さで弱った胃腸を回復させるには、漢方の力を借りるのもよいでしょう。おすすめの漢方は「清暑益気湯」「補中益気湯」の2つです。

清暑益気湯は減衰した胃腸を丈夫にし、食欲をアップさせて体力の回復を助けます。補中益気湯は気力、体力、免疫力を高める効果が期待できます。また体の疲れや食欲不振、胃弱、夏やせに効き、元気を取り戻す手助けになります。病後の体力回復にもよいとされます。漢方薬は、食前か食間に飲むのが基本。先に水か白湯を口に含み、そこに漢方薬を入れて一気に飲み込みましょう。

9月23日 生理不順にはセリ科の野菜を

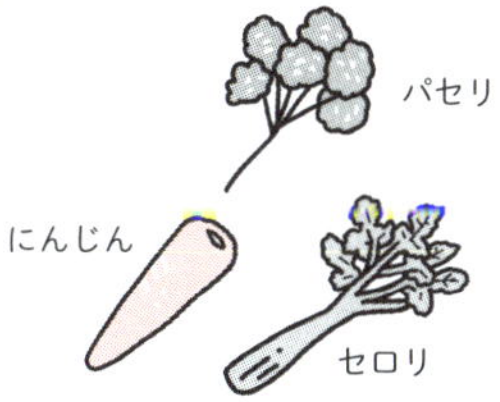

セリ科の野菜は生理不順や更年期障害など、婦人科系の不調に効果あり。

9月24日 妊活には貝類を

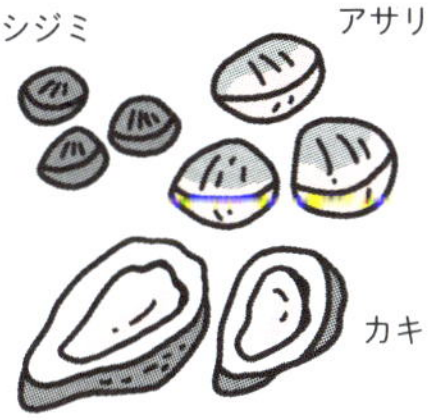

ホルモンバランスを整える亜鉛は、妊活に効く食材。貝類を積極的に。

9月25日 生理不順にはごぼう

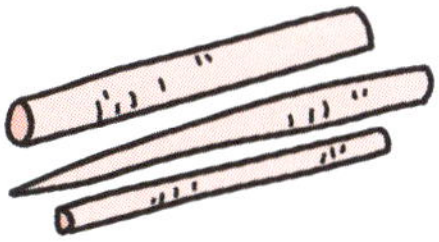

ごぼうのアルギニンは子宮、卵巣の働きをよくして、血液を浄化します。

9月26日 ニラが生理痛を緩和

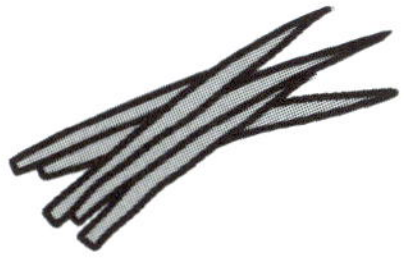

生理痛には、体を温めて血流を促すビタミンEが豊富なニラがおすすめ。

9月27日 生理前こそ運動やお風呂

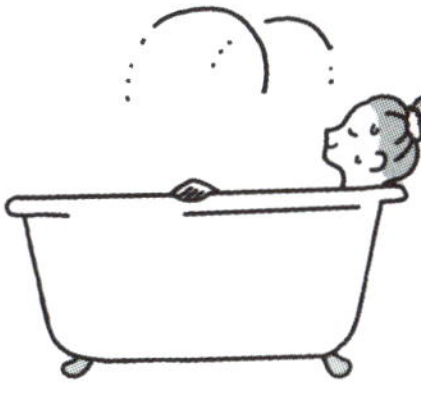

生理前から体温が下がり、むくみや便秘に。運動やお風呂で体を温めて。

9月28日 生理前は3kgは増えるもの

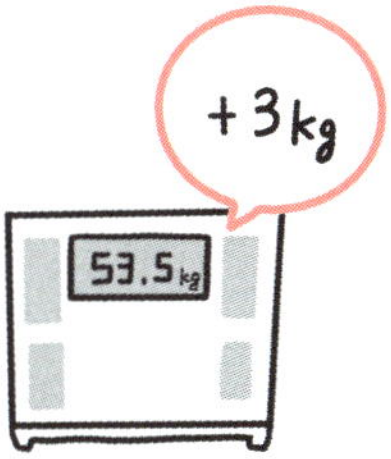

生理前はプロゲステロンの影響で体に水分を溜め込みます。3kg増はＯＫ。

autumn
9月
29日

美容院ではヘッドスパをプラス

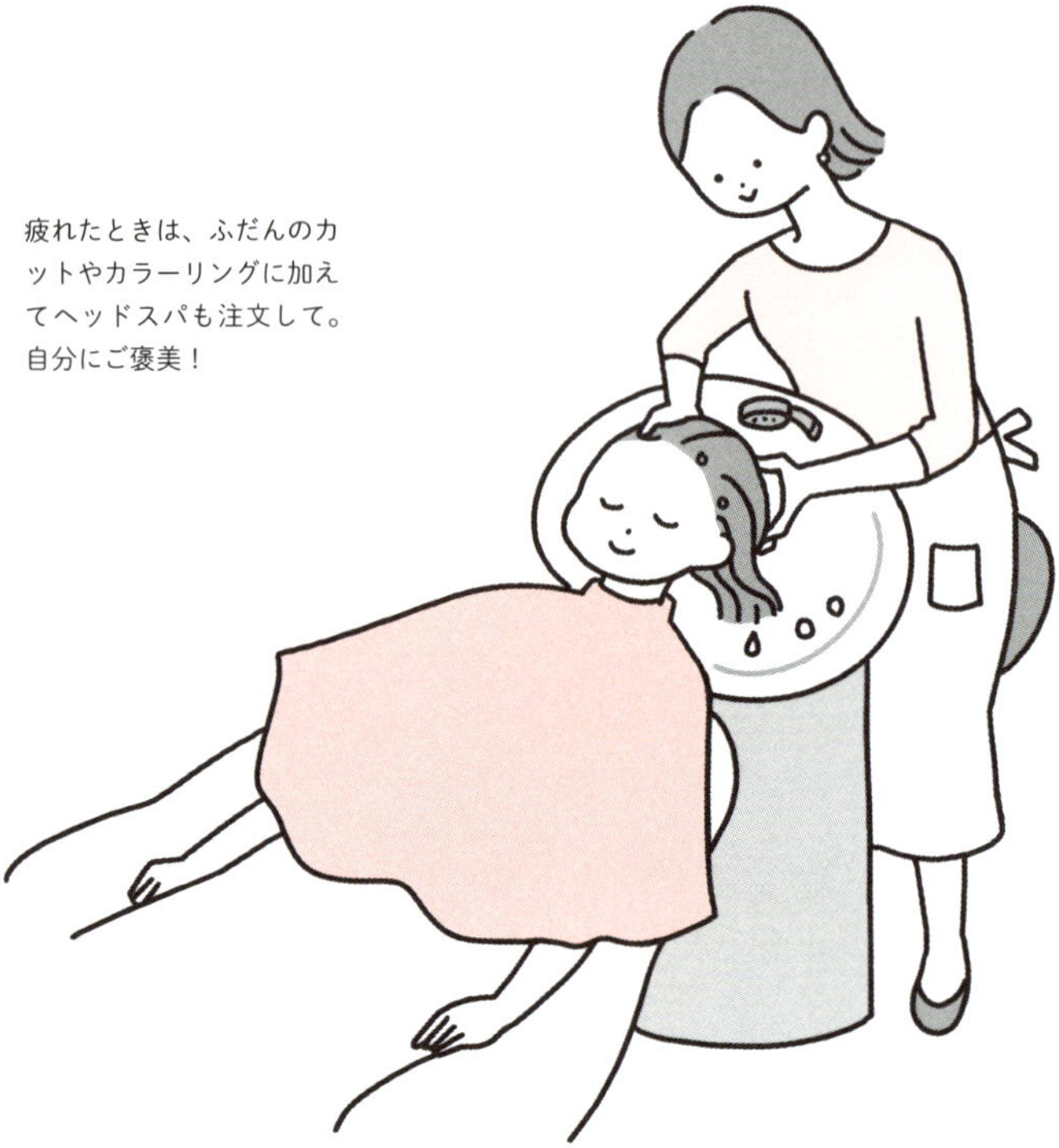

疲れたときは、ふだんのカットやカラーリングに加えてヘッドスパも注文して。自分にご褒美！

頭の筋肉をほぐすと首や肩のこりもスッキリ

私たちの頭は薄い筋肉におおわれていますが、毎日パソコンやスマホで目を酷使していると頭の筋肉までこってしまいます。頭の筋肉がこると、肩こりや頭痛、首の痛みを引き起こしてしまうので、筋肉をしっかりとほぐして血流をよくすることが重要です。

スカルプケアブラシでマッサージをするのもおすすめですが、本格的なこりを解消するには専門家に施術をしてもらうのがいちばん。定期的に行く美容院でヘッドスパをプラスするとよいでしょう。頭のツボや筋肉を刺激し、血流を促します。施術後は、頭や肩、首もスッキリ！

autumn
9月
30日

美容院でイメチェンしてみる

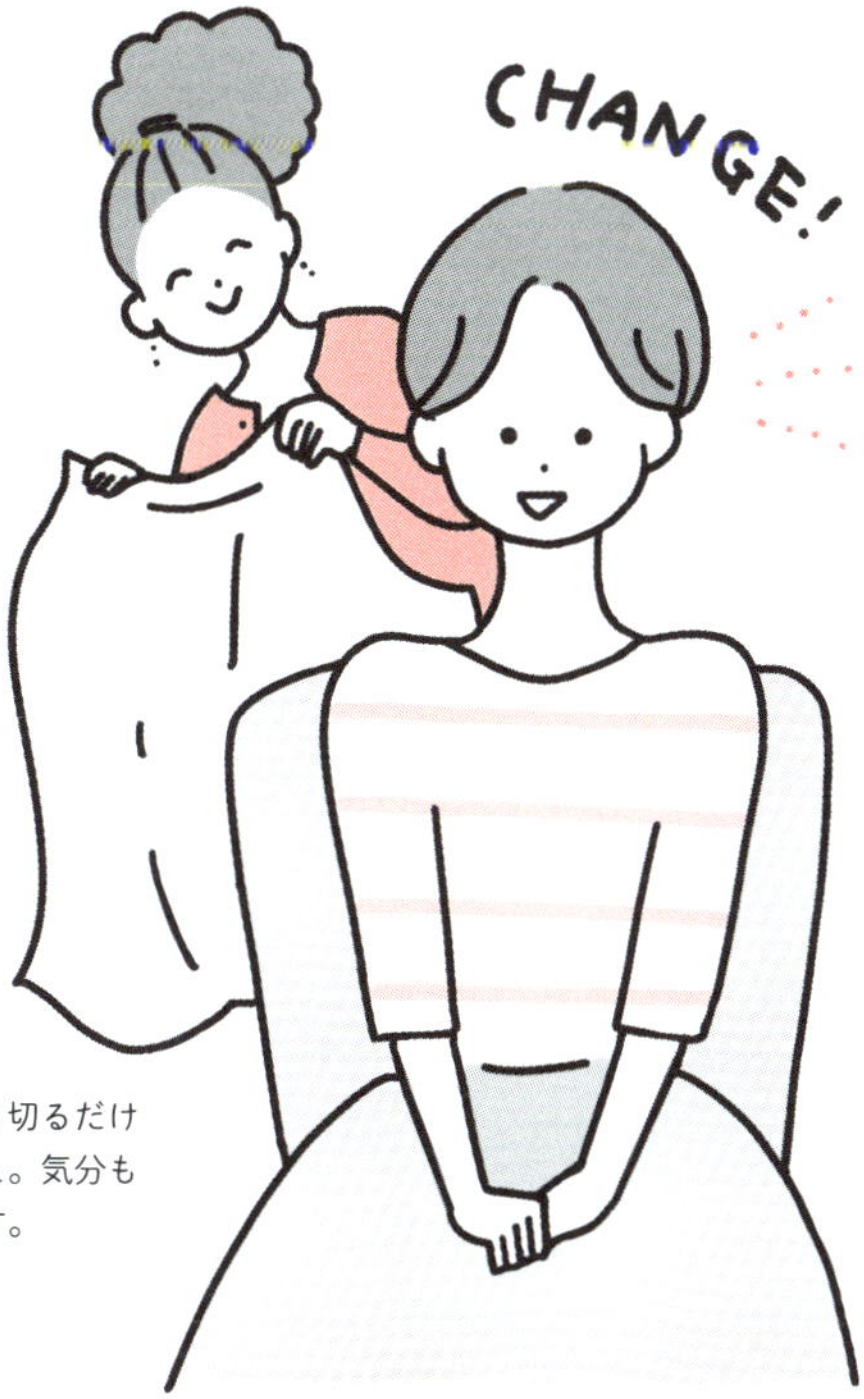

髪の毛をバッサリ切るだけで、リフレッシュ。気分も前向きになります。

外見が変わると中身も自然に変わる！

髪の毛をバッサリ短く切る、パーマをかける、明るい色に変える……気候の変化でうつうつとした気分になりがちなときだからこそ、美容院でイメチェンしてみてはいかがでしょうか。イメチェンで外見を変えると、中身までリフレッシュ。さえない気分も吹き飛び、何か新しいことを始めてみようかな、誰かを誘って出かけてみようかな、と気持ちもポジティブになるでしょう。

手っとり早くイメチェンできる方法としては、メイクを変える手もあります。秋の夜長に、雰囲気を変えるメイクの研究をしてみるのもいいですね。

autumn

10月
1日

冷蔵庫に薬味ボックスを常備

- 薬味は「薬」。健康を促進する栄養素が凝縮している!
- 薬味ボックスをつくっておくと、ちょい足しに便利

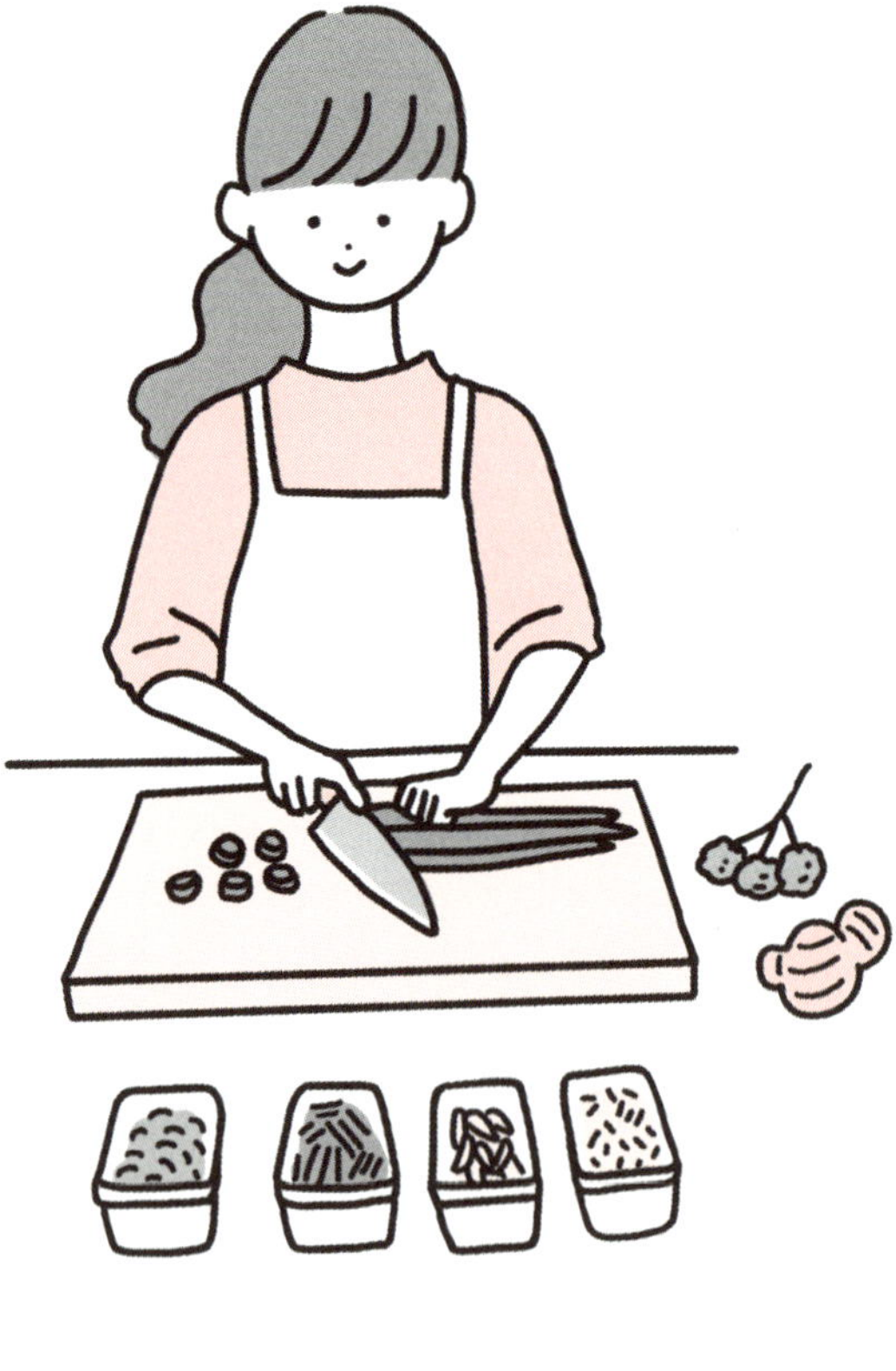

薬味ボックスの中身

大葉
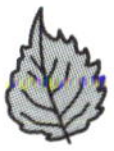
香り成分のペリルアルデヒドには、食欲増進や抗菌作用が。

にんにく
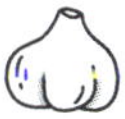
抗菌・抗がん効果とスタミナ増進に働くアリシンが豊富。

長ネギ
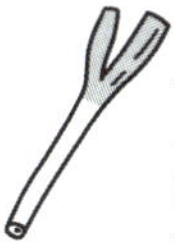
アリシンは新陳代謝を高めて、血行を促進。疲労回復や胃酸の分泌も促す。

バジル

抗菌＆鎮静作用のあるファイトケミカルのフラボノイドが含まれる。

しょうが
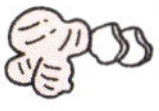
高い抗菌・抗酸化作用を持つ。ジンゲロールには脂肪燃焼効果が。

パセリ

婦人科系の不調を解消。ビタミンA・C・Eで美肌に。

みょうが
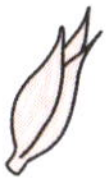
抗酸化酵素を活性化するマンガンを含み、発汗作用や食欲増進作用がある。

青ねぎ
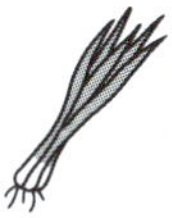
抗酸化作用の強いβ-カロテンは、長ネギの20倍以上。疲労回復作用も。

ニラ
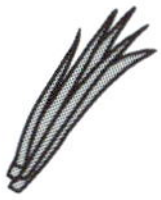
β-カロテンの量が豊富。葉酸やビタミンE、アリシンも含まれている。

玉ねぎ
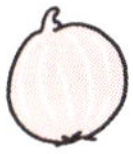
酸化アリルは血液をサラサラにして、血のめぐりを改善させる。

パクチー
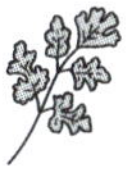
β-カロテンやビタミン類が豊富で、抗酸化作用が強い。ストレス緩和作用も。

かいわれ菜

ビタミンC、ビタミンE、β-カロテンなどの抗酸化作用の強い栄養素が豊富。

スプラウト
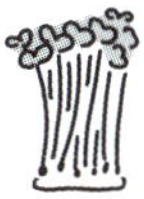
ポリフェノールの一種のスルフォラファンが豊富で、高い抗酸化作用を誇る。

レモン
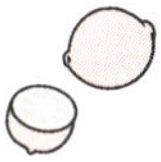
リモネンにはリラックス効果があるほか、消化器系の働きや血流を促す。

気軽にちょい足しして気力&体力をアップ

薬味は、その単語に「薬」が入っているように、多くの健康効果があります。薬味に含まれる栄養素は、ビタミンやミネラル、食物繊維のほか、カロテノイドやファイトケミカルといった機能性成分も豊富。血流促進、血圧調整、抗酸化・抗菌・抗炎症作用、代謝アップ、脂肪燃焼……さまざまな働きがあり、免疫力の向上が期待できます。

薬味を入れた「薬味ボックス」をつくっておけば、食欲がないときも、ボックスからとり出して料理にちょい足しするだけで、簡単に栄養がとれます。

autumn

10月
2日

脱力スイッチオンで自分らしさを取り戻す

3つの脱力スイッチ

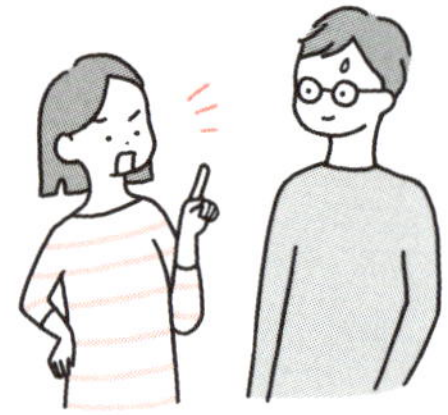

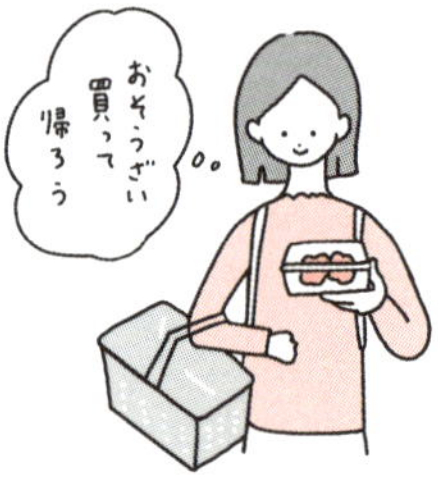

1 「がまん」をやめる

体調が悪いときは我慢せず、まわりに話してしっかり休みましょう。

2 「むり」をやめる

がんばりすぎて無理をすると、ストレスのもと。誰も幸せになりません。

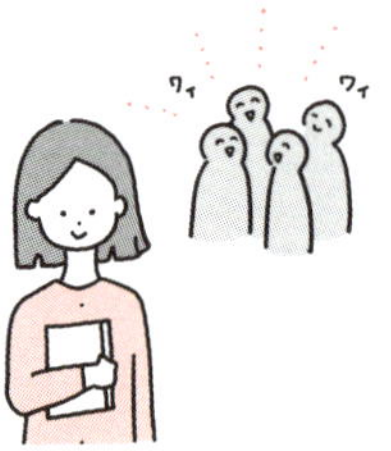

3 「まわりに合わせる」のをやめる

大切なのは、まわりの意見より自分の意見。どうしたいか自分に問いかけて。

がんばりスイッチは意識的にオフに

現代の女性たちは仕事に家事にと常に「がんばりスイッチ」がオンになっています。ときには意識的に力を抜いて、がんばりスイッチをオフ。「脱力スイッチ」に切りかえましょう。脱力スイッチは3つ。1つ目は「がまん」をやめる。体調が悪いときは、周囲に女性の体のメカニズムを伝えてしっかり休みましょう。2つ目は「むり」をやめる。特にお母さんがイライラしていると家族にもよくない。自分のためにもまわりのためにもハッピーでいましょう。3つ目は「まわりに合わせる」のをやめる。自分の意見を大切にしましょう。

10月3日 少し粗食を心がける

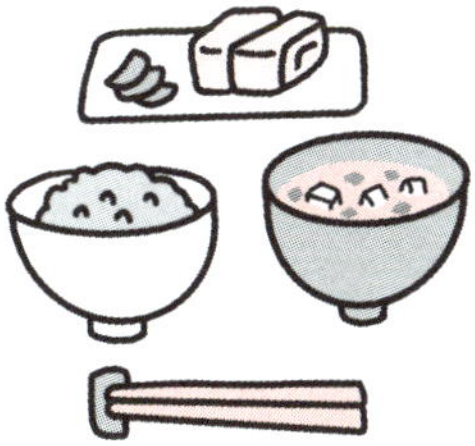

冬に向けて脂肪を溜め込もうとするため食欲が増すのは仕方ありませんが、体重が増えると戻すのが大変。粗食を心がけて。

10月4日 旬のものを食べる

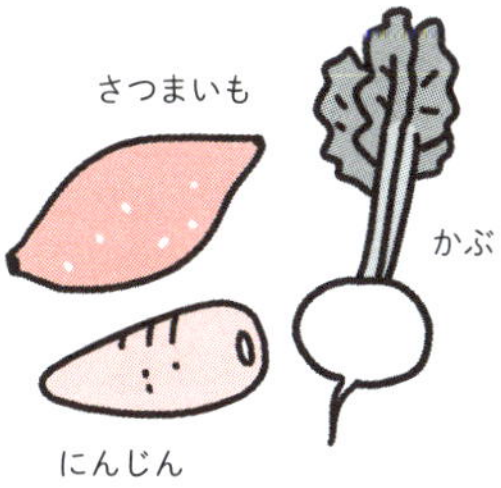

基本的に旬のものを食べると健康になります。とはいえ食べ過ぎると血液を汚して病気を引き起こすので、注意しましょう。

10月5日 食欲が増したら高級食材を少し

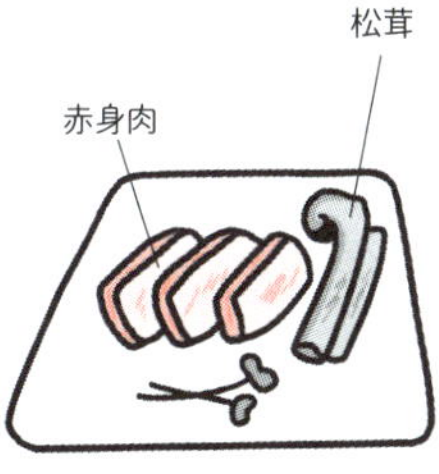

暴飲暴食は血液ドロドロの原因に。食物繊維が豊富な松茸や脂肪の少ない赤身肉など、少量の高級食材をたしなみたい。

10月6日 食べたものと似た体になる

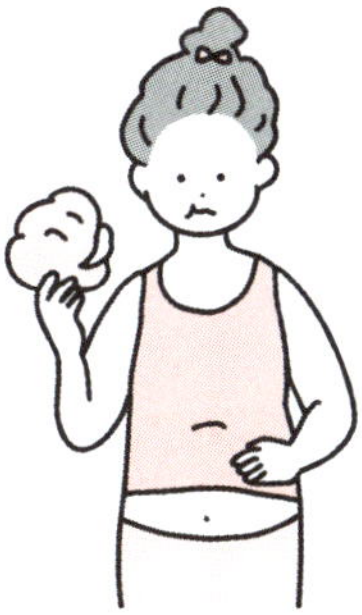

漢方には食べたものと似た体になる「相似の理論」があります。ふわっとしたものを食べると、体もふわっとする⁉

autumn

10月
7日

気圧の変化に負けないよう意識的に長時間寝る

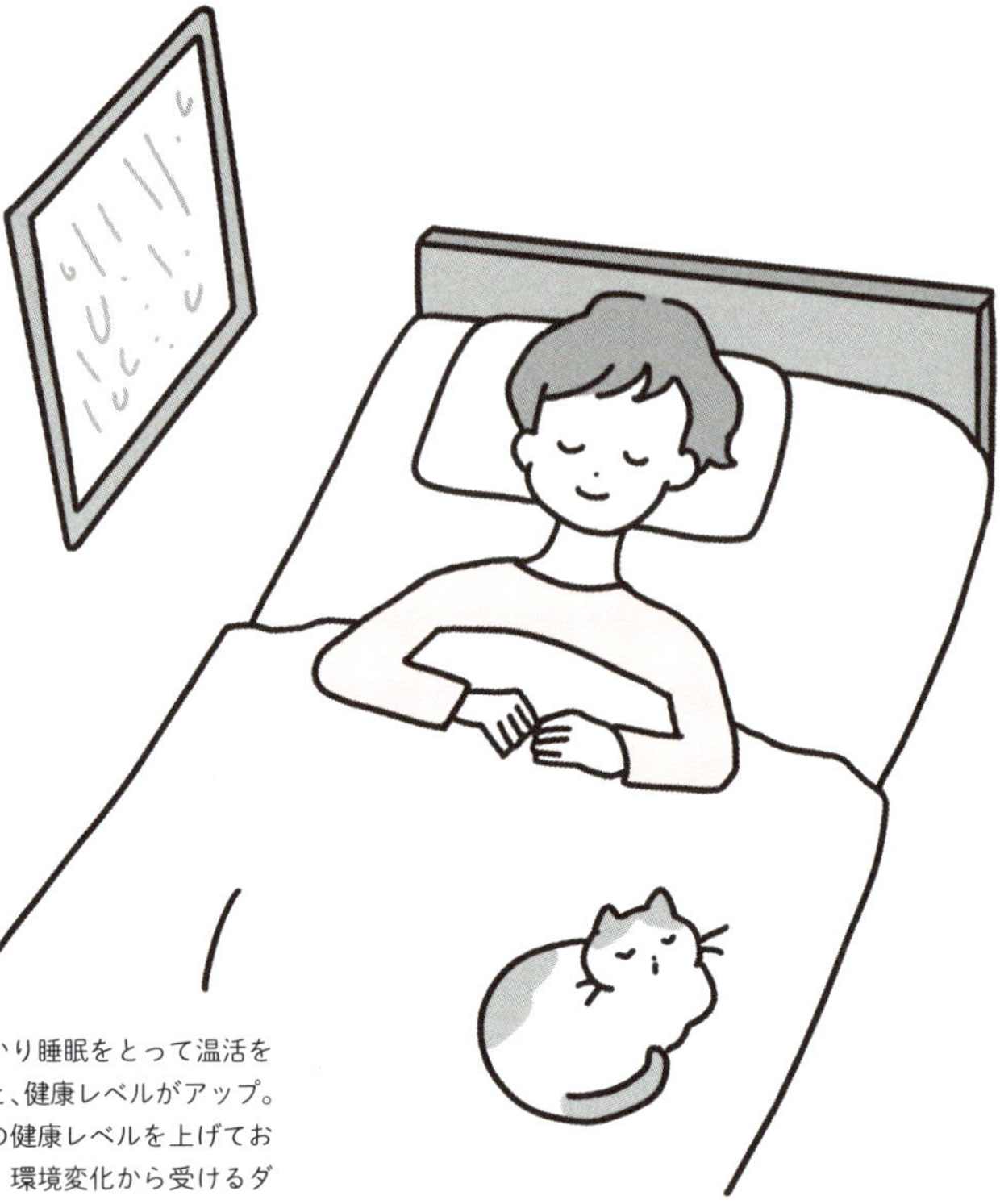

しっかり睡眠をとって温活をすると、健康レベルがアップ。基本の健康レベルを上げておくと、環境変化から受けるダメージが少ない。

体調を整えておけば寒暖差もなんのその

秋は朝晩が寒く昼は暑い、寒暖差の激しい季節。台風がくると気圧の変化で自律神経にストレスがかかり、頭痛やめまい、耳鳴り、だるさを引き起こします。気圧の変化に負けないためには、お風呂に入って体を温めて、しっかり寝ること。意識的に7時間以上の睡眠時間をとるようにすれば、健康レベルがアップします。基本の健康レベルを上げておくと、いざ環境変化が起こってもダメージが少なく済みます。反対に生活習慣の乱れから健康レベルが下がっていると、環境変化のダメージを受けやすくなります。ふだんから温活で体調管理をしておいて。

10月8日 甘いものを食べるなら和菓子

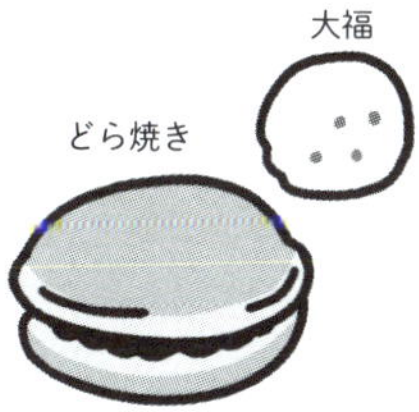

コンビニでお菓子を買うなら、あんこを使った和菓子を。小豆は温活食材。

10月9日 サラダチキンよりゆで卵

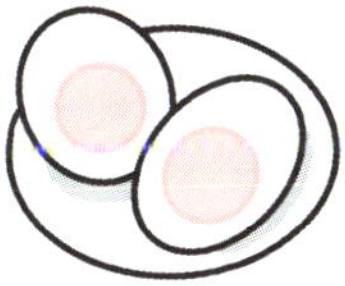

コンビニでは、サラダチキンより良質なタンパク質が豊富なゆで卵を。

10月10日 おやつはさつまいも

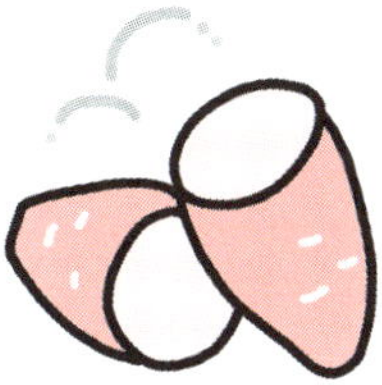

不溶性の食物繊維とオリゴ糖で腸が整う。シナモンをプラスしても○。

10月11日 スープはポタージュ

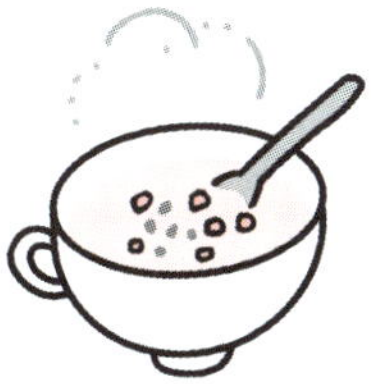

とろみのついたポタージュは冷めにくく、温かいまま食べられます。

10月12日 菓子パンよりもサンドイッチ

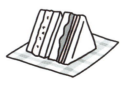

菓子パンより、肉や野菜が挟んであるサンドイッチを。栄養がとれます。

10月13日 色の濃いお茶を選ぶ

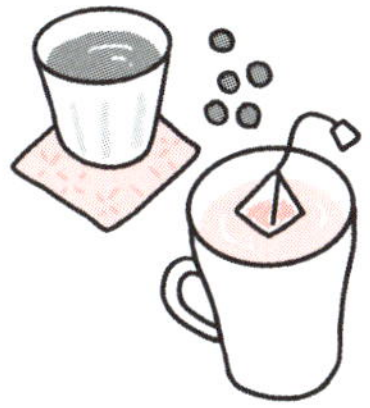

紅茶やルイボスティー、黒豆茶など色の濃いお茶は体を温めます。

autumn
10月14日

ふくらはぎのマッサージをする

マッサージのやり方

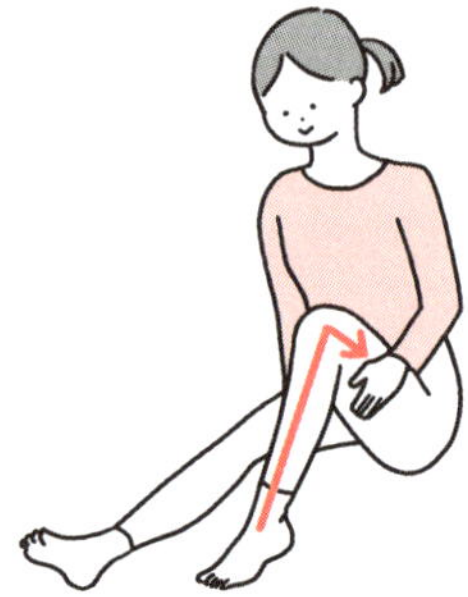

1 下から上にふくらはぎをさする

足首から膝に向かって、両方の手のひらでふくらはぎを5回さすり上げる。

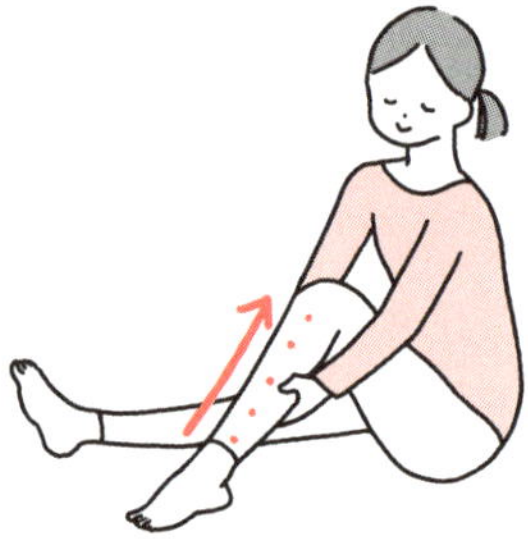

2 骨の両わきを下から上にプッシュ

足首から膝に向かって、すねの骨の両脇を両方の手でつかむように押す。

ポンプ作用で血液を戻すふくらはぎは第二の心臓

ふくらはぎをマッサージすると、そのポンプ作用によって血液を心臓へ戻し、血圧の低下、心臓病の予防と改善が期待できます。ふくらはぎが「第二の心臓」といわれるゆえんです。また血液の循環が促進されるので、むくみの解消や予防にもなります。

マッサージのポイントは、ふくらはぎは両方の手でつかみ、足首から膝に向かってさすり上げたり、プッシュしたりすること。

ふくらはぎに筋肉があるほど血のめぐりがよくなるので、つま先立ちやスクワットといった、ふくらはぎの筋トレをふだんから習慣にしておきましょう。

autumn
10月15日

久々にラジオ体操をしてみる

夏休みや体育、運動会……子どもも時代によくやったラジオ体操は意外に覚えていて、音楽を聴くと体が勝手に動く！

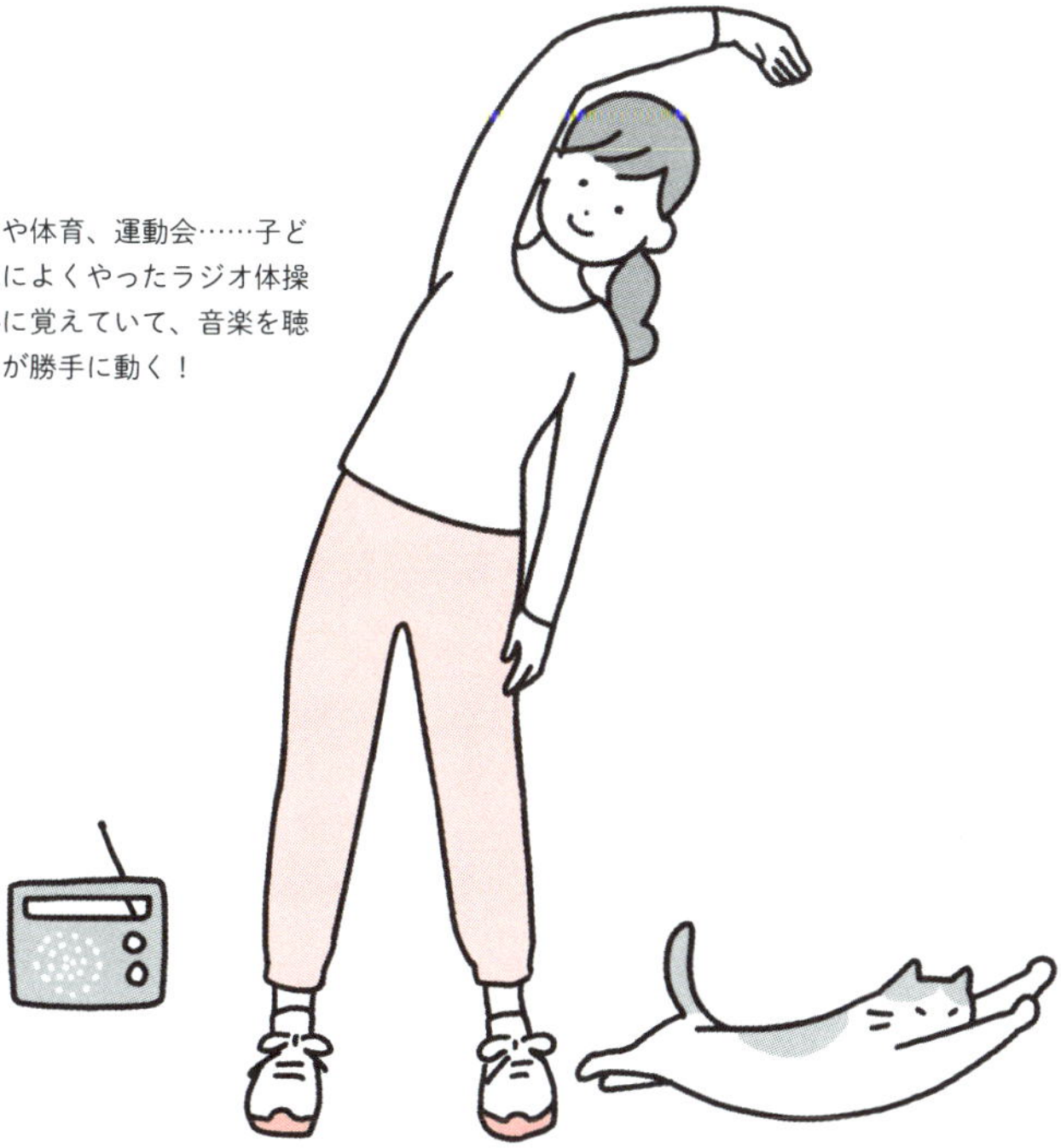

全身をくまなく動かすから汗びっしょりに

子ども時代、ラジオ体操をした経験のある人は多いでしょう。実はラジオ体操は、最初から最後までしっかり行うととてもよい運動になります。

ラジオ体操の特長は上半身、下半身、ひねり、屈伸など、全身をまんべんなく動かす動きが入っていること。ひとつひとつ丁寧に体を動かすと、全身の血行が促されて、肩こりや腰痛の予防・改善につながります。もちろん代謝もアップし、ダイエット効果も。

おなじみのピアノ伴奏が聞こえると、体が勝手に動くから不思議！　さっそく明日の朝から、また始めてみませんか。

autumn

10月
16日

イライラするときは体を動かす

- ストレスは体を冷やすもと
- 筋肉を動かすと分泌される「マイオカイン」は、がん予防に

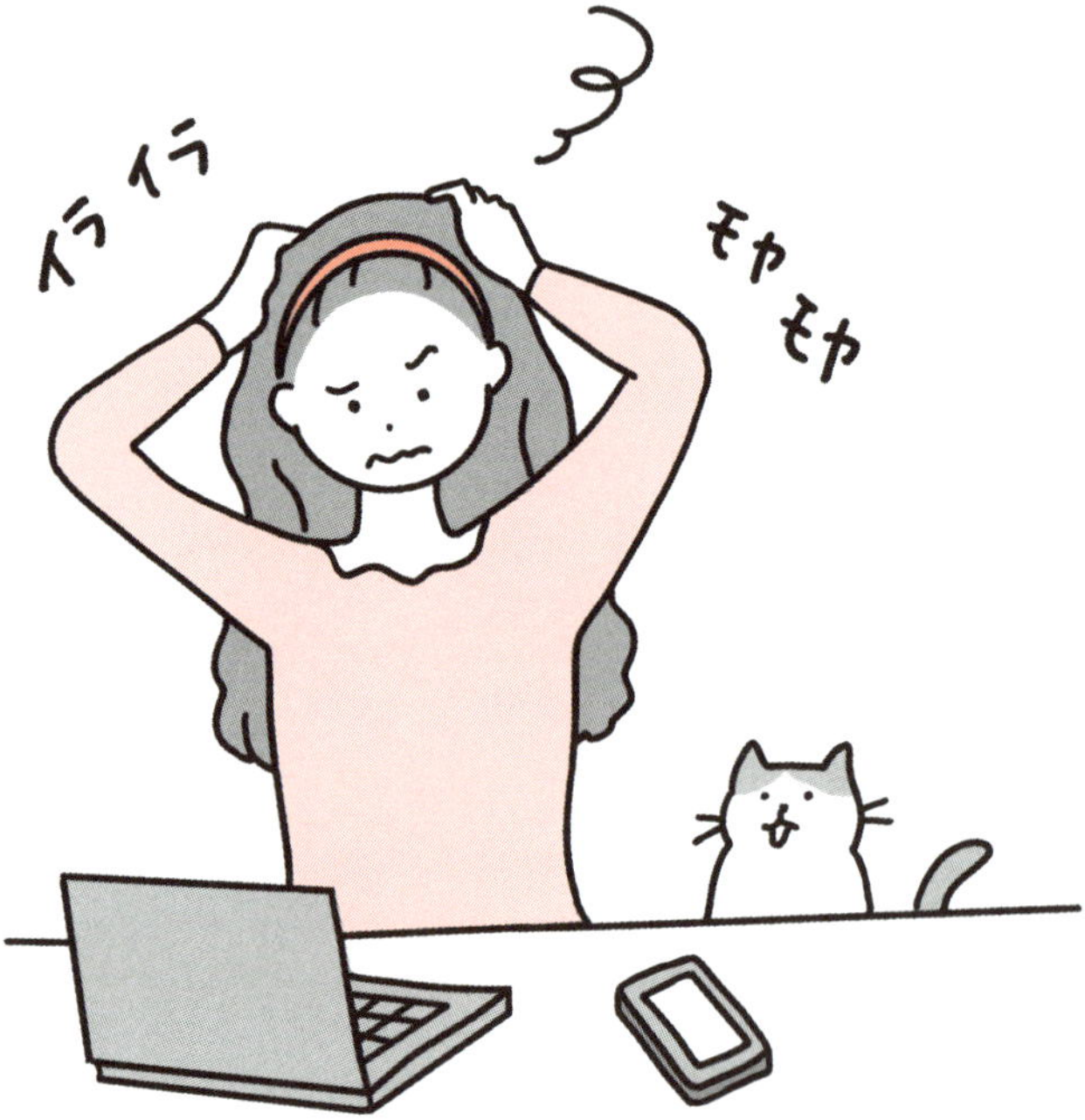

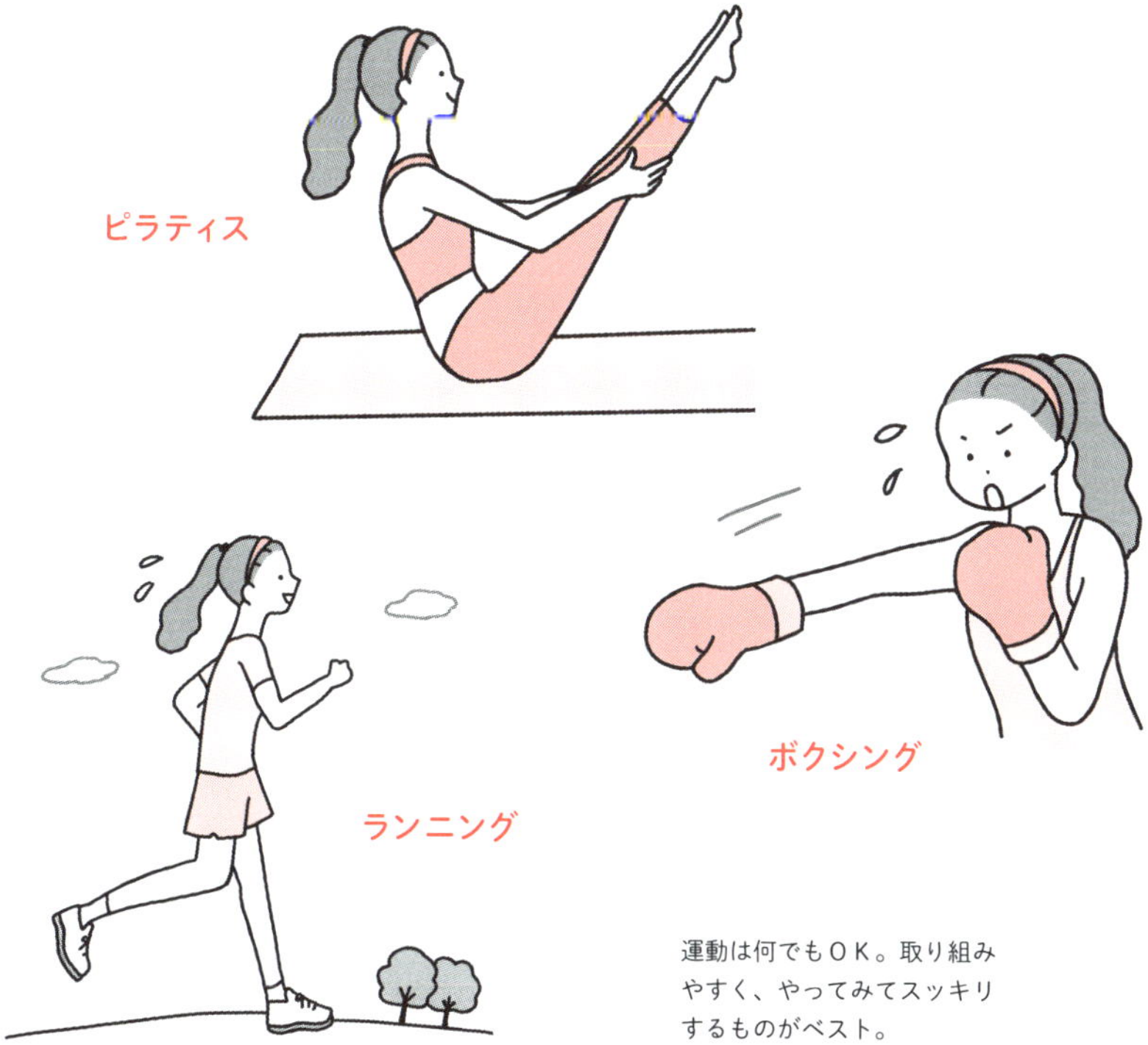

運動は何でもＯＫ。取り組みやすく、やってみてスッキリするものがベスト。

うつ病患者も運動すると治りが早い

ストレスは心身に大きな負担を与えて、体を冷やします。手っとり早くストレス発散するには、運動がいちばん。

ある研究では、うつ病の人を薬だけで治すグループと1日30分歩かせるグループに分けて実験すると、歩かせるグループのほうが治りが早く、再発も少ないという結果が出ました。また最新の研究では、筋肉を動かすと分泌される「マイオカイン」と呼ばれる物質が、がん予防の効果も期待されているといわれています。ストレスが溜まったなと感じるときは、とにかく体を動かしましょう。

autumn

10月
17日

心地よい気温の休日はお散歩に出かける

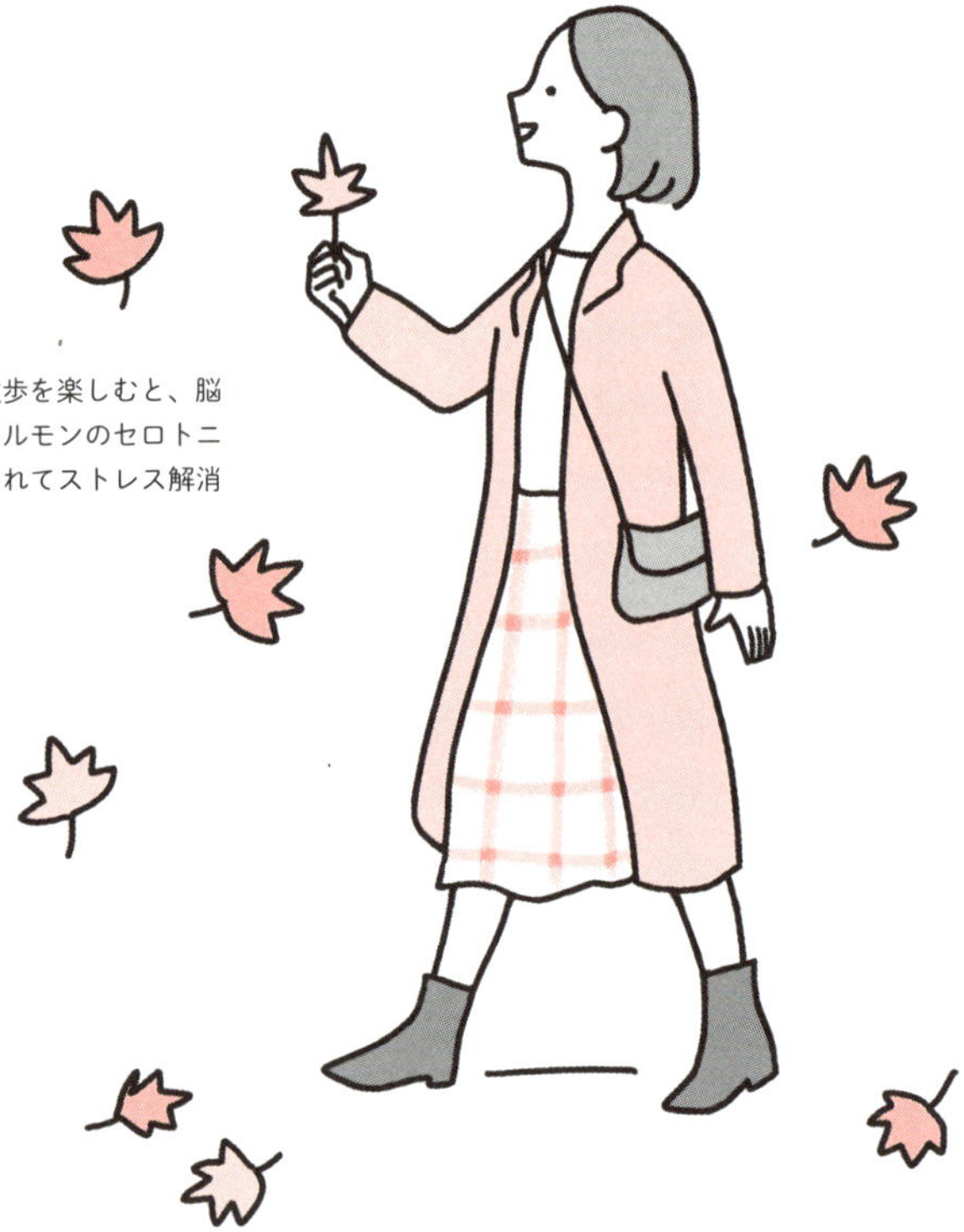

のんびり散歩を楽しむと、脳から幸せホルモンのセロトニンが分泌されてストレス解消に。

ペットだけでなく人にも散歩が必要です

季節の変わり目は自律神経が乱れやすく、免疫機能が低下しがち。心身ともにリラックスした時間を持ちましょう。

お天気の日に散歩で適度に体を動かすと、ストレス発散になって気持ちがすっきりし、体も疲れるのでぐっすり眠れます。ふだん緊張やストレスの多い人は、意識的に休む時間を持ちましょう。10月は紅葉が見ごろ。近所を歩くだけでも季節の移り変わりが楽しめるでしょう。

そもそも人間も動物です。ペットを散歩に連れて行くように、自分にも散歩させることが必要と知っておきましょう。

10月18日

マスクをして外に出る

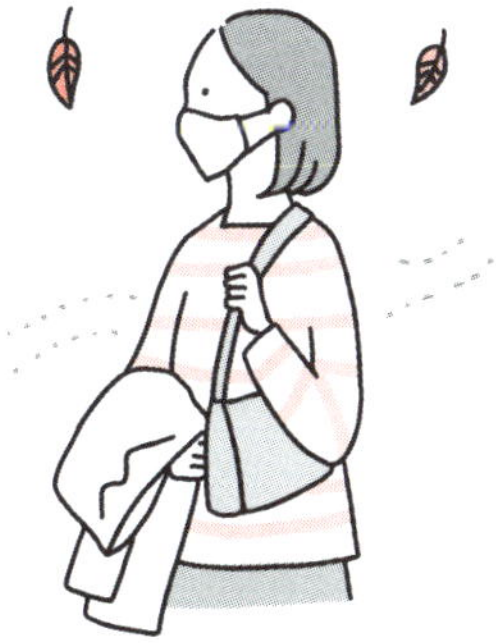

粘膜が乾燥すると、ウイルスが粘膜に付着して細胞内に侵入しやすくなります。マスクで乾燥対策を。防寒にもなります。

10月19日

ホットアイマスクをつけて寝る

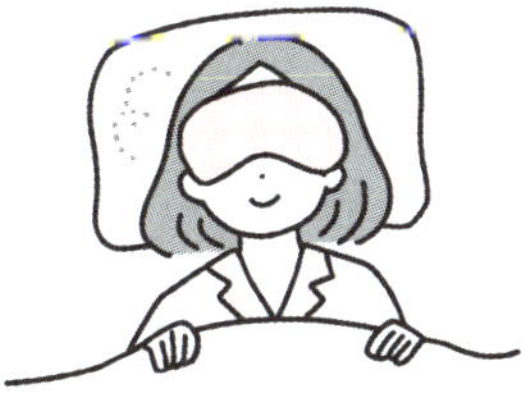

日中に目を酷使したら、市販のホットアイマスクで目を温めると疲れ目が解消。じんわり気持ちよく、安眠できます。

10月20日

耳専用のお灸をする

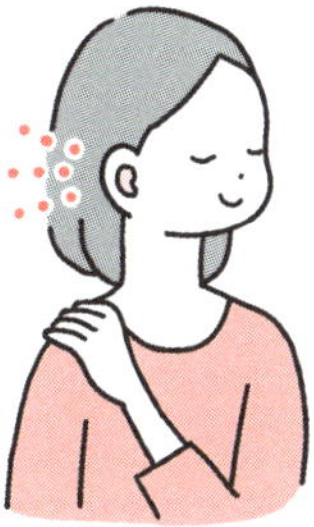

耳を温めたりほぐしたりすると、ツボを刺激し、快眠につながります。イヤホン型の耳灸も、心地よく耳を温めてくれます。

10月21日

マッサージ機を使ってみる

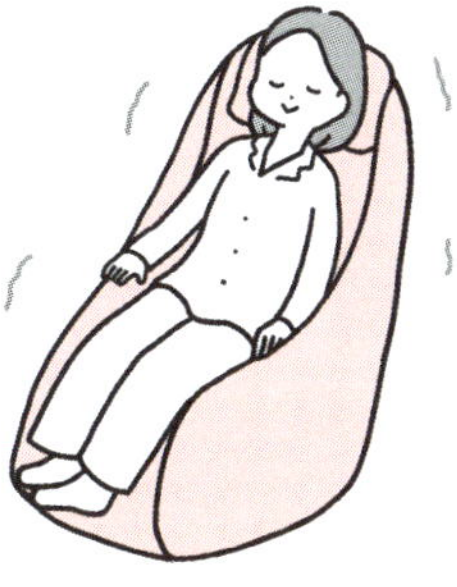

温浴施設に行ったら、お風呂上がりはマッサージチェアを試してみて。全身マッサージで血行がますますよくなります。

autumn

10月
22日

スカルプヘアブラシで頭皮の血行促進

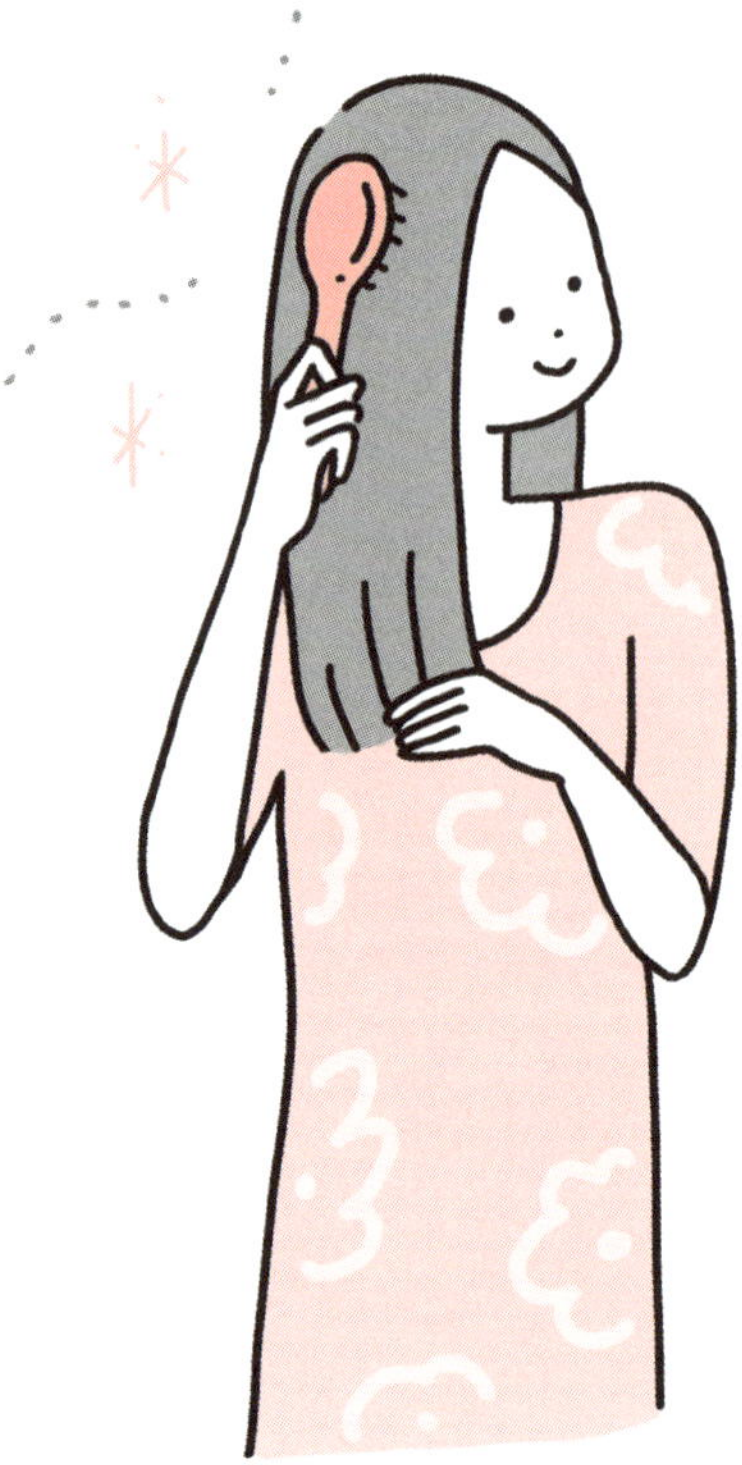

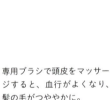

専用ブラシで頭皮をマッサージすると、血行がよくなり、髪の毛がつややかに。

お風呂タイムにゆったり頭皮ケア

頭皮をマッサージすると、においやかゆみがなくなる、抜け毛や白髪が減る、髪の毛がつやつやになるといわれますが、これはすべて頭皮の血行が改善されたから。血流がよくなると新陳代謝がよくなり、老廃物が排出されます。つまり頭皮の健康状態が保たれているのです。

マッサージをするときは専用のスカルプヘアブラシを使うと簡単。ブラシにはやわらかいものや硬いものがあり、ピンの本数もさまざま。頭皮の状態に合わせて選びましょう。湯船につかっている間にスカルプケアブラシでマッサージするのもおすすめです。

10月23日 秋バテにとろろ豚汁

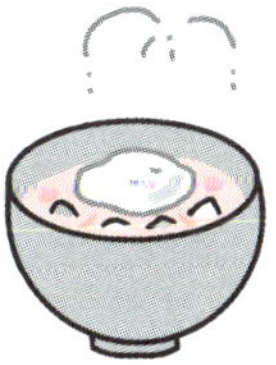

食物繊維とビタミンB_1たっぷりの豚汁に、山芋を入れると秋バテ解消に。

10月24日 肉も魚も中が赤いものが◎

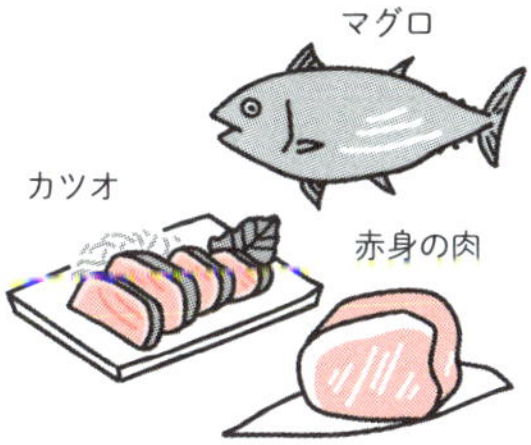

赤身の肉、魚、貝などに含まれるヘム鉄は、体を温めてくれる効果が。

10月25日 はちみつを料理に使う

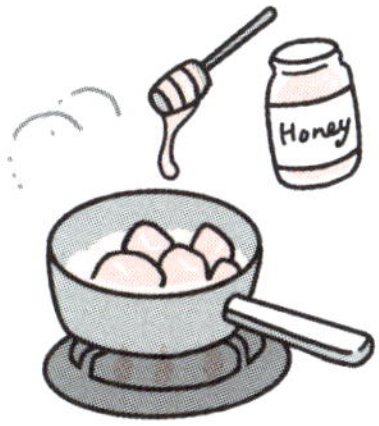

善玉菌のエサになるオリゴ糖の入ったはちみつは、料理に活躍させたい。

10月26日 タンパク質をとるなら魚缶が便利

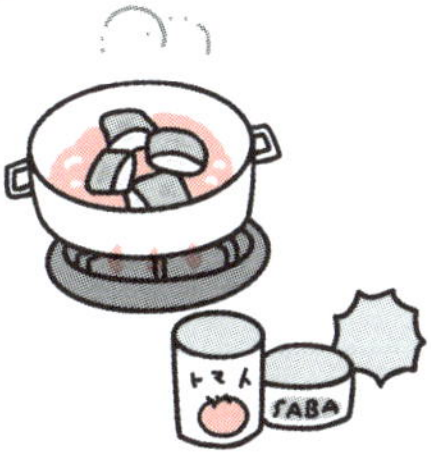

タンパク質やカルシウム、EPA、DHAが豊富な魚は、缶詰なら手軽にとれます。

10月27日 きのこは複数の種類を

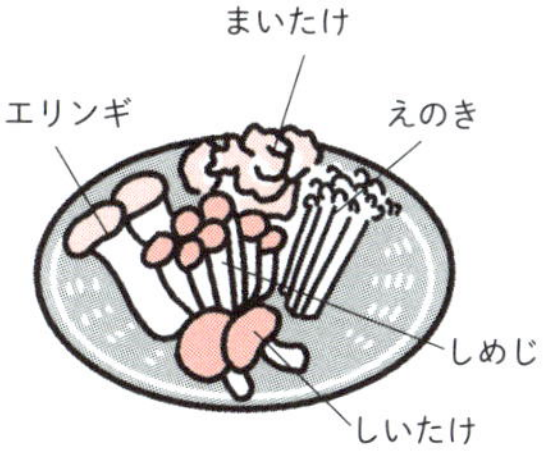

食物繊維が豊富なきのこは種類で栄養価はさまざま。まんべんなく食べて。

10月28日 ビタミンDで免疫力アップ

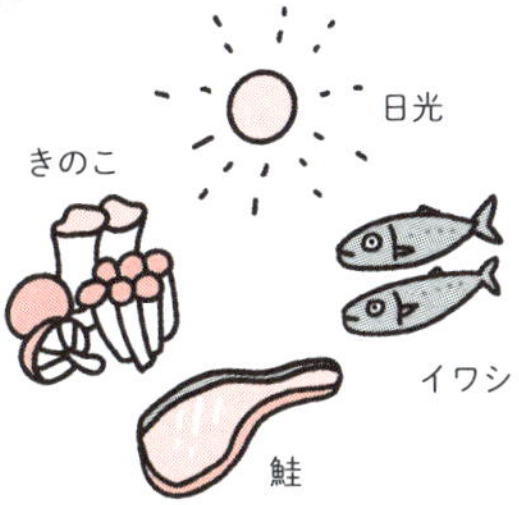

免疫を整えるビタミンDは、日光のほか、きのこや魚からも摂取できます。

autumn

10月
29日

アウトドアは熱中症に注意

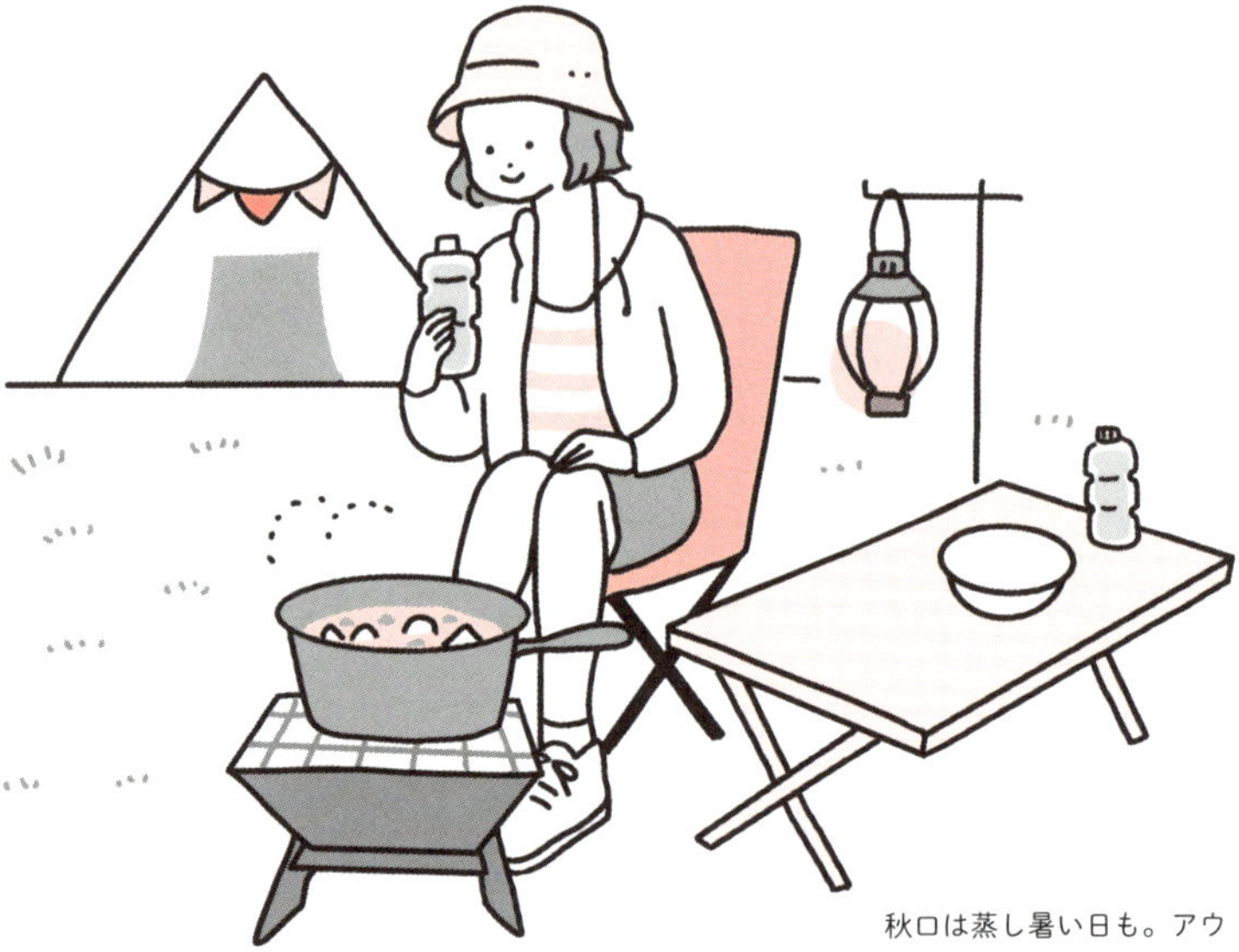

秋口は蒸し暑い日も。アウトドアでは「水分補給」「休息」「味噌汁」を心がけて。

自然の中でゆっくり過ごして

秋になっても日中は夏のように気温が高い日もあるので、アウトドアをするときは熱中症に注意が必要です。熱中症対策の三原則は「水分補給」「休息」「味噌汁」です。屋外でアクティブに体を動かすときは、意識的に水分をとりましょう。そして、なるべく体を休めること。自然の中でゆっくり休むと副交感神経が優位になり、心からリラックスできます。そして食事には、味噌汁をつくって飲みましょう。温かいもので心も体もほっこりします。

日中は暑くても、朝夕は寒くなります。上着を持参するなど冷え対策も万全にしておいて。

autumn
10月
30日

心がザワザワする日は呼吸法をやってみる

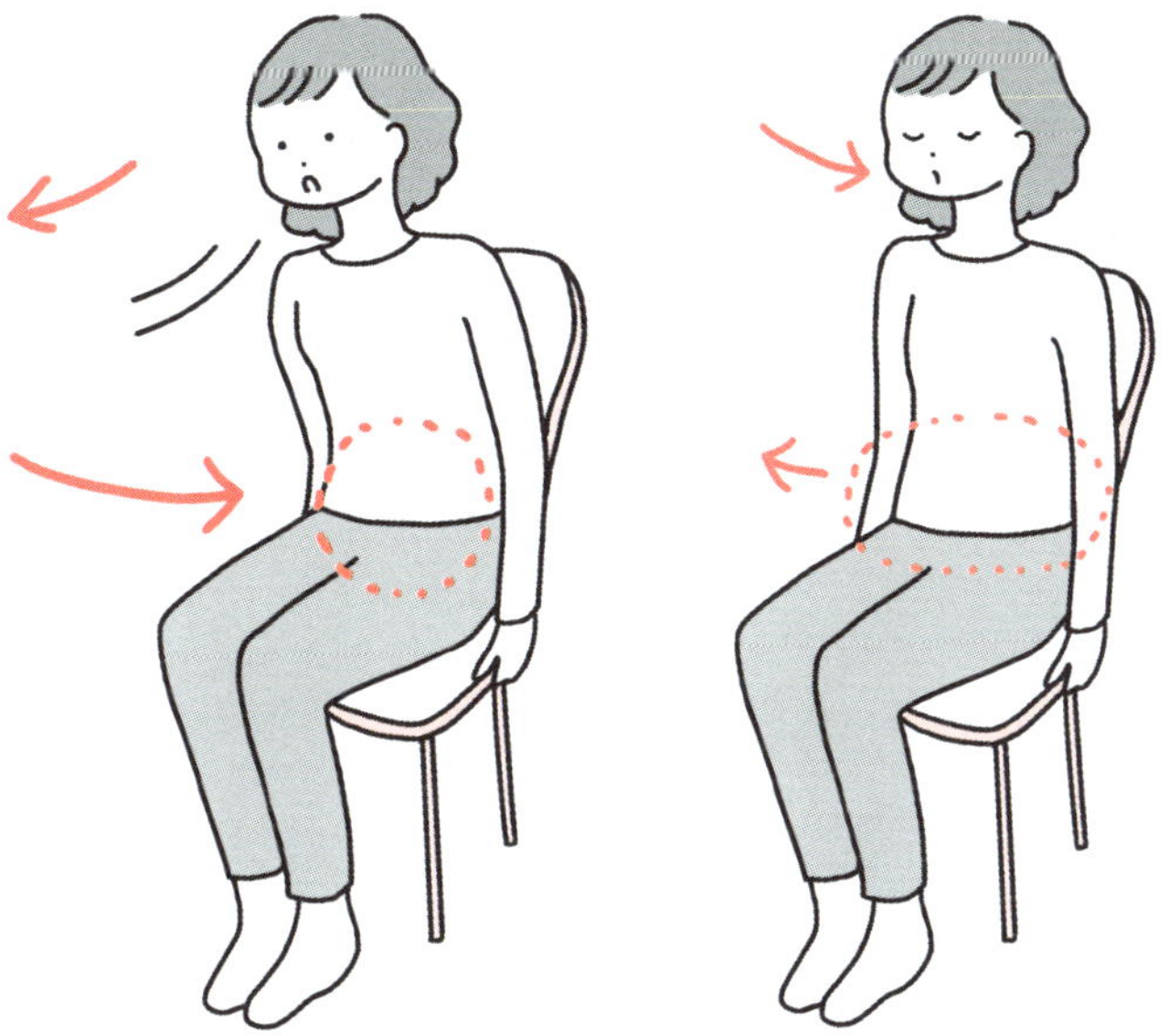

背筋を伸ばし、肩の力を抜いて腹式呼吸を行います。目をつぶって、好きな景色を思い浮かべながら行うと、さらにリラックス。

副交感神経が優位になると血流がアップ

心が落ち着かないときは腹式呼吸をしましょう。おなかをふくらませるように鼻から息を吸い、おなかを凹ませるように口から吐く。何秒吸って、何秒吐く、と時間を気にするとなかなかうまくいかないので、とにかくフーッ、フーッと長く吐くことを意識します。また目を開けているといろいろな刺激が入ってくるので、目を閉じること。それだけで副交感神経が優位になり、血流がアップして体が温まります。

オフィスや電車の中、トイレ……どこでもできるので、心がザワザワしたらフーッ。10回ほど繰り返すとかなり落ち着きます。

autumn

10月
31日

股関節を伸ばすストレッチ、肩回りのストレッチで安眠

- ストレッチをすると筋肉や関節の柔軟性が高まる
- ストレッチで筋肉がほぐれると血流がよくなり、体が温まる

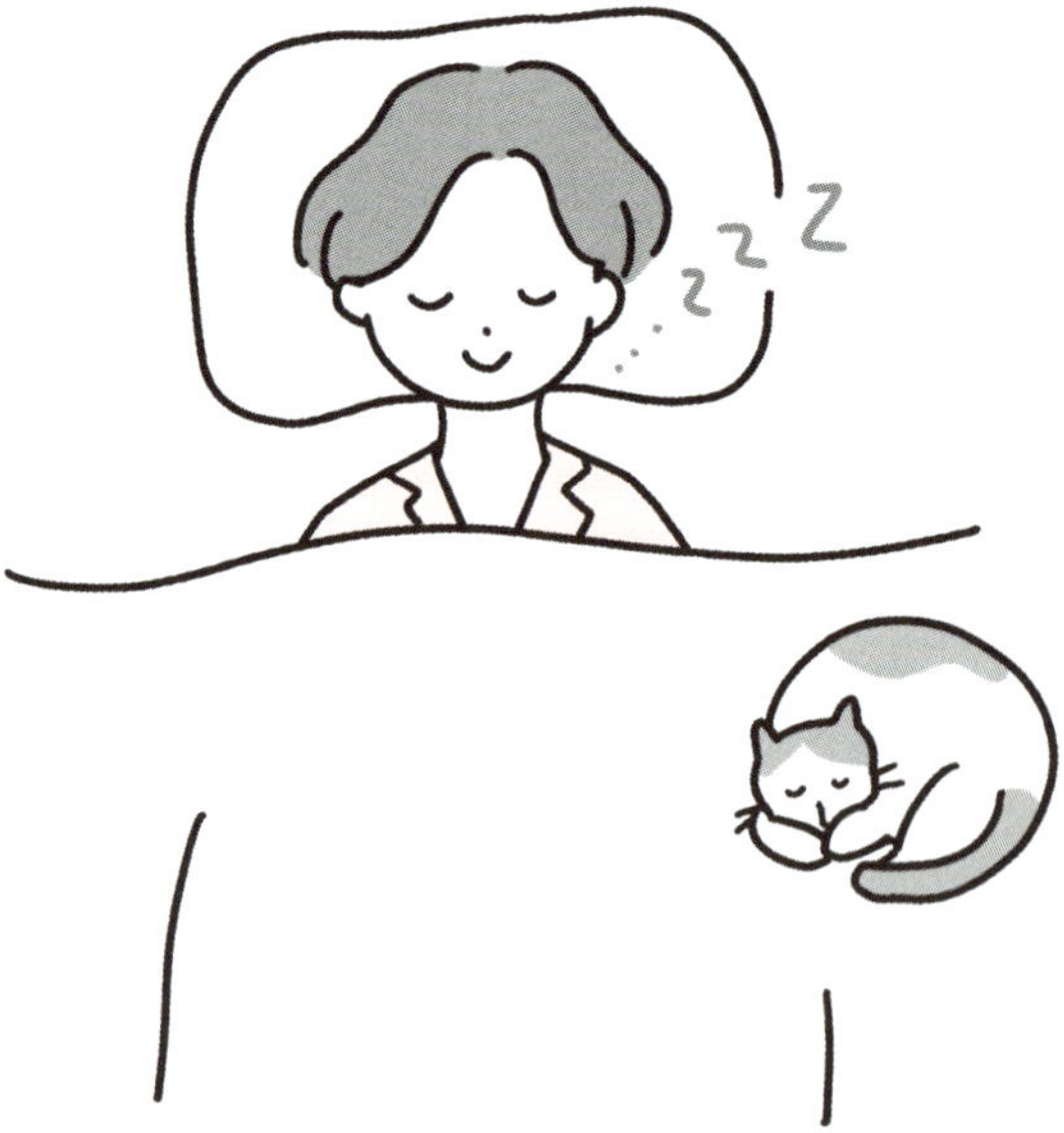

肩回りのストレッチ

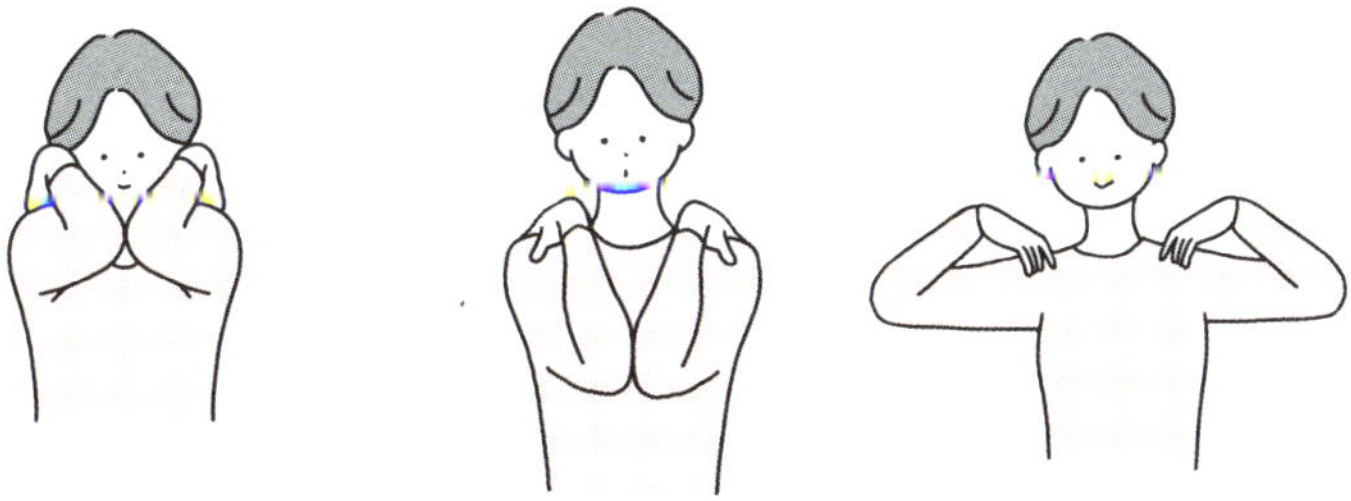

❶背筋を伸ばして、両肩に両手の指先をのせる。

❷指先を肩にのせたまま左右のひじを体の内側に寄せて、上に持ち上げる。

❸両ひじを鼻の高さまで持ち上げたら、後ろに回して❶に戻る。10回繰り返す。

股関節のストレッチ

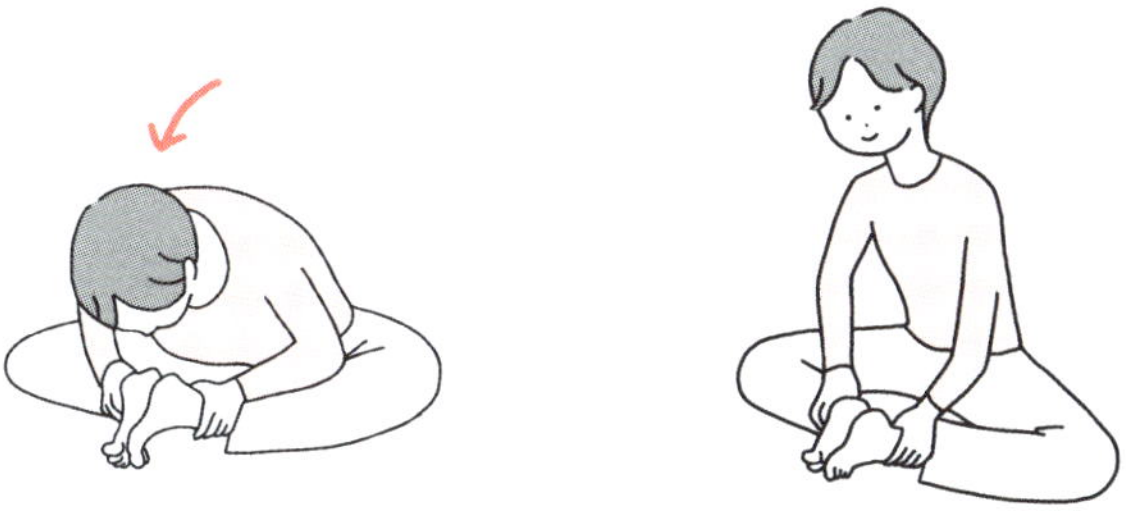

❶床にあぐらをかくように膝を曲げて座り、両方の足裏を合わせる。

❷そのまま両膝を床につけるような感覚で、体を前に倒す。4～5回繰り返す。

入浴後と就寝前はストレッチの時間

ストレッチとは、筋肉を伸ばしたり縮めたり、あるいは伸ばした状態でキープしたりする動き。筋肉や関節の柔軟性を高めてケガを予防したり、疲労回復を手助けしたりします。運動する人はもちろん、日中に座りっぱなしの人もストレッチで筋肉をほぐすと、体の緊張がとれてリラックスできます。筋肉がほぐれると、血行が促進されて体も温まります。おすすめは股関節と肩回り。お風呂から上がった後に行うと、ますます血流がよくなります。寝る前に行えば翌朝の目覚めがラクになり、スッキリ起きられるでしょう。

autumn

11月
1日

午後に重要な会議！炭水化物を抜いてみる

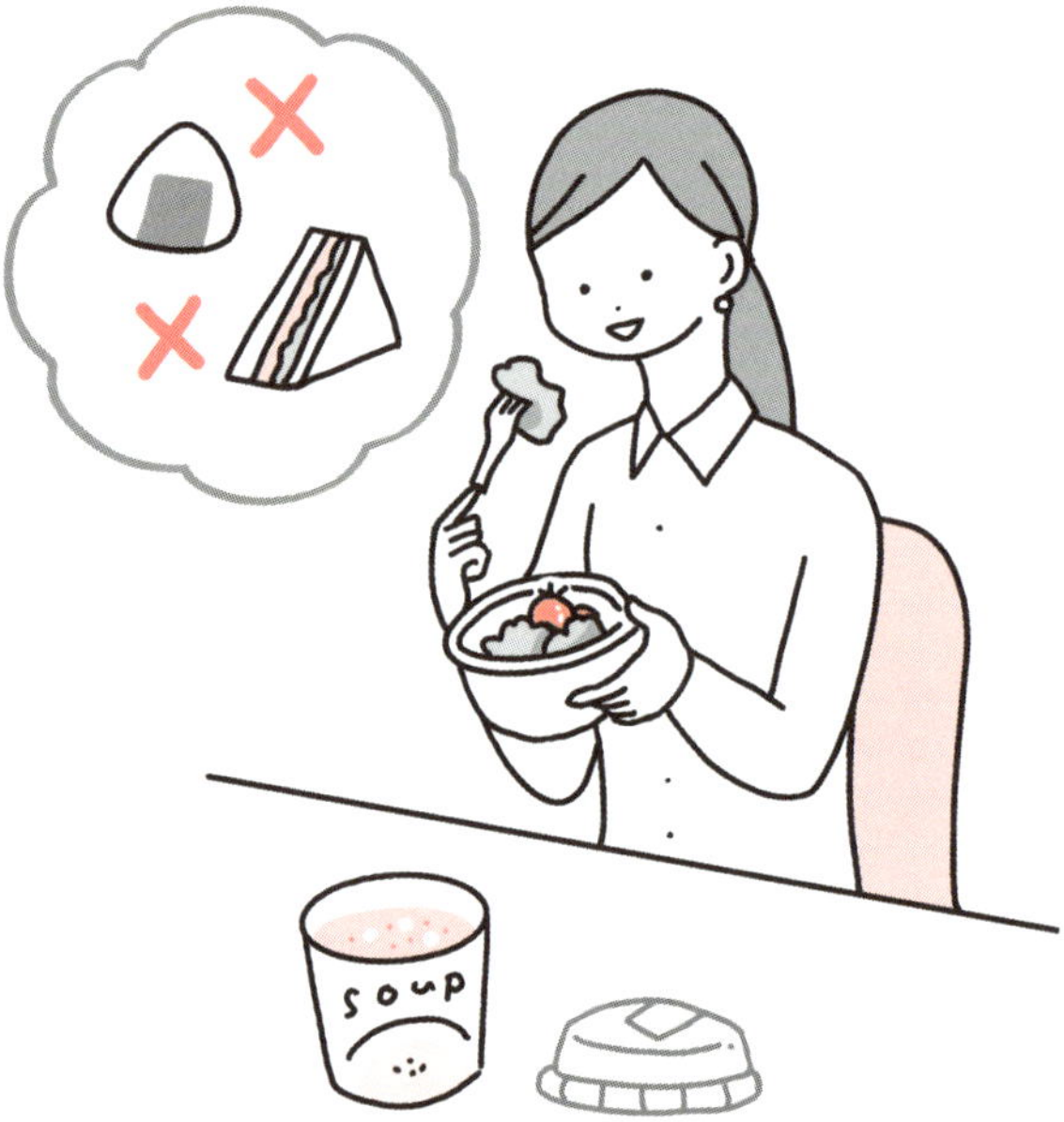

糖質の過剰摂取は血糖値を高めます。血糖値の上昇をゆるやかにする食事方法を知っておくことは大事。

血糖値の急激な変動で頭はボーッ

昼に炭水化物を食べると血糖値が急激に上がり、その後、インスリンが大量に分泌されて血糖値は急下降。頭はボーッとして眠気を感じます。この血糖値の急激な変動が「血糖値スパイク」です。

血糖値スパイクを避けるには、よくかんでゆっくり食べる、タンパク質や食物繊維を含むおかずや野菜を先に食べるといった工夫が必要になります。また食べると血液が胃腸に集中し、脳にいく血液が減ります。これも眠気の原因。

ですから午後に大事な会議があるときは、昼食を抜く、あるいは炭水化物抜きにすると、眠気を防ぐことができます。

11月2日

痛気持ちいいところを押す

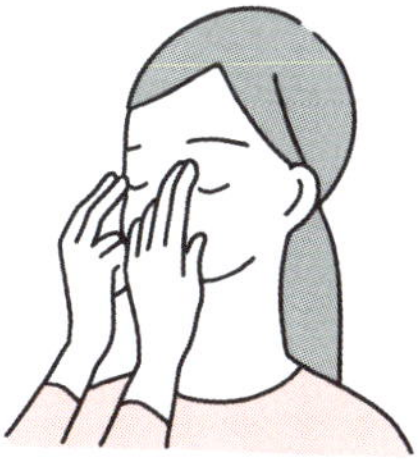

目のまわりにはたくさんツボがありますが、押して痛気持ちいいところが効いている証拠。いろいろな場所を押してみて。

11月3日

浴室を暗くしてキャンドルで入浴

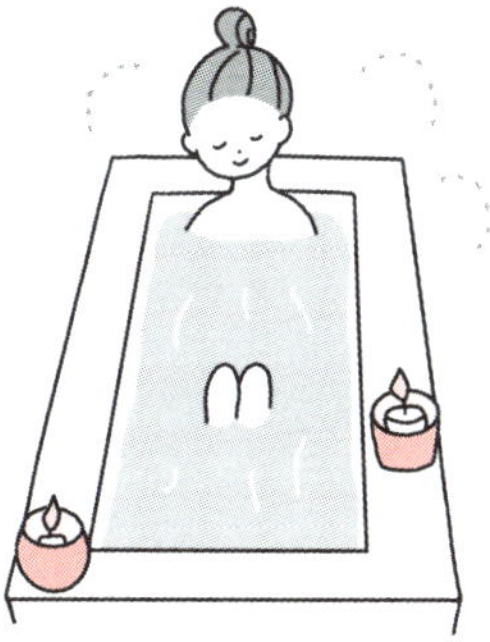

お風呂はとっておきのリラックスタイム。暗くしてキャンドルを灯して、自分にお疲れ様の気持ちで入るといいですね。

11月4日

手で顔をタッピング

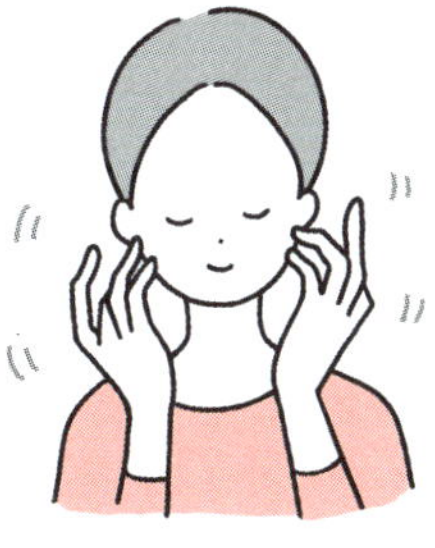

スキンケアをするときは、指先で顔をタッピングすると血流が促されて顔色が明るくなります。1分くらいが目安。

11月5日

不眠には「抑肝散《よくかんさん》」「酸棗仁湯《さんそうにんとう》」

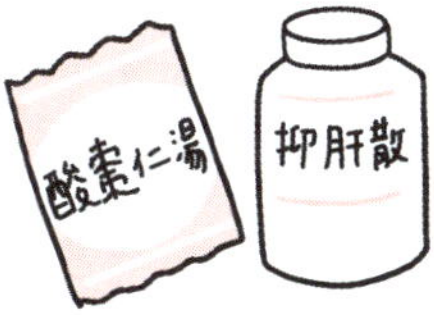

心身の疲れや不安感で眠れないときは「抑肝散」「酸棗仁湯」を。高ぶった神経をしずめて、不眠症を改善します。

autumn

11月
6日

かかとのないスリッパを履いて鍛える

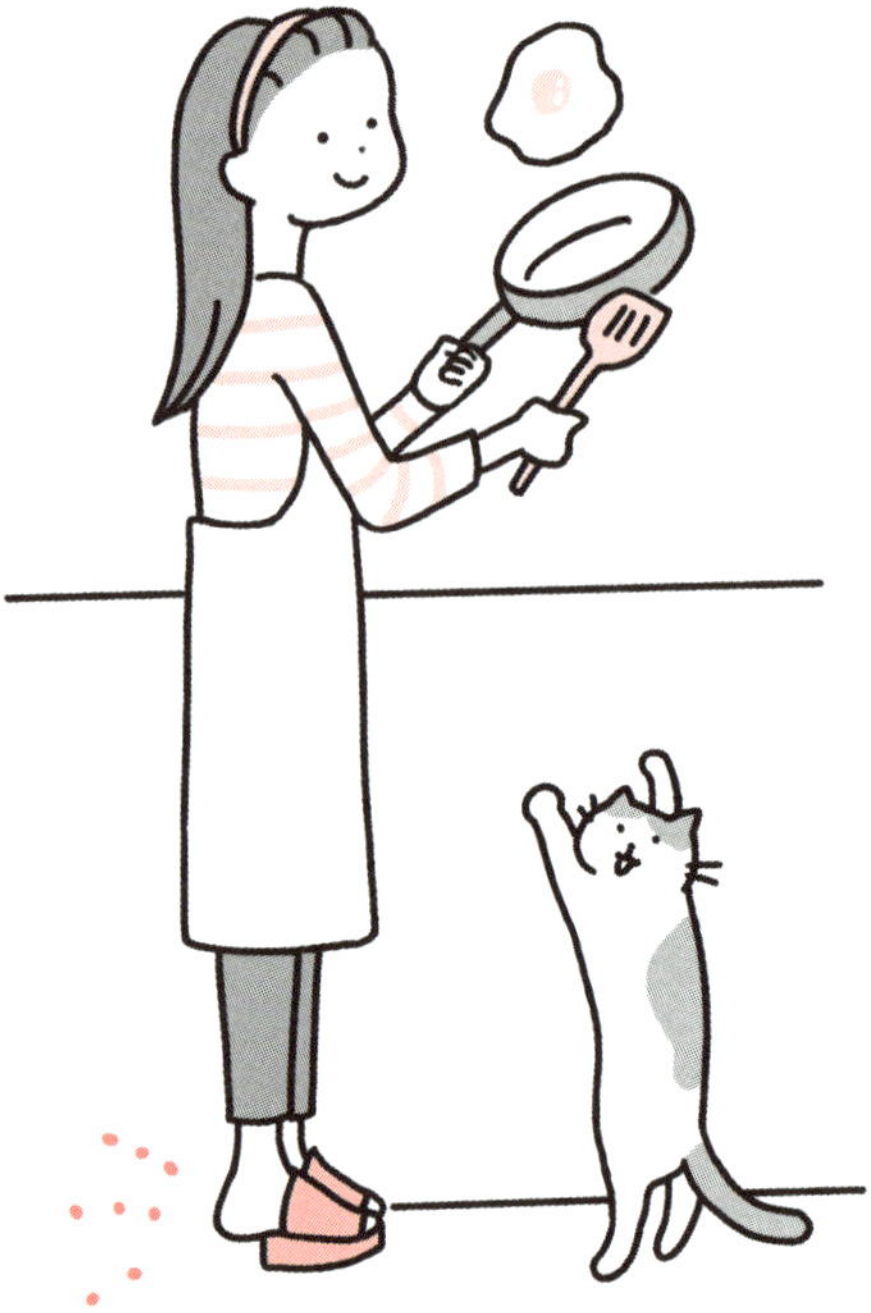

かかとのないスリッパは必然的につま先立ちに。ふくらはぎの筋トレになります。

健康アイテムでながらトレーニング

なかなか運動する時間がとれない人は、健康アイテムをうまく利用して、ながらで筋肉を鍛えましょう。

たとえばかかとのないスリッパを履くと、自然とつま先立ちになってふくらはぎが鍛えられます。履いて立つだけでも、腹筋に力が入るでしょう。

またインソールに突起や凸凹のついた健康サンダルは、履いているだけで足裏のツボを刺激し、血流を促します。さらに足指を広げるサンダルは、それだけで血行がよくなり、むくみや疲れを軽減します。足指セパレーターをつけるだけでも効果あり。

11月7日

スマホは正しい姿勢でいじる

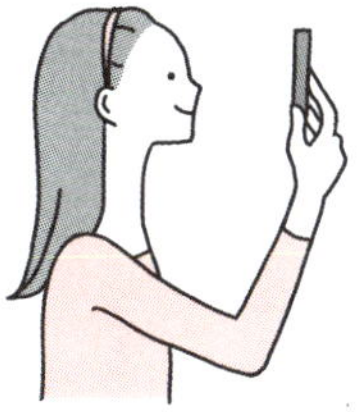

頭を前に出してスマホをいじるとストレートネックに。頭は起こして。

11月8日

カフェインは昼にとる

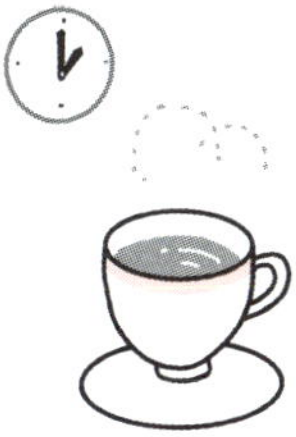

カフェインは眠気を覚ます覚醒作用があります。夕方以降は控えましょう。

11月9日

よくかんで食べる

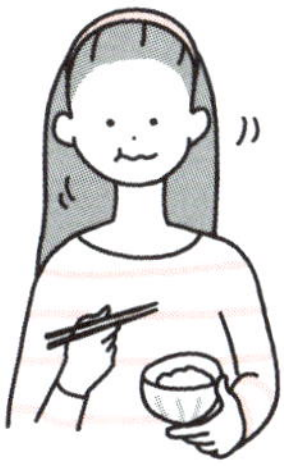

唾液には抗体が含まれているため、よくかむと病原体への攻撃力がアップ。

11月10日

プロテインの過剰摂取に注意

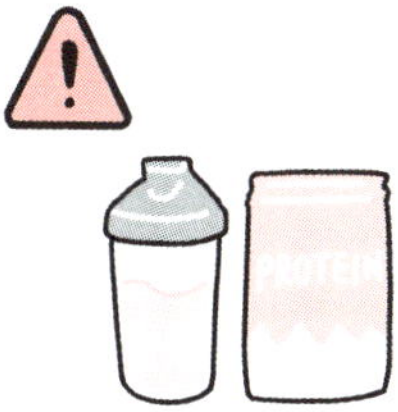

過剰に飲むと肝臓や腎臓に負担をかけて、内臓機能を低下させるので注意。

11月11日

夕飯は寝る3時間前までに

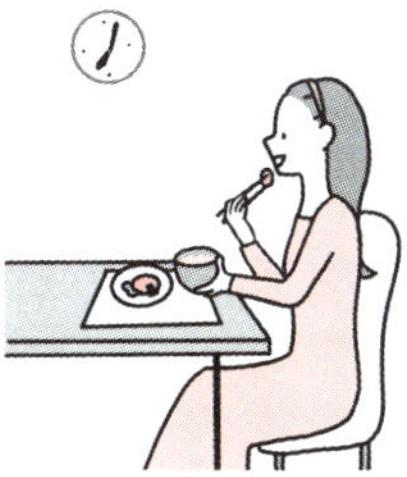

寝る前に食べると消化活動が長引き、睡眠の妨げに。３時間前に済ませて。

11月12日

夜は間接照明で過ごす

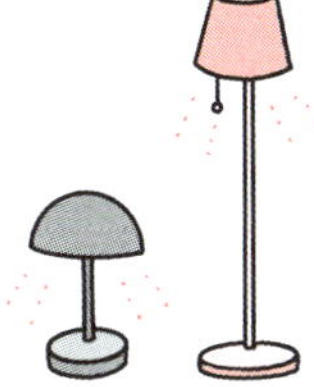

温かみのある光は副交感神経を優位にし、精神を落ち着かせる作用があります。

脂肪を蓄える季節到来。有酸素運動を心がけて

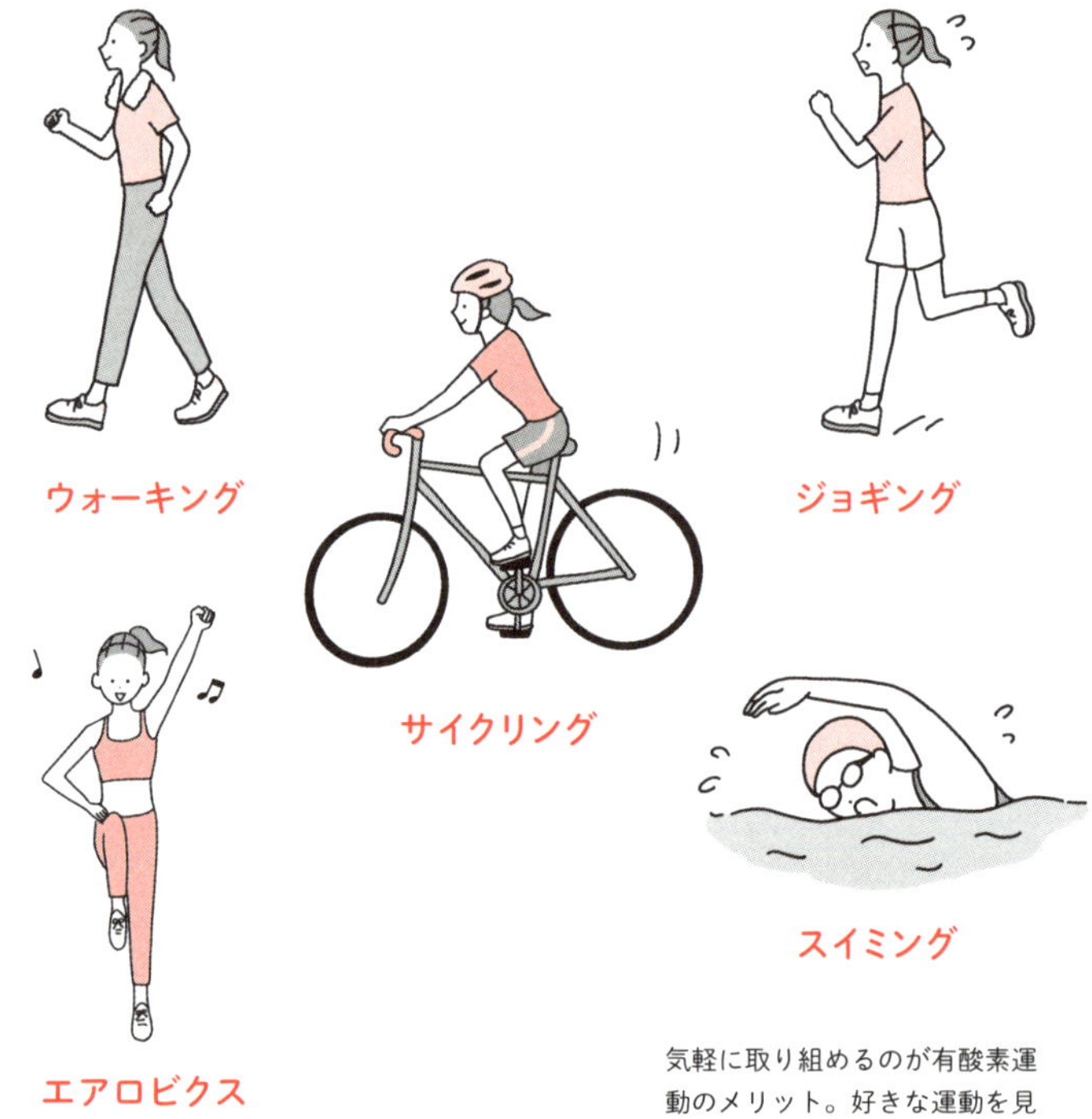
ウォーキング
ジョギング
サイクリング
エアロビクス
スイミング

気軽に取り組めるのが有酸素運動のメリット。好きな運動を見つけましょう。

バランスのよい少量の食事と自分に合う運動を

私たち人間は冬に向かって脂肪を蓄えようとするので、この時期はどうしても体重が増えてしまいます。とはいえダイエットをすると、筋肉のタンパク質から燃焼されるため、筋肉量が減ってしまいます。

理想的なのは、バランスのよい食事を少し減らしてとり、運動すること。1日あたり20～30分の有酸素運動をすると、ダイエット効果が発揮されます。有酸素運動は、ジョギング、ウォーキング、サイクリング、スイミング、エアロビクスなど。自分の好きなものや自分に合うものにとり組むと、長く続けられます。

autumn

11月
14日

食欲の秋。3kg以上体重が増えたら注意する

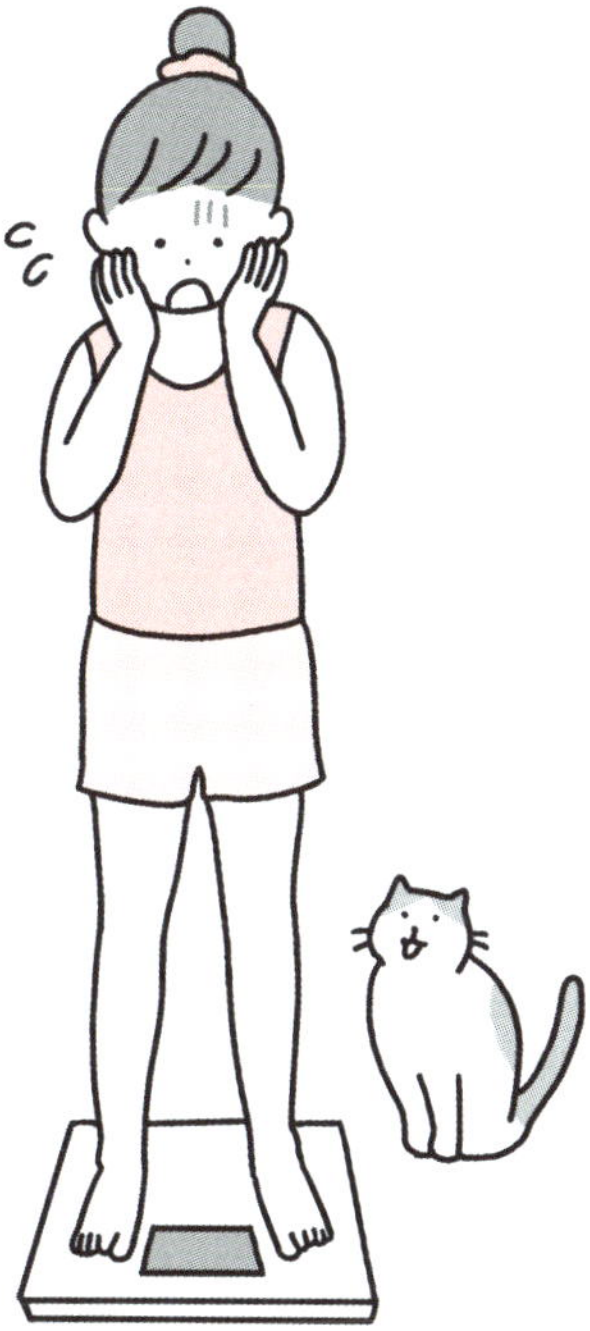

秋はおいしいものがいっぱい。食欲に任せて食べていると、あっという間に3kg増!?

3kg以上は危険水位。やせにくくなります

天高く馬肥ゆる秋。暑さが一息ついて涼しくなると、人も食欲が増進します。しかし体重が3kg以上増えたら、元に戻すのが大変。体重は毎日チェックして、増え過ぎに注意しましょう。

ダイエットをするときは、先にもお伝えした通り、バランスのよい少量の食事と運動を意識しましょう。バランスのよい食事とは、タンパク質、脂質、炭水化物の三大栄養素のそろったもの。和食にすると自然に健康的な食事になるでしょう。

あわせて運動を継続的に行い、ゆるやかに体重を落としていきましょう。

autumn

11月
15日

30分ランニングでイライラとサヨナラ!

- イライラは頭に血がのぼった状態
- 走ると全身に血がめぐり、気が動き出してストレス解消に

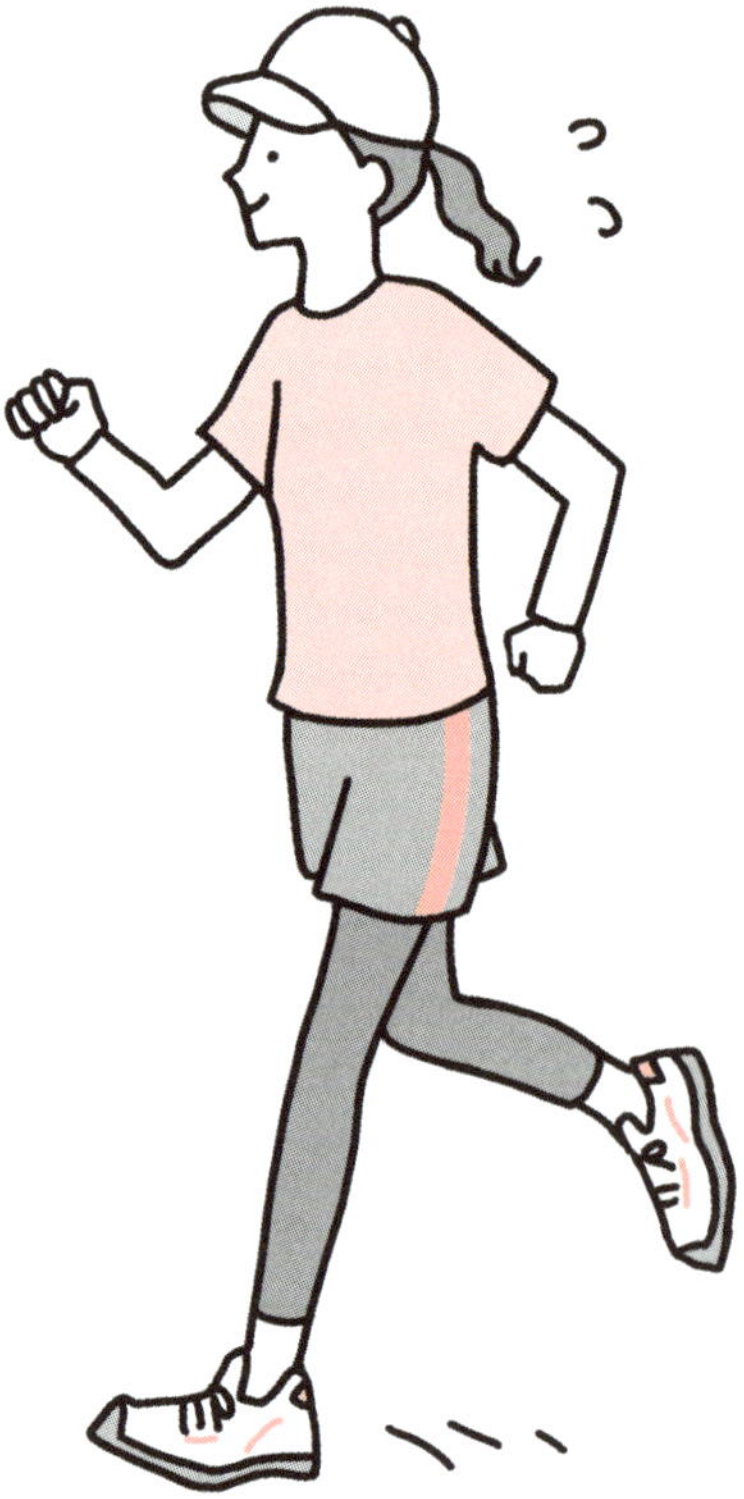

ランニング必須アイテム

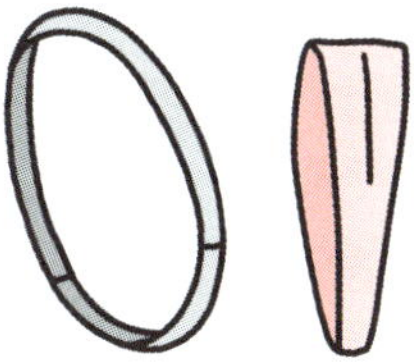

ヘアバンド

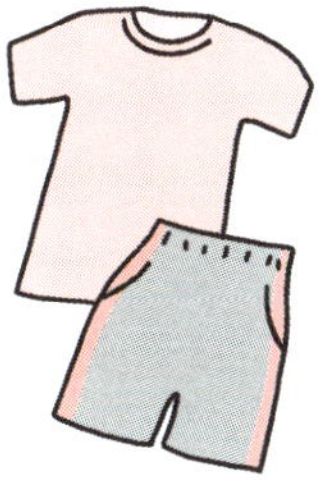

ウェア

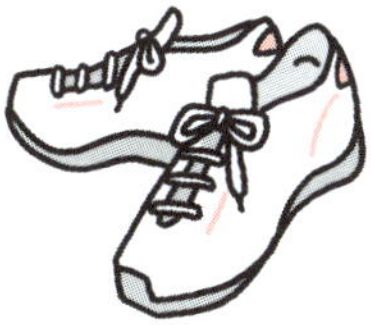

シューズ

安全なランニングには、自分に合ったシューズがマスト。専門店で計測するのがベストです。

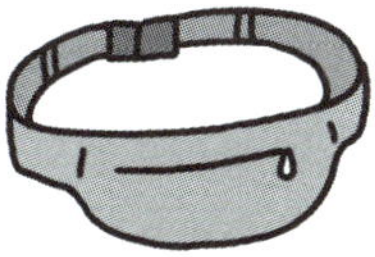

バッグ

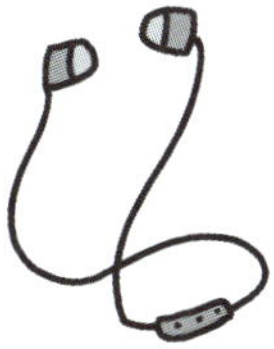

イヤホン

ストレスを感じたら外に出て走ってみる

下半身が冷えると下半身にあるべき血液や体熱が上昇し、イライラしたり不安になったりします。これを「昇症《しょうしょう》」といいます。まさに「頭に血がのぼった」状態。そうなったら、シューズを履きかえて外を30分走ってみましょう。スピードはゆっくりで大丈夫です。

全身を動かして走っているうちに、だんだん気持ちが落ち着いてきます。これは頭にのぼった血が下半身に下がり、血が全身をめぐり始め、滞った気が動き出したから。イラッとしたら、とにかく何も考えず外に出て走ってみるのがいちばんです。

autumn

11月16日

POAについて知る

老化ペースをゆるめる4大要素

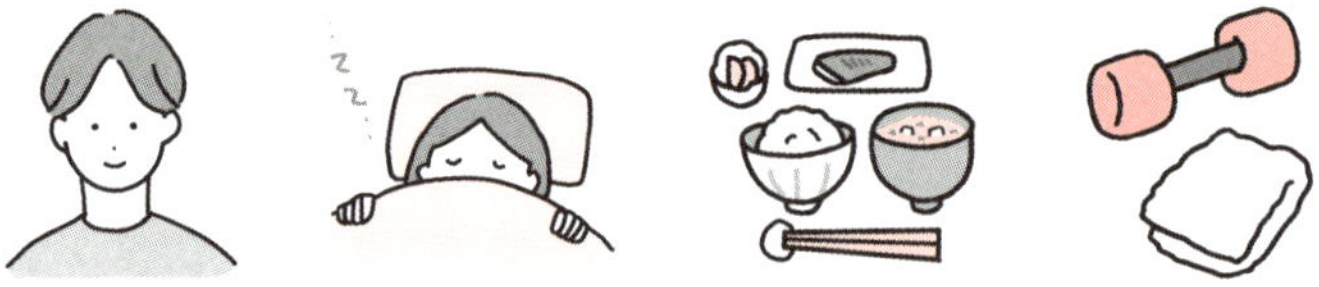

① 運動　② 栄養（食事）　③ 睡眠　④ 環境（パートナー）

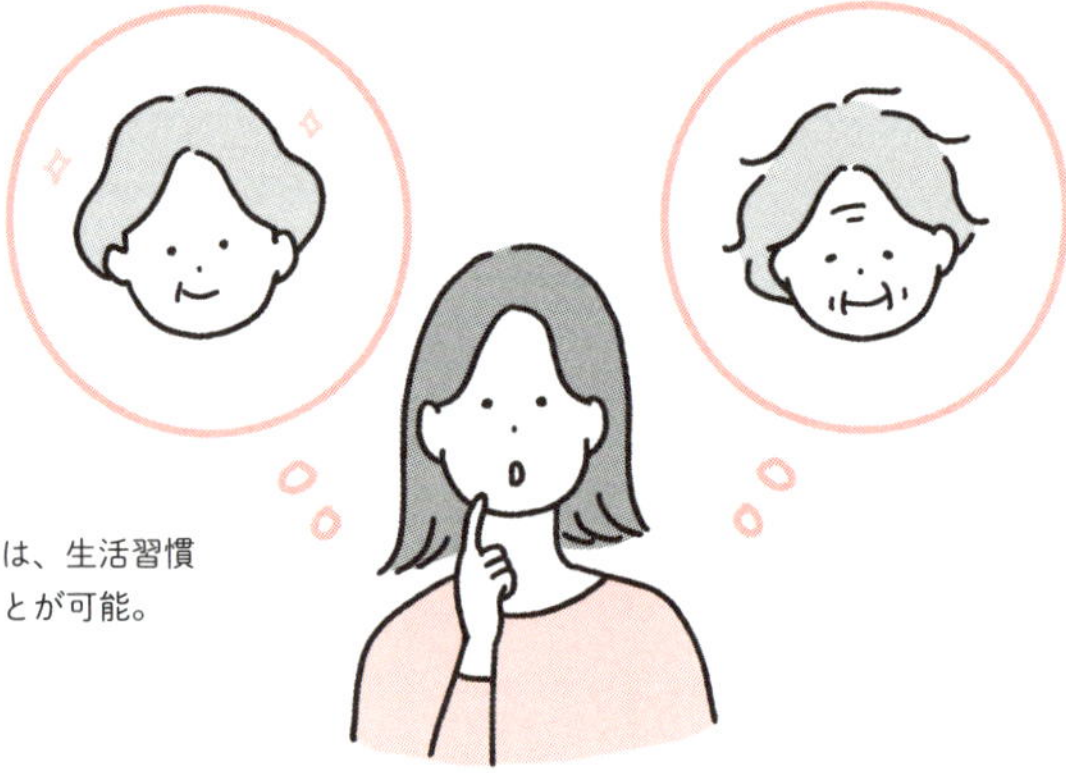

老化スピードは、生活習慣で遅らせることが可能。

10年で20歳も差がつくってホント!?

「ペース・オブ・エイジング」（POA）とは、老化の進むスピードのこと。この老けるスピードは、人によって異なることが最近の研究でわかってきました。研究によると、同じ年齢でも1年に0・4歳しか年をとらない人もいれば、2・44歳も年をとる人がいる。つまり1年で2歳分差。ということは10年で20歳分!? また、老化は44歳と60歳で急激に進行するといわれています。老化スピードを遅らせるには、ふだんの生活習慣や運動習慣がカギに。温活で体を温めると内側から若くなり、見た目も若くなります。日々の温活に励みましょう。

11月17日 筋トレのやり過ぎはリスク大

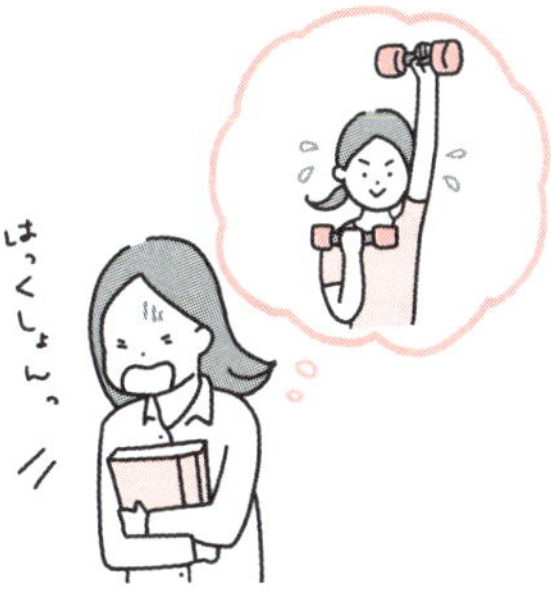
はっくしょんっ

週140分以上筋トレする人は、全くしない人より死亡率が高いことが研究で明らかに。筋トレは週に2～3回がベスト。

11月18日 寝ながら腹筋

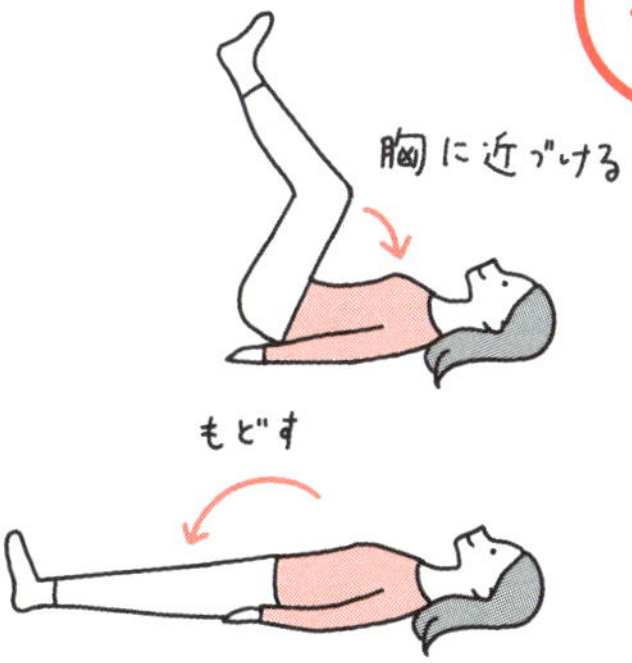

仰向けになり、両足を持ち上げて両膝を曲げながら胸に近づけたら、膝を伸ばしながら足を下ろす。

11月19日 ながら青竹踏み

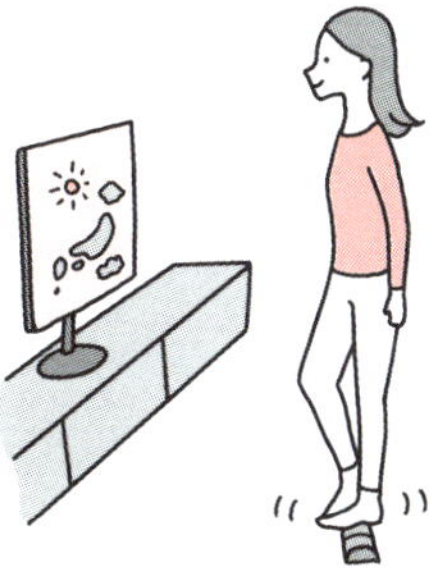

足裏の血行をよくする青竹踏みは、テレビを見ているときや歯磨きしているとき、料理の合間など、ながらでするのが正解。

11月20日 もも上げは腹筋に効く

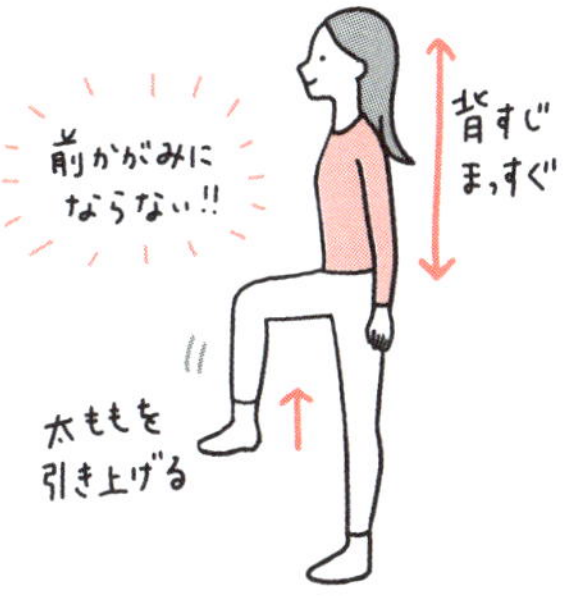
前かがみにならない!!
背すじまっすぐ
太ももを引き上げる

背筋をまっすぐにして片方ずつ太ももを引き上げるもも上げ運動は、膝や腰に負担をかけず、腹筋を鍛えられます。

autumn

11月
21日

秋の夜長は好きな映画で笑いと涙

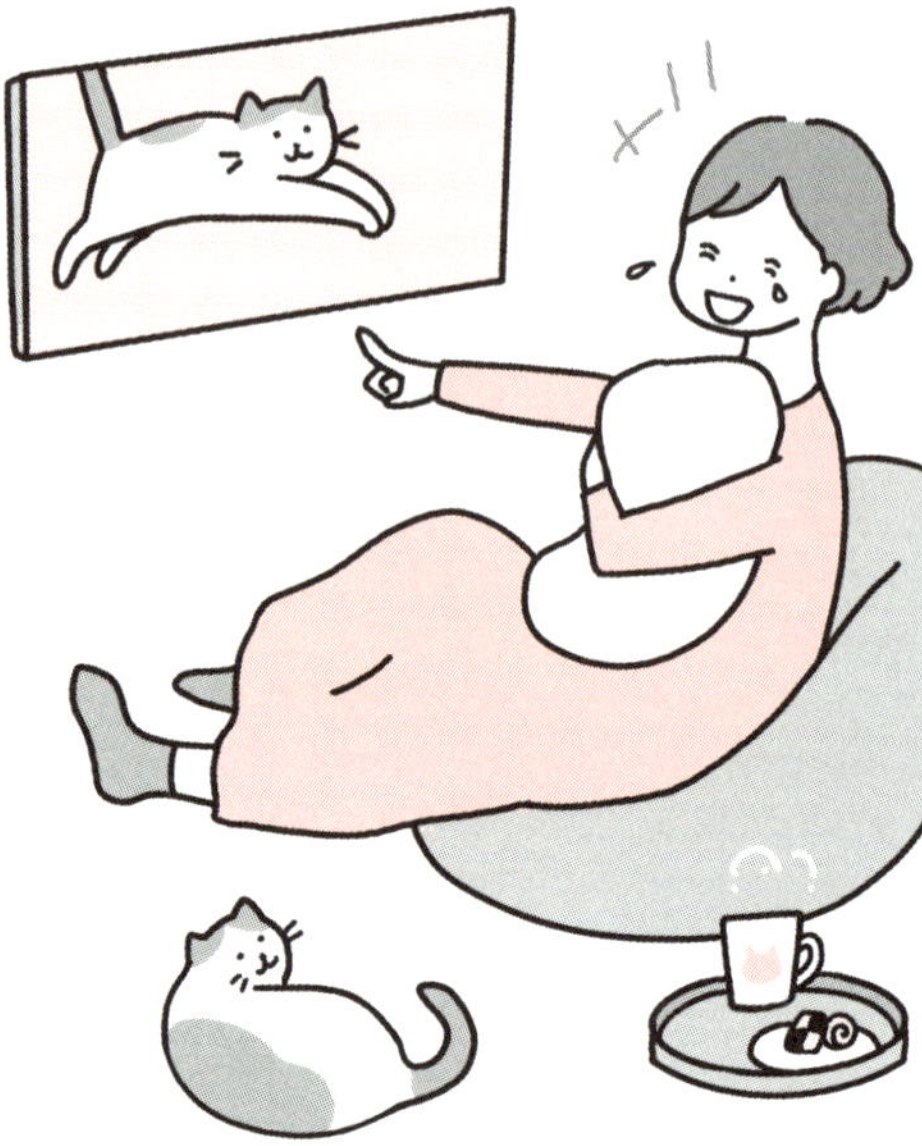

映画を見ながら泣いたり笑ったりすると、免疫力がアップ。病気やがんを遠ざけます。

笑いと涙のスゴイ健康効果

笑顔は体内の異物を攻撃するNK（ナチュラルキラー）細胞を活性化し、免疫機能を強化します。

また感情が高ぶって涙を流した後は、幸せホルモンであるセロトニンが増えて、やはり免疫力がアップ。

さらに笑いと涙は、ストレスをやわらげる効果も期待できます。秋の夜長は好きな映画を見て、大いに泣いたり笑ったりしましょう。映画を見終わった後は、気持ちがスッキリしているはず。

ストレスケアのために、泣いたり笑ったりできる映画のリストを自分なりにつくっておくのもいいですね。

11月22日

起き抜けにガッツポーズ

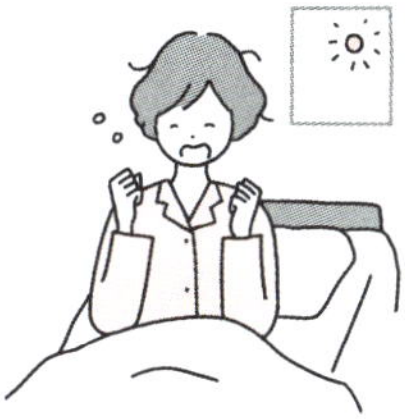

朝起きてガッツポーズをするだけで、ストレス発散になります。

11月23日

紙を思いっきり投げる

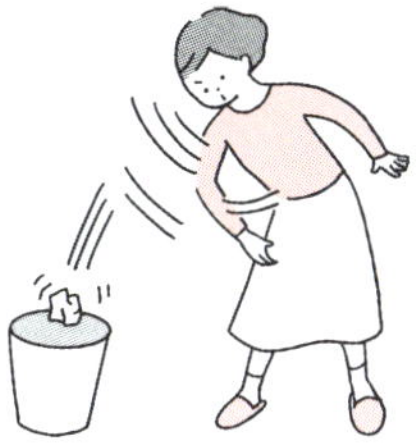

嫌なことは紙に書き出して思いっきり投げて。モヤモヤも吹っ飛ぶ！

11月24日

柑橘系のアロマでリラックス

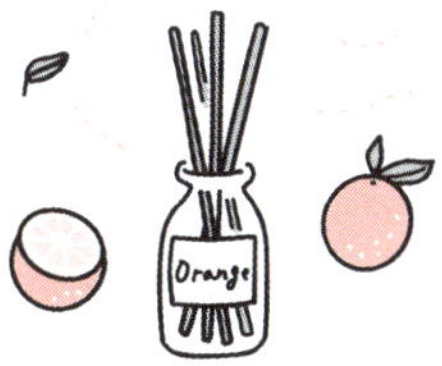

オレンジなど柑橘系のアロマは、不安や緊張をほぐして血流を促進。

11月25日

心が疲れたら旅に出る

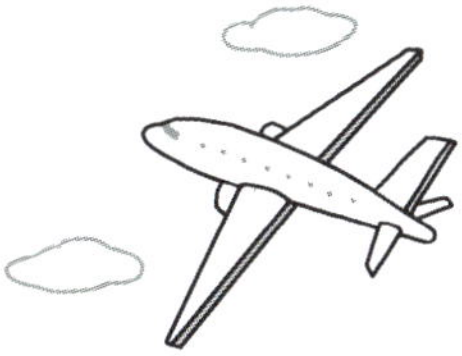

旅先での新しい刺激は、やる気ホルモンのドーパミンを分泌します。

11月26日

わざとあくびをする

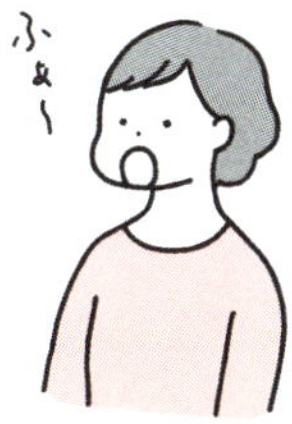

わざとでもあくびをすると、副交感神経が優位になり、体がゆるみます。

11月27日

人に悩みを聞いてもらう

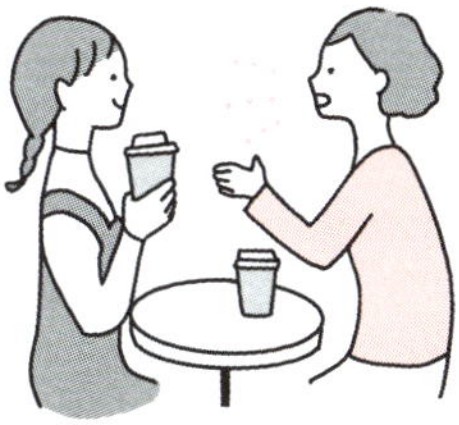

人に話を聞いてもらうと、幸せホルモンのオキシトシンが分泌されます。

autumn

11月
28日

片足立ちのスゴイ効果

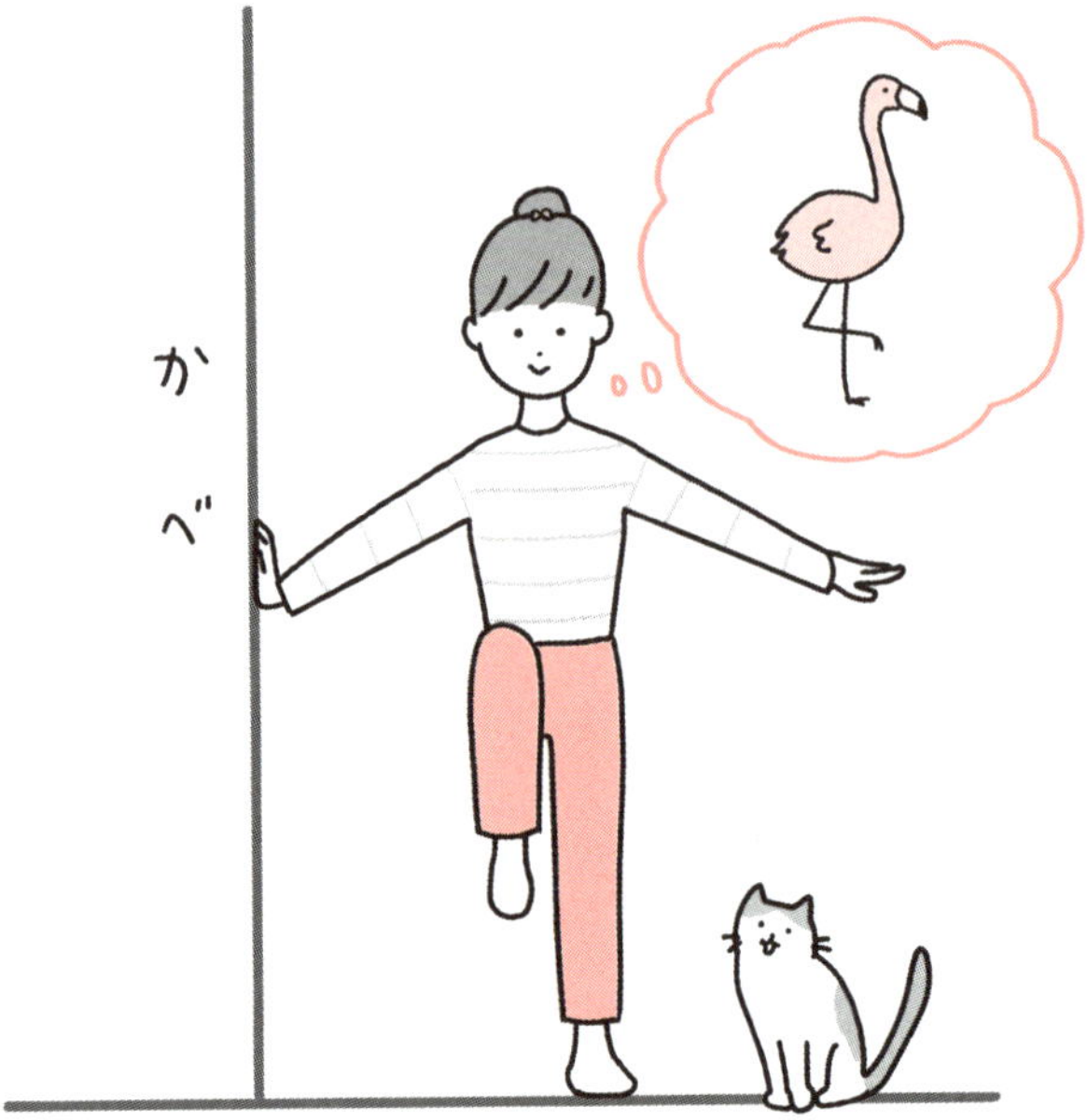

両足を肩幅に開いて立ち、背筋を伸ばす。両手でバランスをとりながら、片方の足を上げて30秒〜1分キープ。もう片方の足も同様に。

わずか1分で約50分のウォーキングと同じ運動量

フラミンゴのように一本足で立つ「ダイナミックフラミンゴ療法」は、たった1分間で53分のウォーキングと足にかかる負担が同じ。簡単に見えますが、スゴイ運動量です。高い運動効果の理由は、ふだん両足で体を支えているところを片足で支えるから。片足にいつもの倍以上の重さがかかることから、運動効果がアップするのです。

この姿勢で足をさらに高く上げると、ますます負荷が大きくなります。「今日は残業で運動ができない！」という人は、社内の片隅でこっそり片足立ちをしましょう。時間も場所もない人におすすめの隙間トレーニングです。

autumn

11月
29日

歩数よりもインターバル速歩

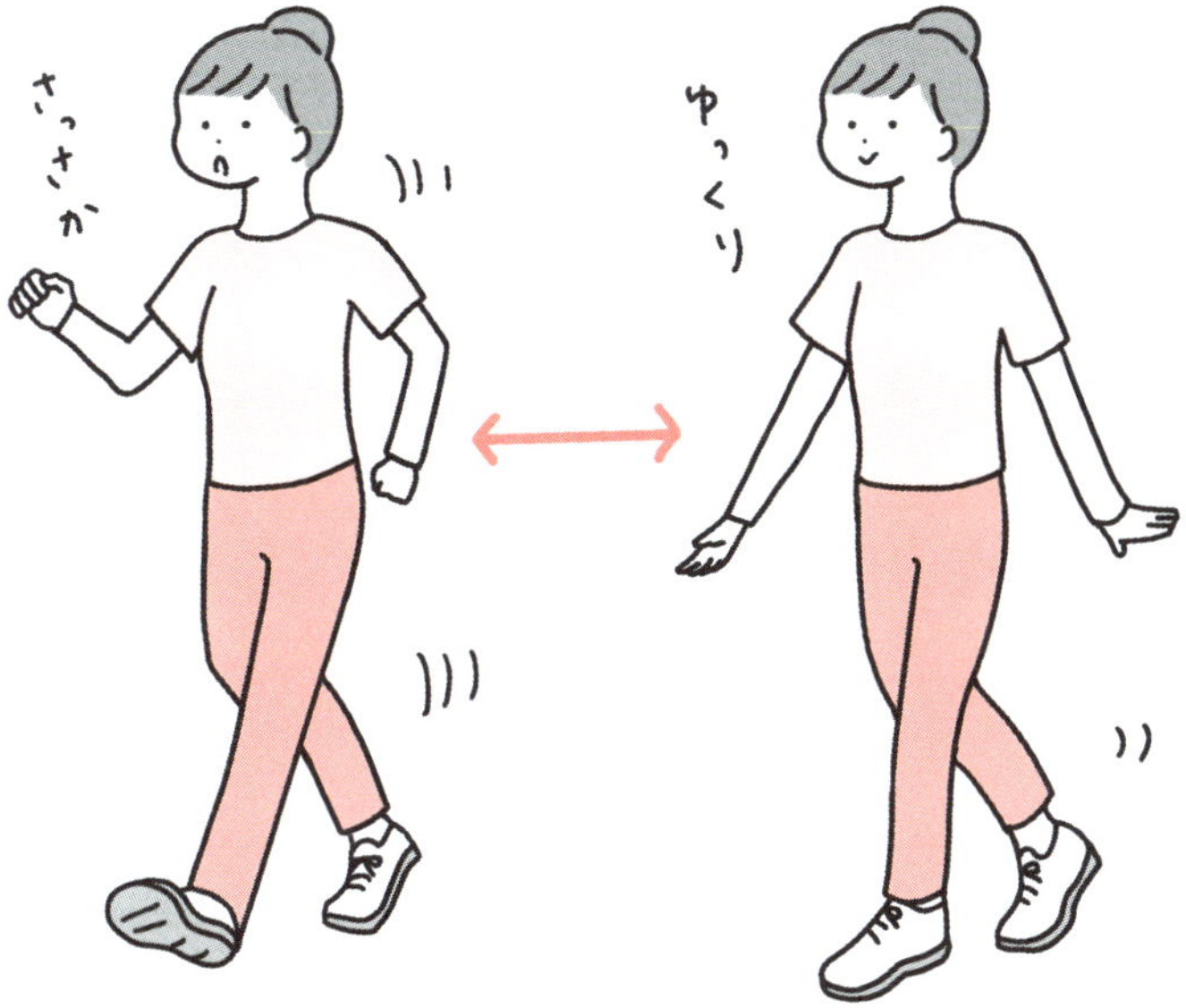

早く歩く「さっさか歩き」と、のんびり歩く「ゆっくり歩き」を3分ずつ交互に繰り返す。これを1回に3～5セット、さっさか歩きを1日15分以上行うのがポイントです。

さっさかとゆっくりの繰り返しだから楽

信州大学の能勢《のせ》博《ひろし》先生によって提唱されている「インターバル速歩」は、早く歩く「さっさか歩き」と、のんびり歩く「ゆっくり歩き」を交互に繰り返すウォーキング法。さっさか歩きを続けると疲れますが、ゆっくり歩きで休みながら歩けるので、体力的にも精神的にもラク。休みながらもさっさか歩きを積み重ねていければ、運動量は増えていきます。歩数は気にする必要ありません。

単にウォーキングするよりも酸素摂取量や太ももの筋力は増加し、血圧は下がるという研究結果も。心臓病や生活習慣病の予防としても注目されています。

autumn
11月
30日

上半身から下半身に流れる
アイソメトリック体操

- 同じポーズを保ったまま、6つの動作で筋トレを行う
- わずか42秒で、全身をくまなく鍛えられる

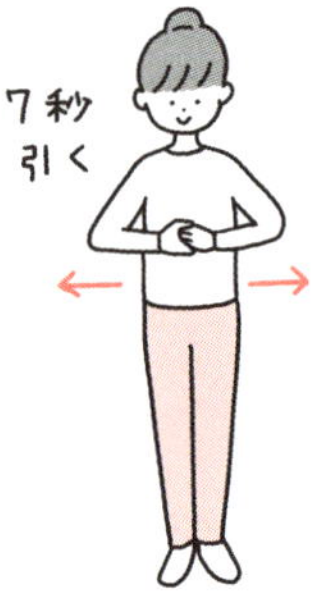

❶ 上半身の筋肉を強化する

手を胸の前で組み、7秒間力を入れて両方に引く。

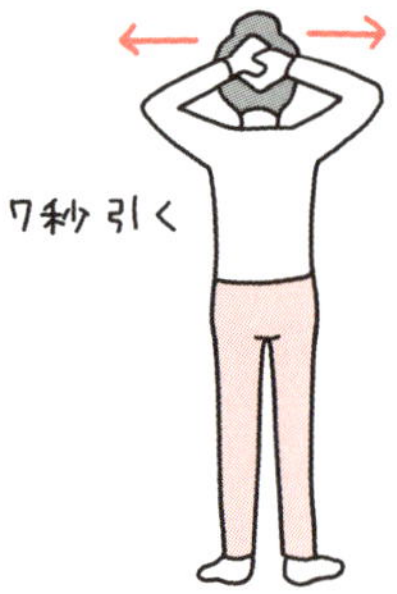

❷ 首、背筋、腹部の筋肉を引き締める

手を組んだまま後頭部に回し、力を入れて7秒間引き合う。

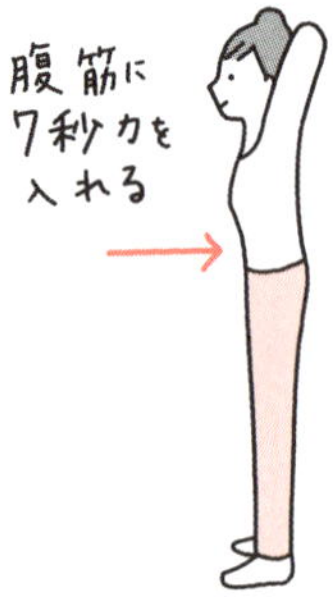

❸ 腹筋を鍛えてウエストを引き締める

そのままの姿勢で7秒間、腹部に力を入れる。

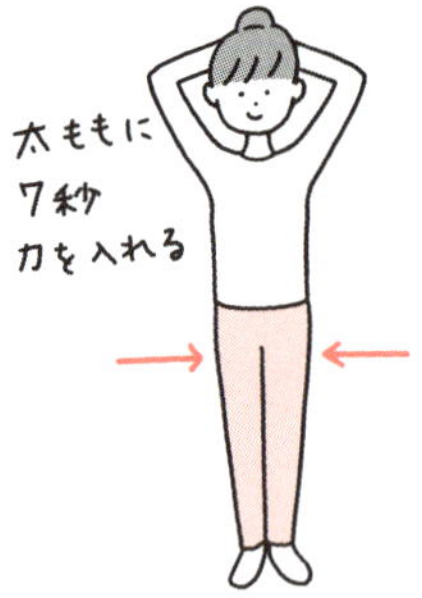

❹ 下半身の筋肉を強化する

❸と同じ姿勢で、両足の太ももに7秒間力を入れる。

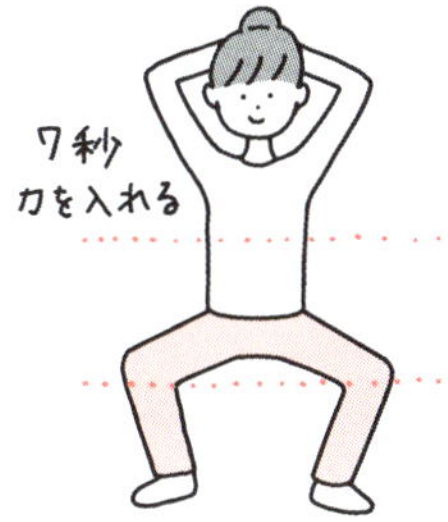

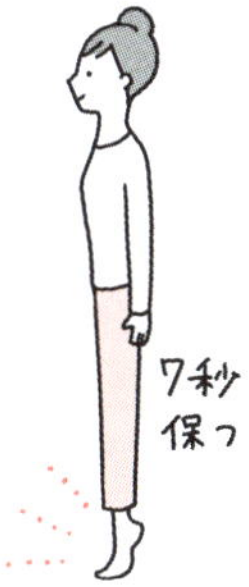

❺ 大腿や臀部のたるみを引き締める

❹の姿勢からしゃがみ込んで、７秒間臀部から下肢にかけて力を入れる。

❻ 首、背筋、腹部、ふくらはぎの筋肉を引き締める

直立した状態でつま先立ちし、力を入れてそのままの姿勢を７秒間続ける。

1ポーズ7秒でダイエット効果抜群

同じポーズを保ったまま、刺激したい筋肉に7秒ずつ力を入れるトレーニング。❶～❻の動作をひとつにつき7秒間で行うので、わずか42秒でできます。

簡単ながら上半身から下半身までまんべんなく筋肉に刺激を与えることができ、かなりの運動量になるため、体が温まり血流がよくなります。発汗も促されて脂肪も燃えるので、ダイエット効果も抜群。続けるうちに筋肉がだんだん発達してくるので、皮下脂肪が減少し、体がぐっと引き締まってきます。長時間座りっぱなしのときにぜひ。

第4章 冬 winter

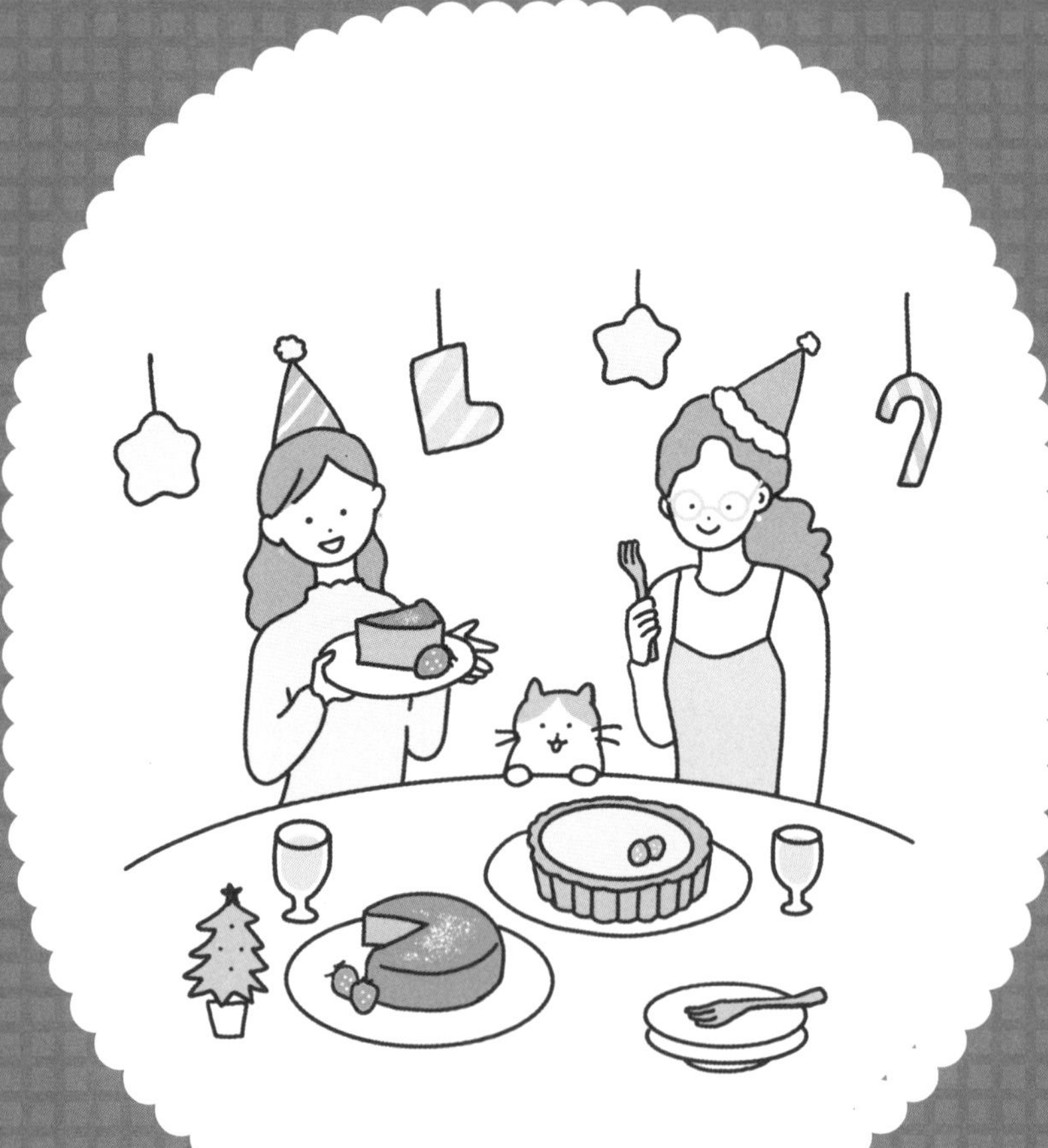

冬のポイント

冬は、1年で最も気温が下がります。手足の冷えを感じる人も多いでしょう。外出時のファッションは、これまでの季節で紹介してきたもので自分に合うものを全てとり入れて、徹底して温めましょう。特に下半身を温めることを重視してください。

インフルエンザや新型コロナウイルスなど、感染症が流行りやすい季節です。がん細胞は低温を好むため、がんのリスクも上がります。体を温めるファッションや食事はもちろん、家は温かく熱の逃げない環境づくりをしましょう。

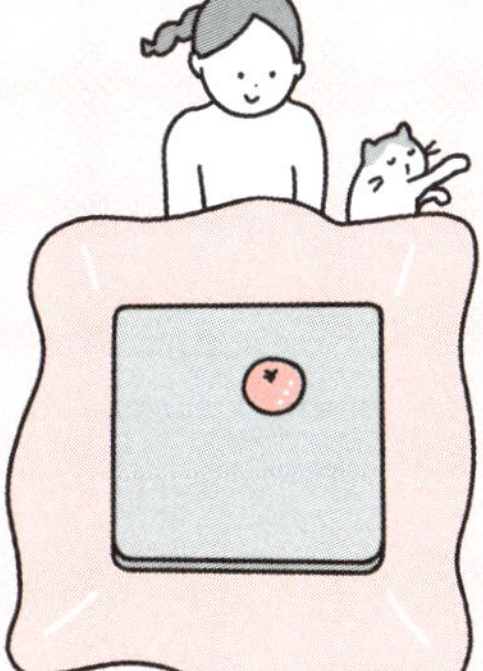

winter
12月
1日

頭寒足熱ファッションで温活とおしゃれを両立

- 下半身を温めると、全身の血のめぐりがよくなる
- トップスは軽やかに、ボトムスと足元は温かいこたつスタイルに

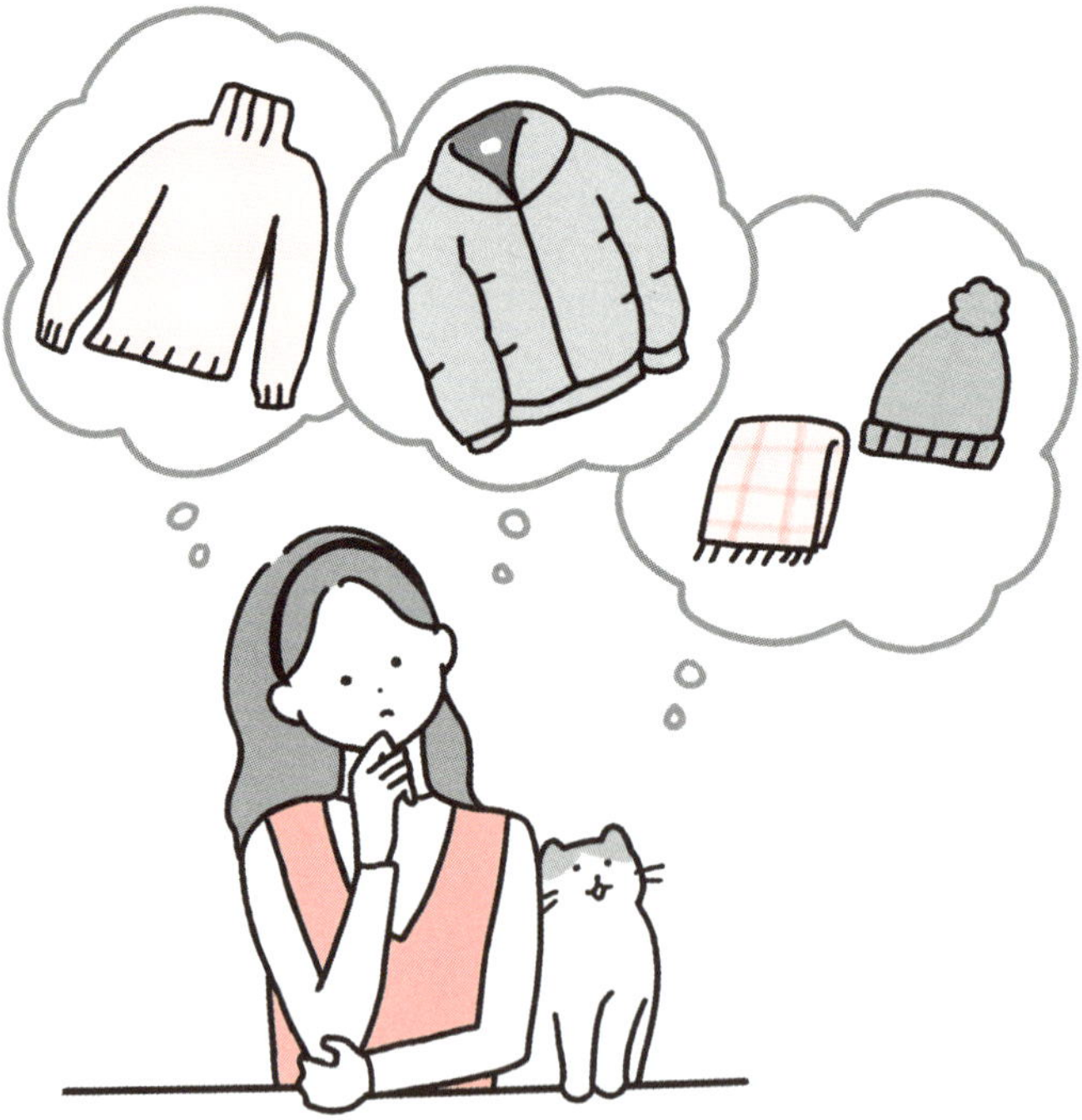

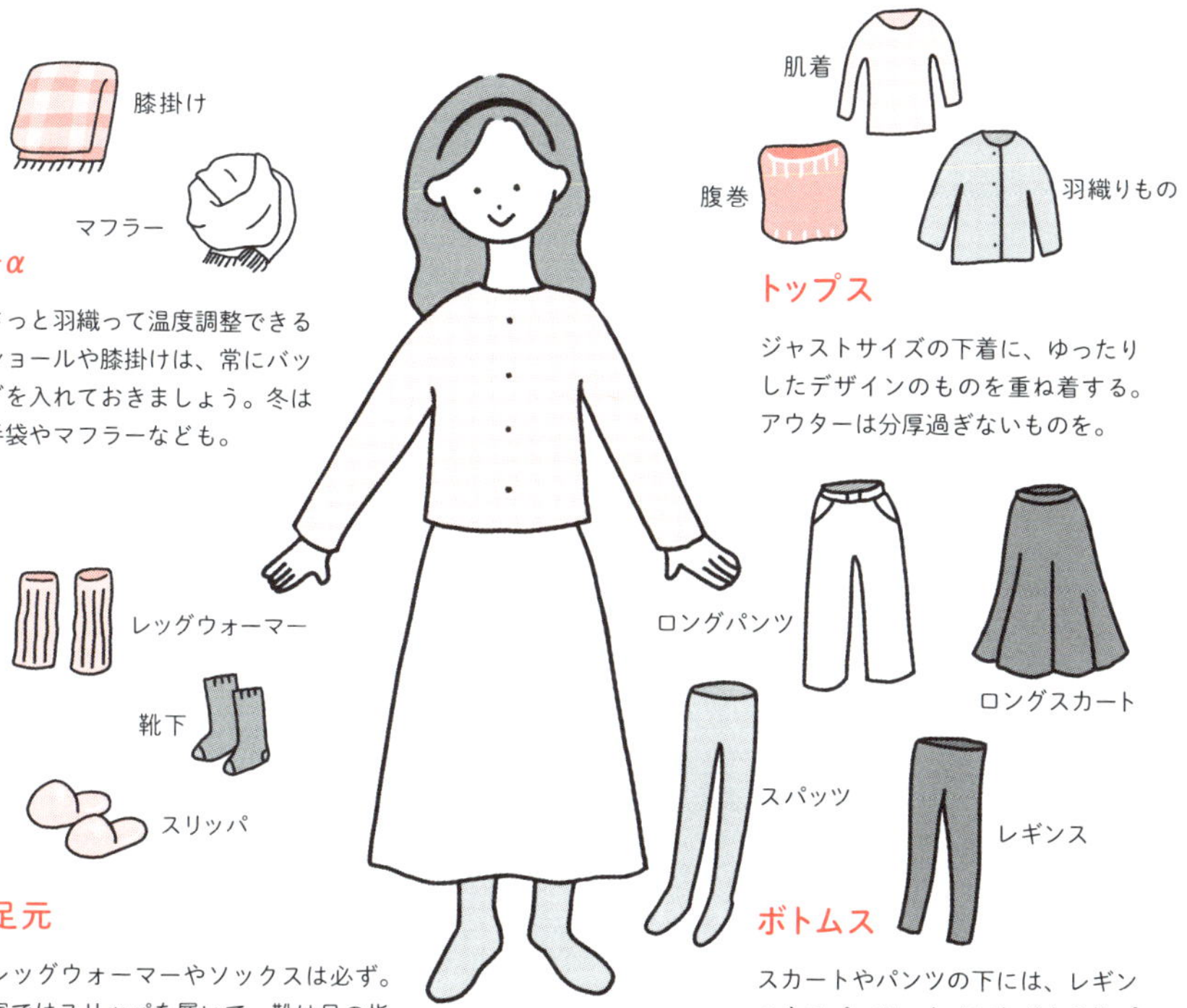

+α

さっと羽織って温度調整できるショールや膝掛けは、常にバッグを入れておきましょう。冬は手袋やマフラーなども。

トップス

ジャストサイズの下着に、ゆったりしたデザインのものを重ね着する。アウターは分厚過ぎないものを。

足元

レッグウォーマーやソックスは必ず。家ではスリッパを履いて。靴は足の指を動かしやすいものがベスト。

ボトムス

スカートやパンツの下には、レギンスやスパッツ、タイツなどを1枚プラスして、冷え対策は万全に。

大事な臓器が集まる下半身は常に温めて

東洋医学でいう健康とは、足元は温かく、頭は冷えた「頭寒足熱」の状態。下半身が温まると血液が上に向かって全身のめぐりがよくなり、不調は起こりにくくなります。特に女性にとって、下半身は子宮や卵巣など大切な臓器がたくさんある場所です。

反対に下半身が冷えていると、血管が収縮して血液が上半身に集中。さまざまな不調の原因になります。ですからファッションも、頭寒足熱が基本。上半身は脱ぎ着しやすく軽やかに、血液が滞りやすい下半身はしっかりと温めるこたつスタイルにしましょう。

winter

12月
2日

温泉旅行をする

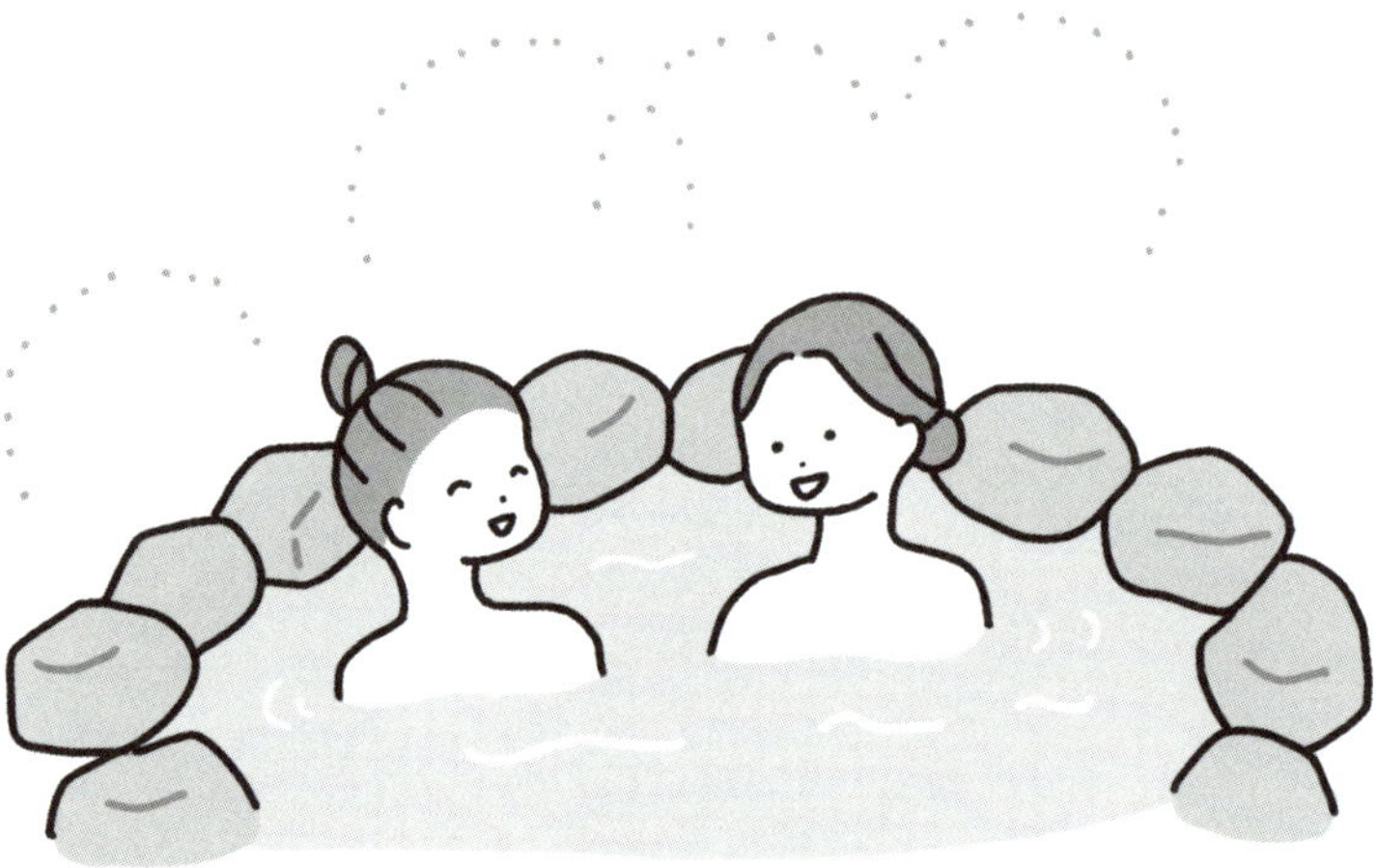

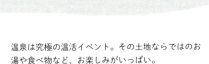

温泉は究極の温活イベント。その土地ならではのお湯や食べ物など、お楽しみがいっぱい。

玉川温泉のラジウムは冷え性の改善に

本格的に体を温めるなら、やっぱり温泉。泉質によって効果・効能は異なりますが、熱いお湯につかると血管が広がり血のめぐりがよくなる、体内の老廃物の排出を促してくれるのは、どの温泉も共通のメリットです。プラスαでその土地の名物・名産を食べたり、まわりの自然を楽しんだり、心からリラックスできるのも温泉旅行の魅力。温活効果の高い温泉は秋田県の玉川温泉などのラジウム温泉。微量のラジウム（放射線）が細胞を活性化する「ホルミシス効果」で冷え性が改善し、免疫力アップが期待できます。次の休みには、ぜひ温泉へ。

12月3日

石原式ラフターヨガ

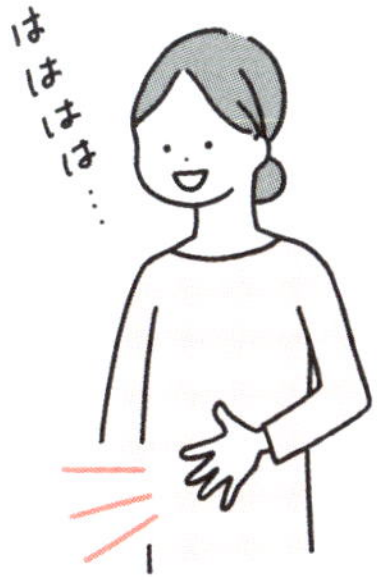

「ハハハ」と笑いながらおなかをたたき、背中を反るようにしてバンザイを３回。これを２回行うと、体が温まり元気に！

12月4日

なわとびで有酸素運動

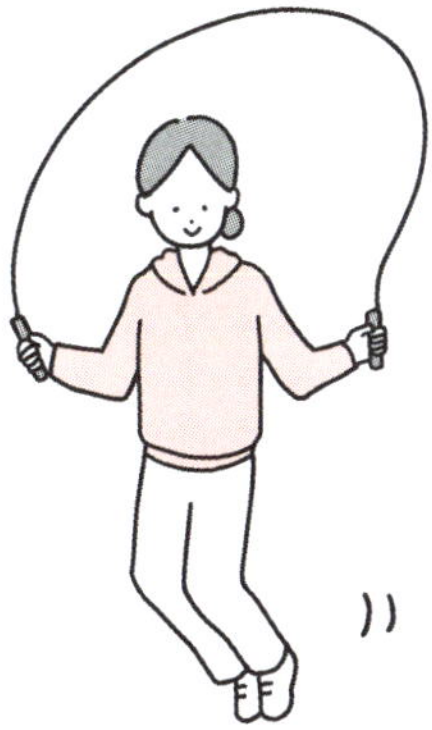

跳ぶことで、上半身の筋肉をリラックスさせながら下半身の筋肉に適度な刺激を与えて全身の血行を促進。骨も丈夫に。

12月5日

おなかと背中をツボ押し

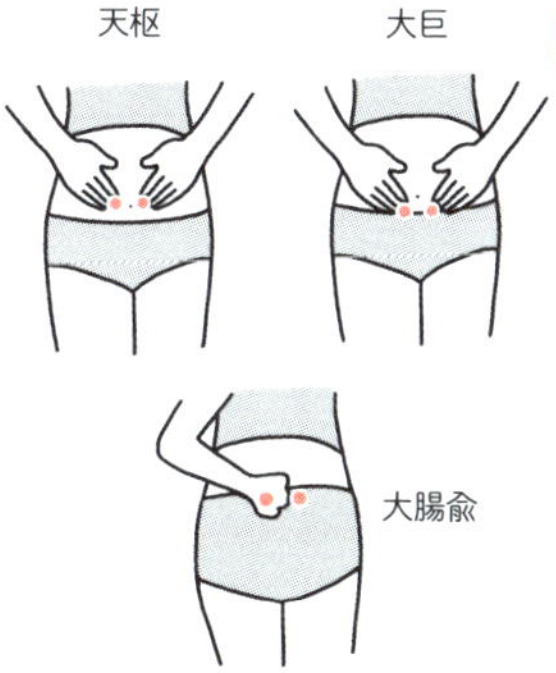

へその下にある「大巨《だいこ》」、へその両脇にある「天枢《てんすう》」、骨盤にある「大腸兪《だいちょうゆ》」など腸に効くツボを押すと、お通じスッキリ。

12月6日

目覚めたらベッドでストレッチ

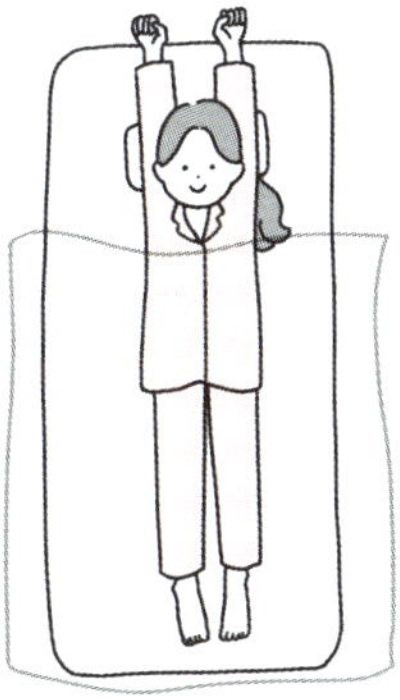

仰向けで両手はバンザイして上へ、両足は下に伸ばして引き合うようにストレッチ。伸ばす→脱力を何度か繰り返して。

winter
12月
7日

生薬入りヘアケア&スキンケアを使ってみる

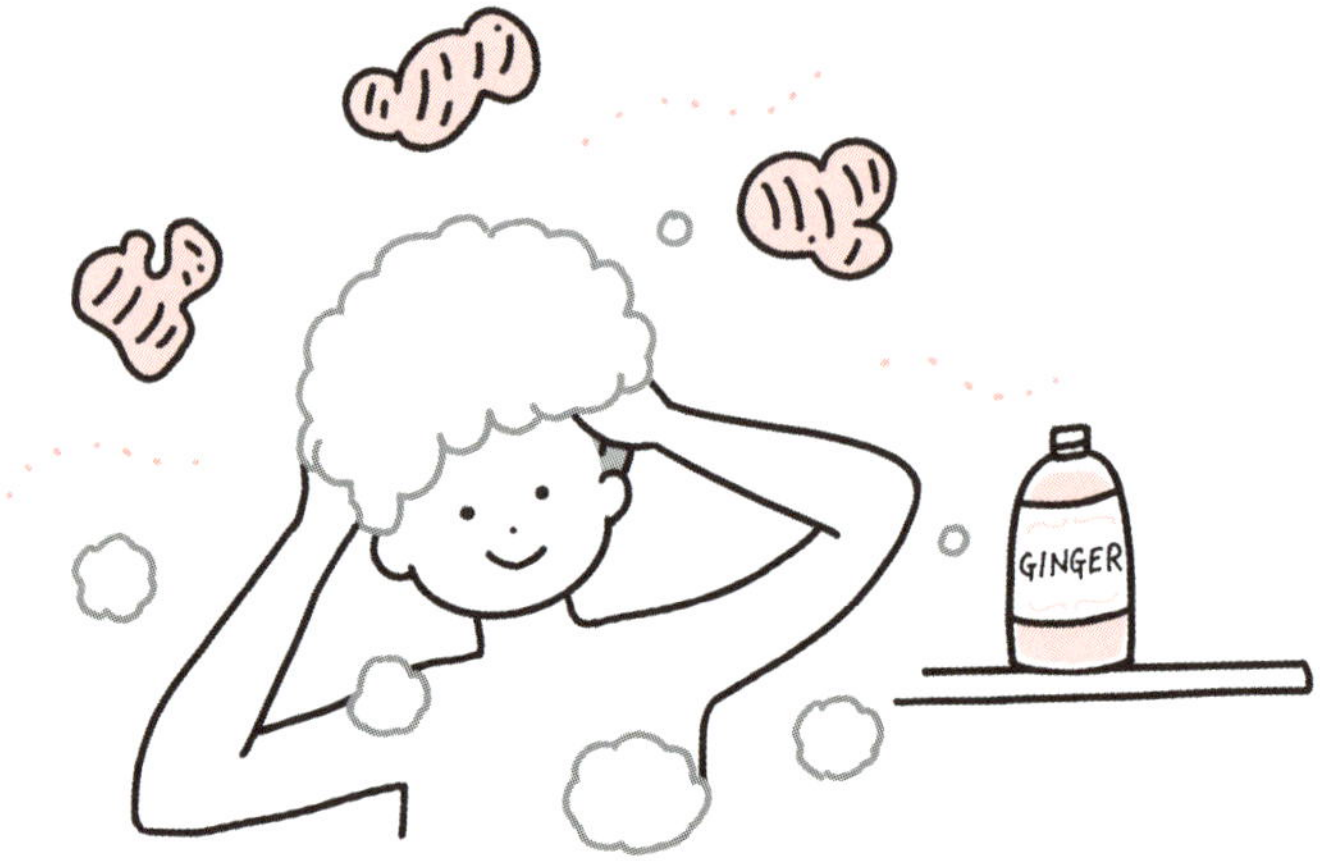

生薬入りのシャンプー＆スキンケアを使うときは、
成分をよく確認しましょう。

肌や頭皮に栄養を与えてゴースト血管を防ぐ

肌が一定のサイクルで生まれ変わる仕組みをターンオーバーといいます。ターンオーバーを整えるには、血液が栄養や酸素、水分を全身に送っていることが第一。つまり肌や頭皮に栄養を供給するには、血流がよくなければいけないということ。血液の通っていない血管をゴースト血管といいます。

ゴースト血管化を防ぐには、血流をよくする生薬入りの化粧水やローションなどのスキンケア、シャンプーを使ってみるのも手。スキンケアやシャンプーをしながらマッサージを行うと、相乗効果で肌はプルプル、髪の毛はつやつやに。

12月8日

寒くなったら しょうが入り甘酒

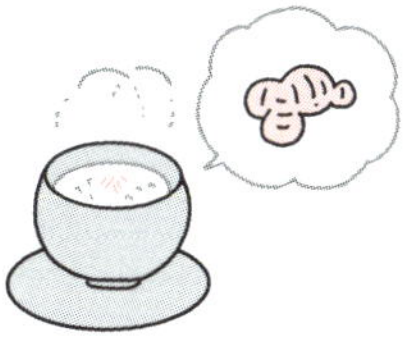

ペプチドを含む甘酒にすりおろししょうがを入れると、温め効果アップ。

12月9日

野菜ジュースは 56度未満に加熱

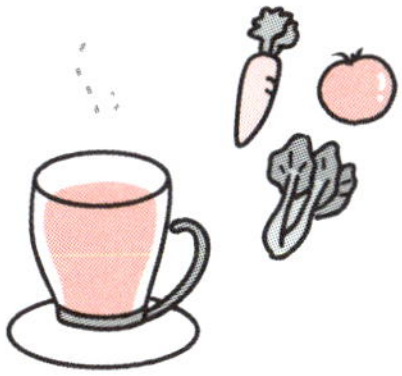

野菜ジュースは56度未満なら、レンジで温めても栄養素はそのまま。

12月10日

就寝前のリラックスには ハーブティー

スペアミントやカモミールなどのハーブティーは、飲むと穏やかな気持ちに。

12月11日

しょうが紅茶＋ くず湯でポカポカ

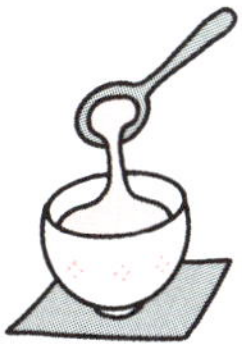

しょうが紅茶に、少量の水で溶いた本くず粉を入れると、発汗作用アップ。

12月12日

カフェでチャイティーラテを頼む

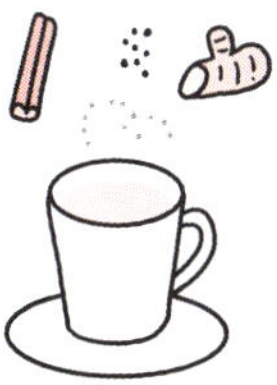

紅茶にスパイスとミルクを合わせた「チャイティーラテ」で体温上昇。

12月13日

眠れない夜はホットミルクで安眠

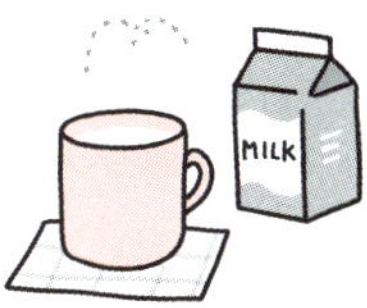

牛乳のトリプトファンがメラトニンを分泌を促進。ホットにして体を温めて。

winter
12月
14日

発熱時は食事は控える。食べるなら石原式味噌汁！

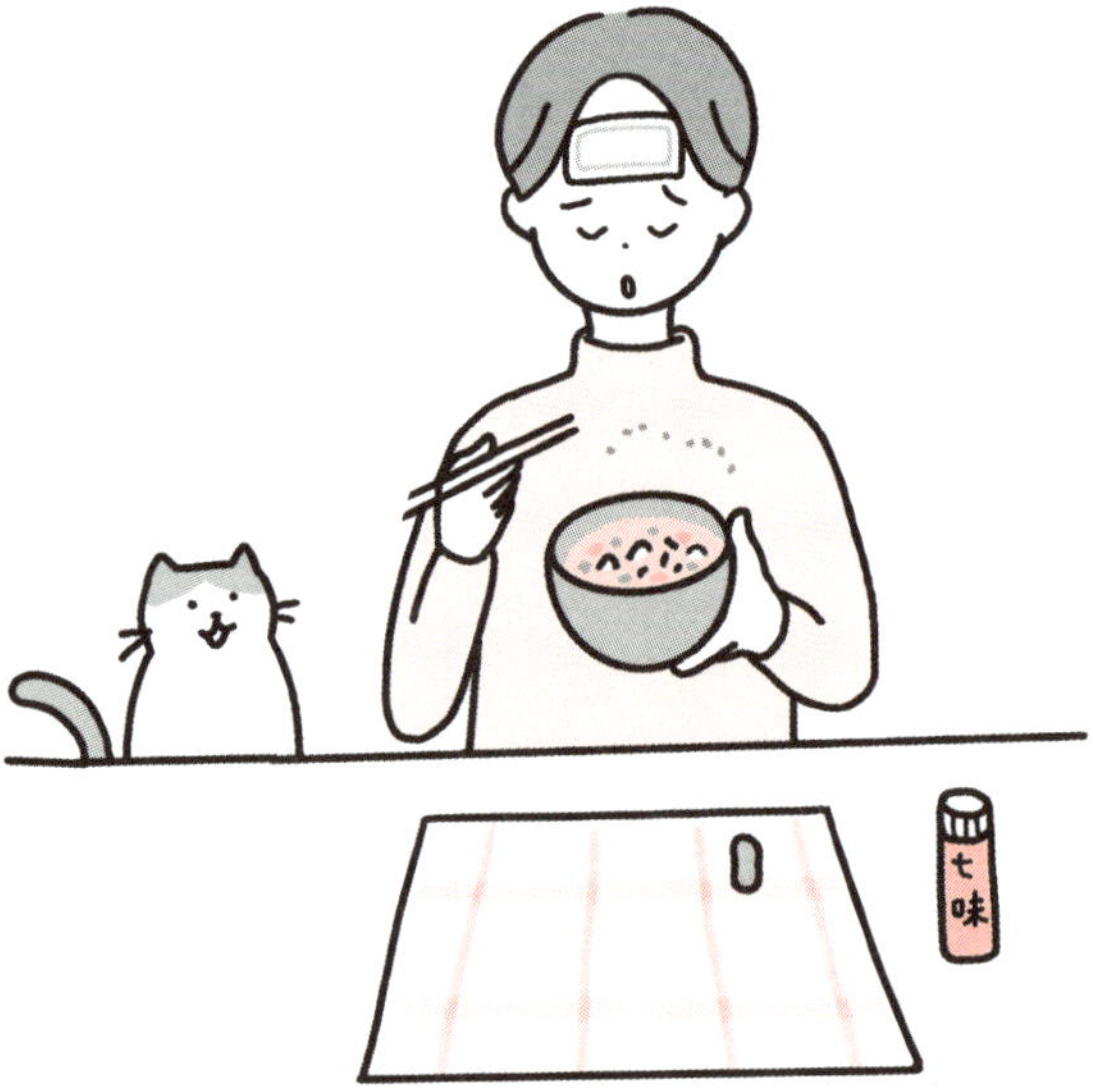

すりおろししょうが、刻みネギ、七味たっぷりで、
体はホッカホカに。

薬味のトリプル効果で熱を退治！

発熱時はウイルスなどの病原菌や血液の汚れを燃焼している状態。基本的に食事は控えたほうがよいですが、食べるなら体を温めて発汗作用のあるものにしましょう。体が温まると免疫力が上がり、病原菌と戦ってくれます。また、体内の老廃物を汗で出せば燃やすべき老廃物がなくなり、熱が下がります。

おすすめは、すりおろししょうがや刻みネギ、七味をたっぷり入れた味噌汁。しょうがの温め作用、ネギの血流促進作用、七味の発汗作用のトリプル効果で体はカーッと温まり、熱を撃退してくれるでしょう。

winter
12月
15日

小顔ローラーでコロコロする

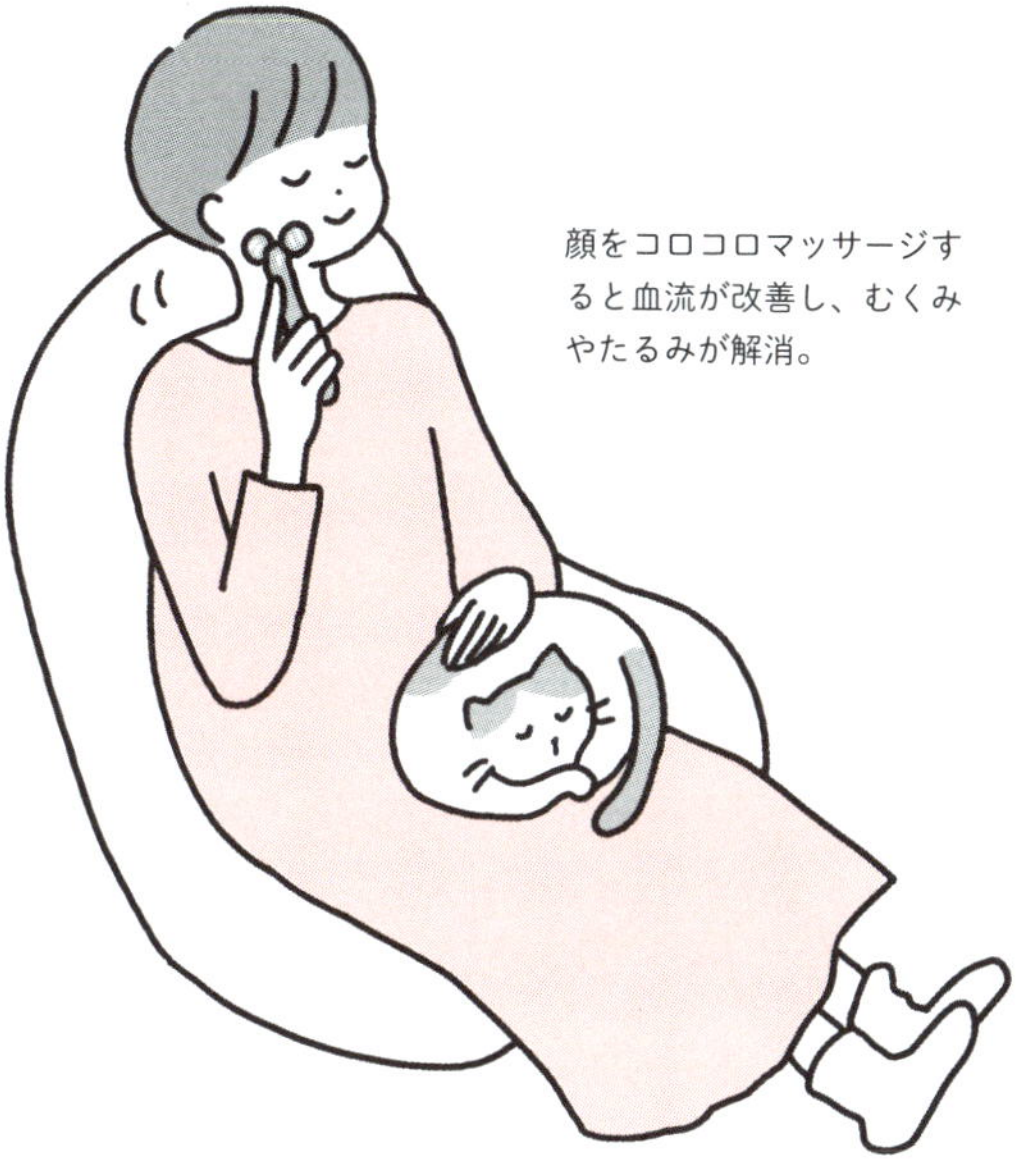

顔をコロコロマッサージすると血流が改善し、むくみやたるみが解消。

美容の悩みはすべて血流です！

朝起きたときに顔のむくみやたるみが気になったら、小顔ローラーで顔の上をコロコロとケアしてみましょう。血行がよくなり、むくみやたるみが解消します。

美容の悩みは結局、すべて血流が原因。血流をよくすればむくみやたるみだけでなく、くすみやしわ、ニキビといった肌トラブルも解決できます。また、こわばった表情筋もほぐしてくれるので小顔美人になれるでしょう。

ただし小顔ローラーは、使い過ぎるとかえって肌に負担を与えることもあります。器具の取扱説明書をチェックし、1回あたり5〜10分を目安に使いましょう。

winter

12月
16日

大掃除は体を動かして雑巾がけ&窓ふき

- 体感を鍛えるなら雑巾がけ。全身の筋肉をしっかり使う!
- 腕を伸ばしたり、しゃがんだり、窓ふきも驚異的な運動量

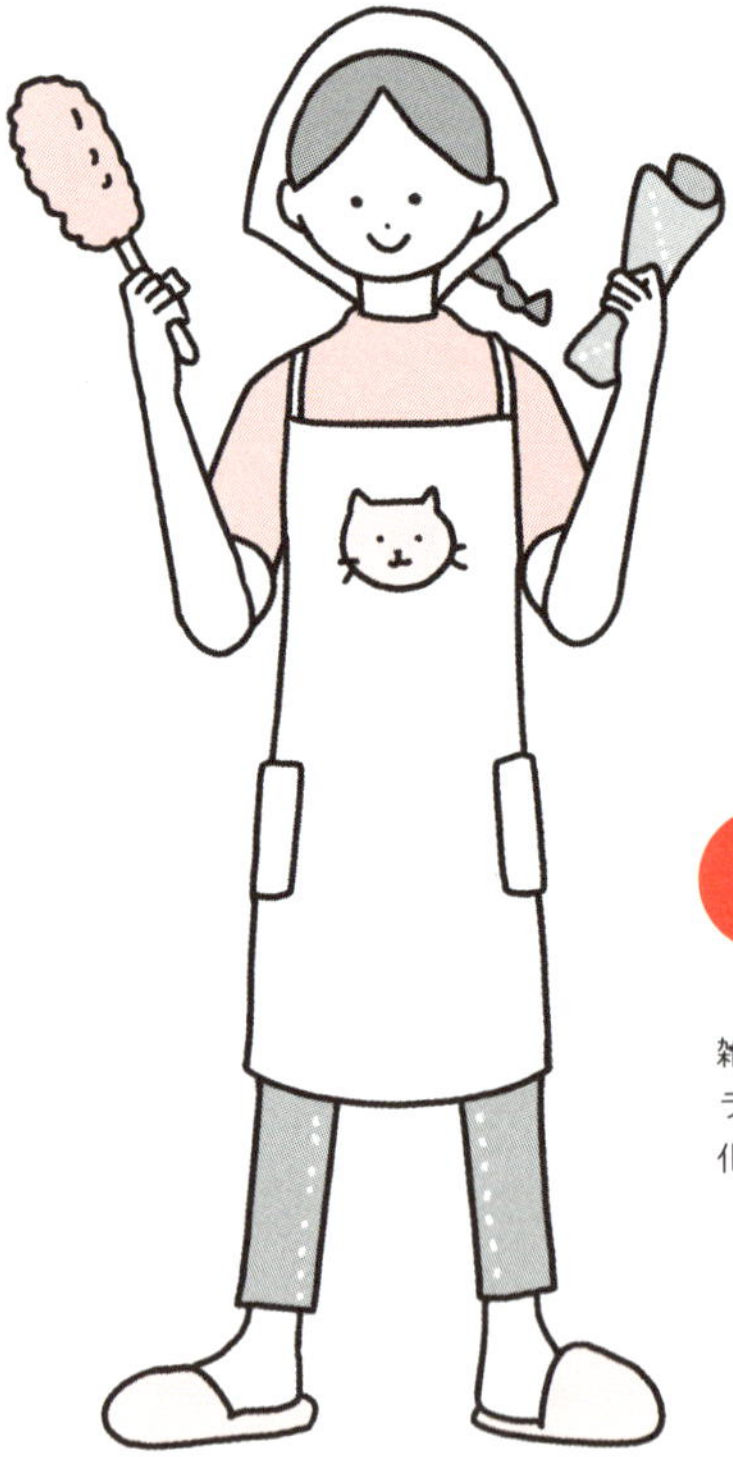

雑巾がけ

雑巾がけは、四つんばいの姿勢でバランスをとりながら行う。足腰が強化されて体幹トレーニングになる。

窓ふき

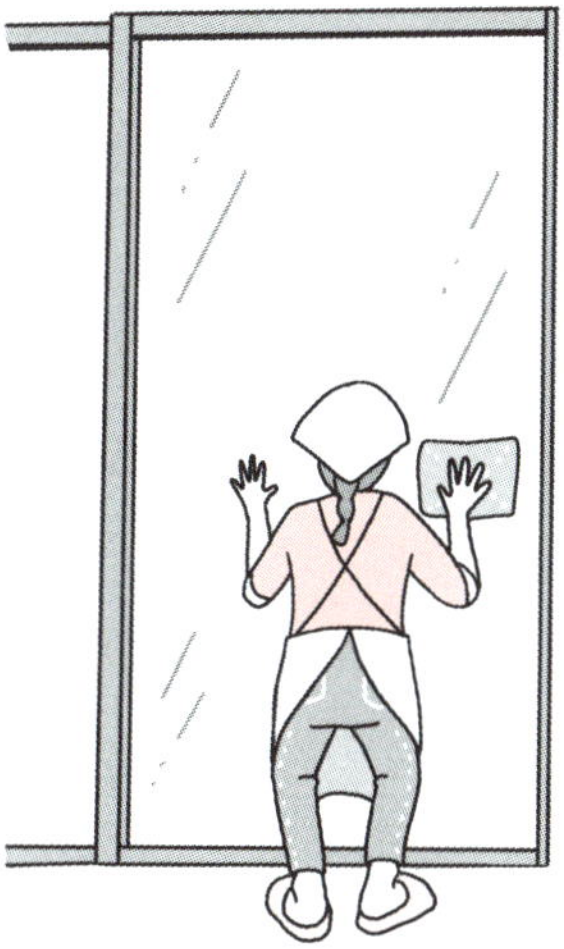

❷下部分は、腰を落として腕は大きく動かして。

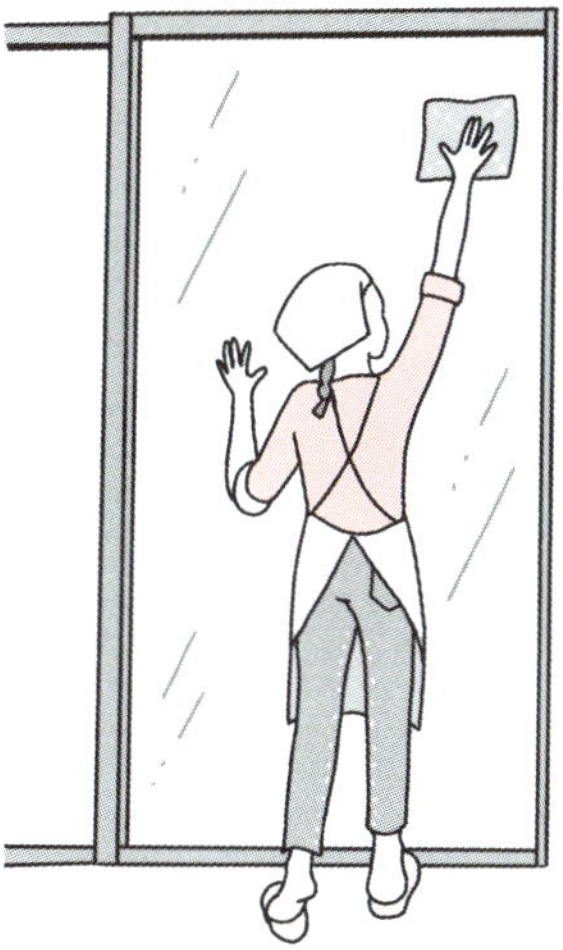

❶体全体で伸び上がるように手を伸ばし、窓の上部分をふく。

しっかりやれば体重が落ちる!?

年の暮れに行う大掃除は体を動かす大チャンス。

このときばかりは掃除機や床ふきワイパーを使わず、家の隅々まで雑巾がけをしましょう。四つんばいでバランスをとりながら行う雑巾がけは、腕をはじめ腹筋や足など、全身の筋肉が鍛えられます。

体全体で伸び上がるようにして腕を伸ばす窓ふきは、背筋のトレーニングに。体を大きく動かすと運動量が増えます。

不用品の整理をし、粗大ゴミを出すのも運動のひとつになります。「大掃除でやせた」という人がいるのもうなずけますよね。

winter

12月
17日

忘年会のおつまみに頼みたい3つのメニュー

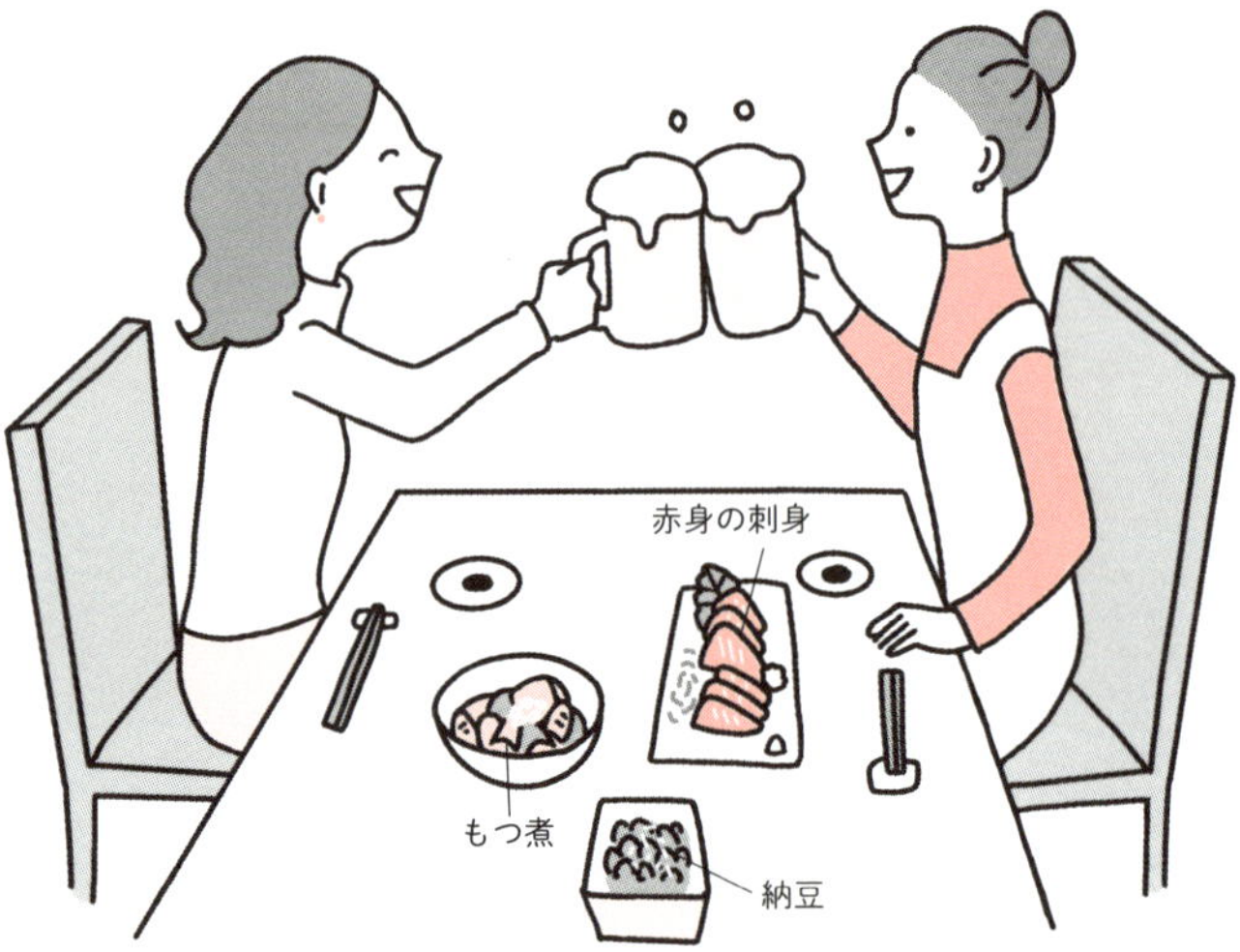

居酒屋で頼むときも、温活を意識したメニューを選びたい。もつ煮、赤身の刺身、納豆はテッパンです。

メニューを選べば体もしっかり温まる

忘年会のシーズン。居酒屋のメニューにも、温活に効くものがたくさんあります。

必ず頼んでほしいのが「もつ煮」。肉の内臓を煮たもつ煮は、ビタミンやミネラルが豊富。歯ごたえがあり、よくかむことで唾液の分泌を促します。にんじんや大根など根菜類が入っていれば申し分なし。マグロやカツオなど赤身の刺身からは、タンパク質や鉄分がとれます。発酵食品の納豆も必ず頼みたい。納豆とキムチ、納豆と漬物など、他の発酵食品と組み合わせたメニューがあれば最高です。このほか、野菜系を足せば栄養バランスもばっちりです。

12月18日
ゆず湯でリフレッシュ

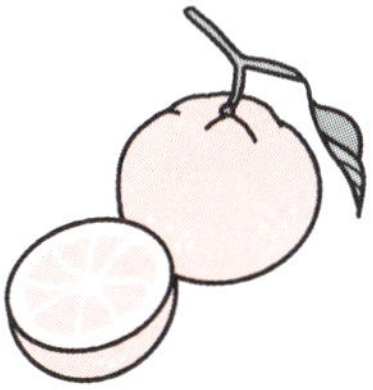

ゆず1個を半分に切って湯船に浮かべて、さわやかな柑橘系の香りにリフレッシュ。神経痛やあかぎれに効果を発揮。

12月19日
みかんの皮は湯船へ

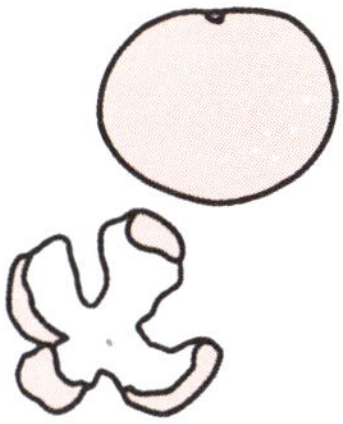

乾燥させたみかんの皮2～3個分をガーゼに入れて、入浴15分前に浴槽にイン。香り成分のリモネンで心からリラックス。

12月20日
バラ湯で優雅な気分に

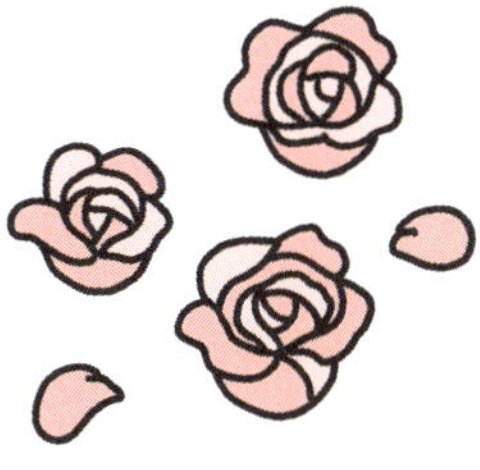

乾燥させたバラの花を数個、湯船に浮かべましょう。バスルームは華やかな香りに包まれて、ストレスを解消させます。

12月21日
大根の葉で生理痛解消

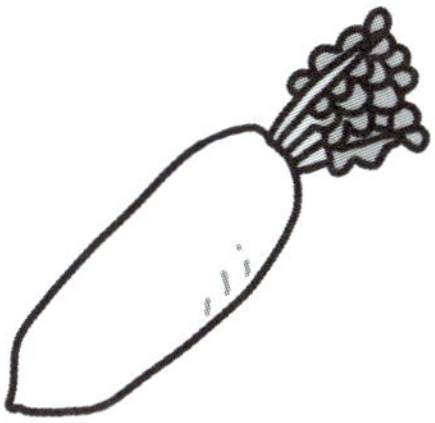

天日で乾燥させた大根葉5～6枚を煮出し、その汁を浴槽に入れます。冷え性や生理痛など、婦人科系の悩みに効果的。

winter

12月
22日

クリスマスケーキは白くないものを食べる

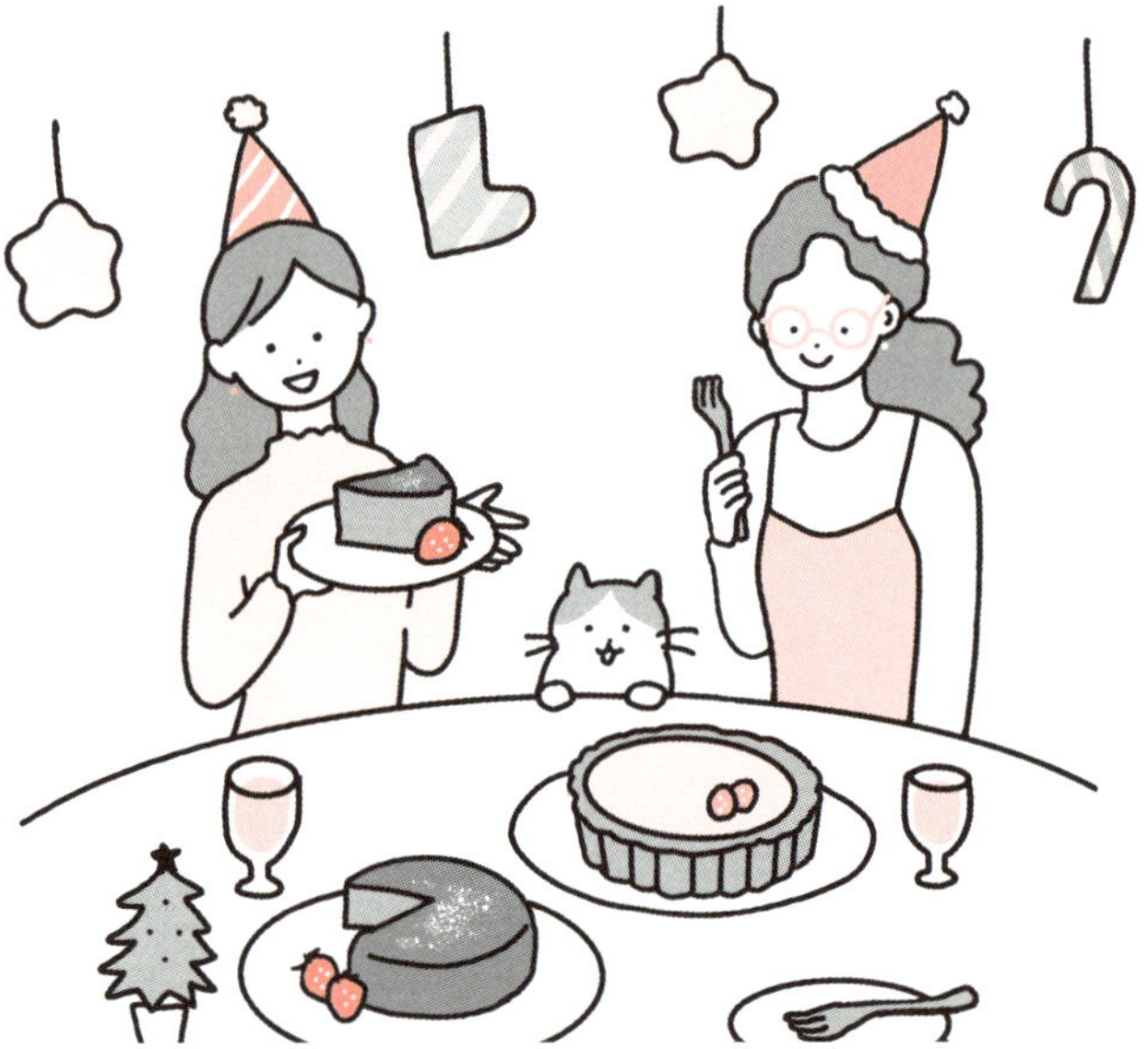

生クリームたっぷりのふわふわのスポンジケーキより、ハードなガトーショコラやタルトを選びましょう。

果物や野菜、ナッツを入れたケーキを手づくり

クリスマスケーキは、ショートケーキやシュークリームなど白くてふわふわのものではなく、ガトーショコラやタルトなど、色のついたハードなものを選ぶとよいです。ガトーショコラは、なるべく高カカオのチョコレートを使ったものが理想。くるみやアーモンドなど、ナッツが入っているとなおよし。タルトは、ポリフェノール成分を含むアントシアニンが豊富なブルーベリーやラズベリー、食物繊維やビタミンがとれるかぼちゃやさつまいもを使ったものだといいですね。今年のクリスマスは、手づくりの温活ケーキにしてみては。

12月23日

肩甲骨の間にカイロを貼る

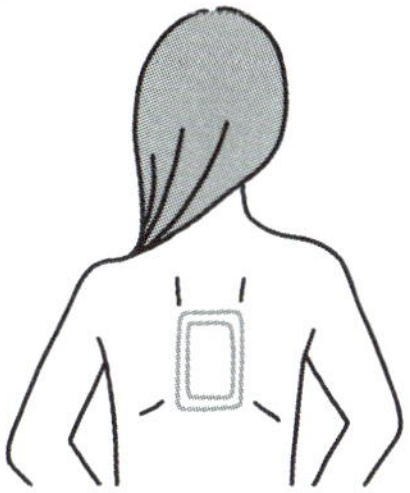

肩甲骨の間にカイロを貼ると、血行が改善して肩こりがやわらぎます。

12月24日

仙骨《せんこつ》にカイロを貼って血行改善

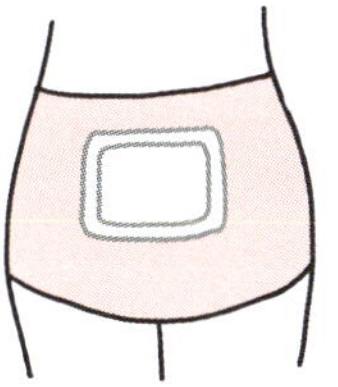

仙骨にカイロを貼って温めると、血管が広がり血行が促進されます。

12月25日

首にカイロを貼る

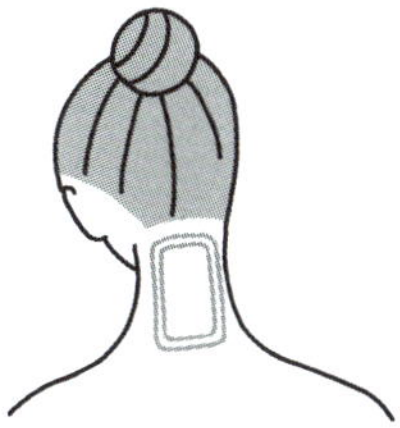

頸動脈《けいどうみゃく》という太い血管が通る首に貼って温めると、全身が温まります。

12月26日

おなかにカイロを貼る

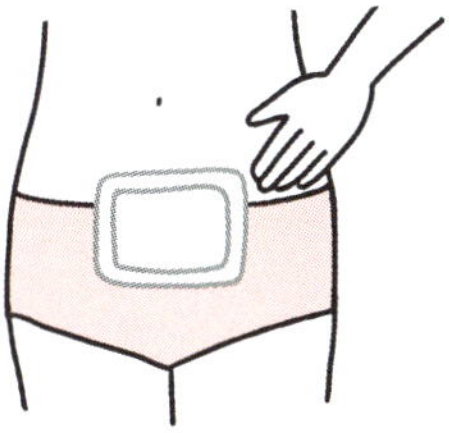

へそ下6〜7㎝の位置に貼ると、生理痛や便秘に効くツボも温まります。

12月27日

ふくらはぎにカイロを貼る

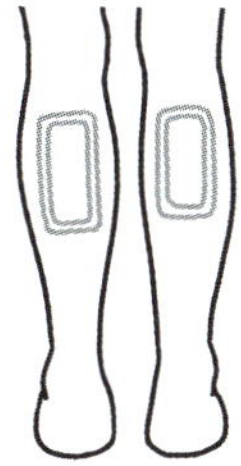

ふくらはぎに貼るとポンプ作用で全身に血流がめぐり、末端冷え性も改善。

12月28日

カイロを布団の足元に貼って寝る

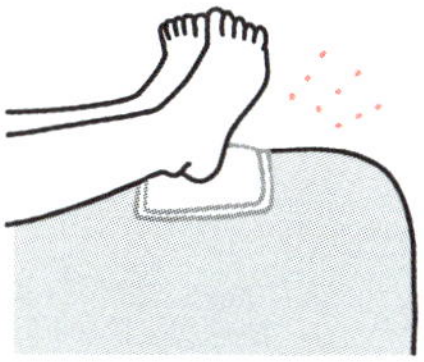

足裏をカイロで温めると上に向かう血液が増加。ツボを刺激し血行も促進。

winter

12月
29日

健康を振り返る

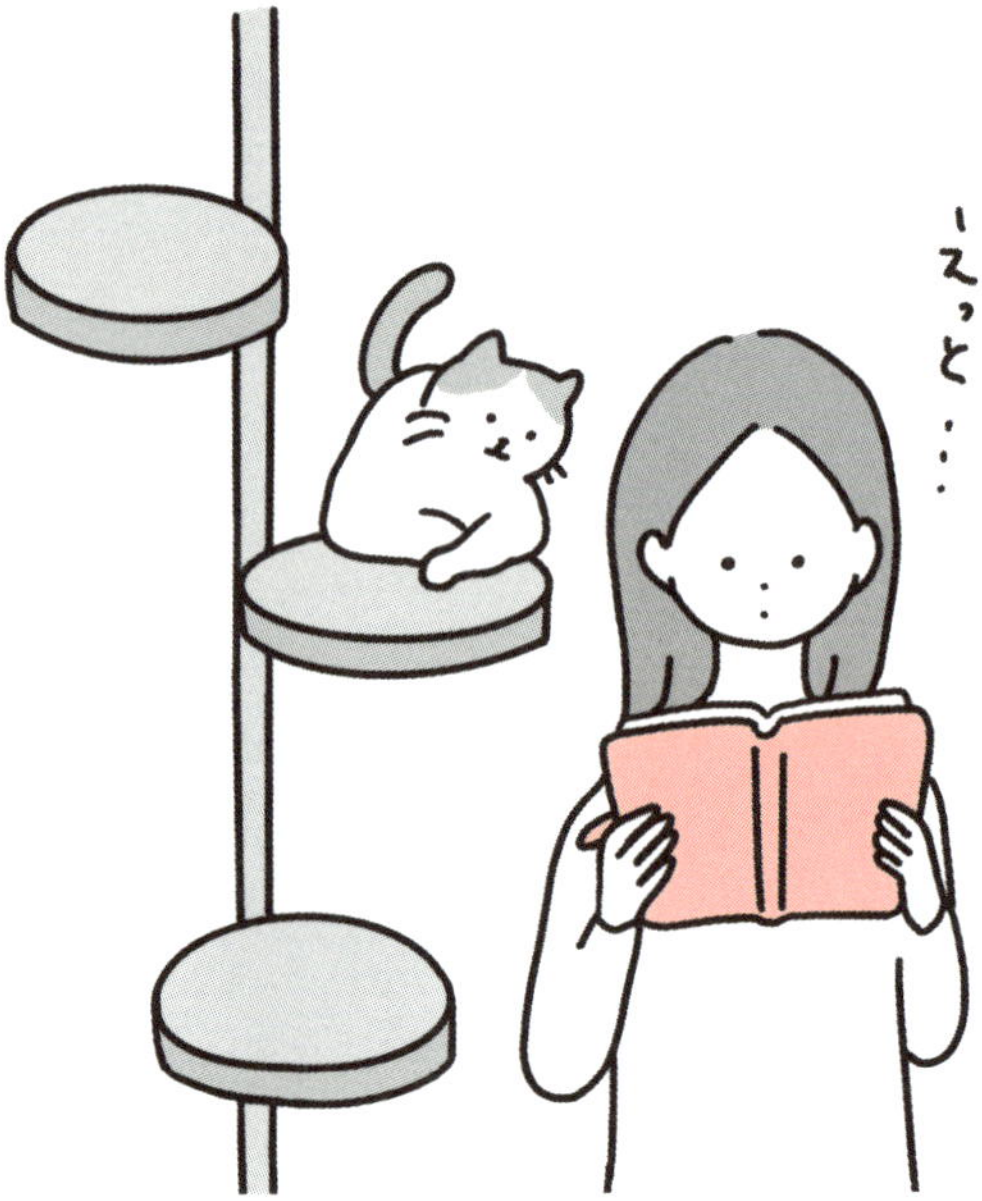

年末には今年１年の自分の健康を振り返り、来年の目標や健康診断計画を立ててみましょう。

1年に一度の検診は必ず受けましょう

1年の最後は、今年起きた出来事とともに自分の健康状態も振り返ってみましょう。

そもそも健康診断は1年に1回受けるのはマスト。特に女性の場合、乳がん検診と子宮がん検診は年齢に合わせて1年か2年に1回は受けたほうがよいです。40歳を過ぎたら、胃カメラと大腸カメラも受けることをおすすめします。胃カメラで問題がなければ、2～3年は空けてOK。大腸カメラも3年くらい空けても大丈夫です。今は採血でがんになる前の状態を測れる検査もあります。そういう検査を、この機会に調べて検討してみるのもよいでしょう。

winter
12月30日

紅茶&緑茶うがいでウイルスを撃退

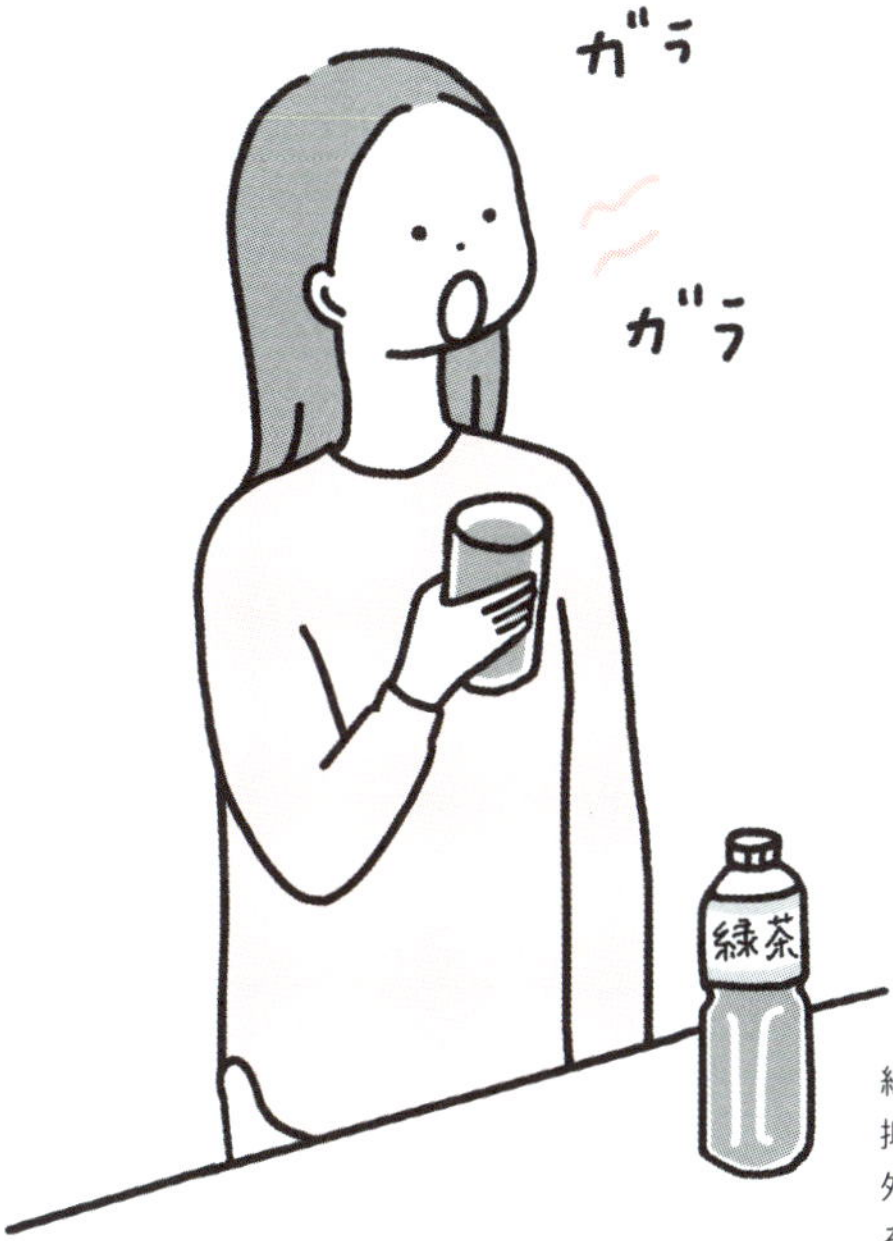

紅茶や緑茶にはウイルスを抑える成分が入っています。外出後のうがいとしてはもちろん、電車に乗る前に口に含んでおくのも有効。

紅茶や緑茶はウイルスを無毒化する

寒くなったら紅茶か緑茶でうがいをしましょう。紅茶に含まれるポリフェノールは、スーパーカテキンといわれるテアフラビン。インフルエンザウイルスやコロナウイルスの表面のスパイクにからみついて、無毒化する成分です。緑茶のカテキンもウイルスにからみついて、その働きを抑えてくれます。その速さは、紅茶が一番、次が緑茶です。

家からしょうが紅茶を持参し、満員電車に乗るときに少し口に入れて、電車を降りたらまた口の中に入れてと、頻繁に飲みましょう。温活になるうえ、ウイルス予防にもなります。

winter

12月

31日

忘年会の前に汗をかく

- お酒を飲み過ぎると、
体に水分が溜まり
むくみやだるさが出る

- 飲む前に運動やサウナで汗をかいて、
水分を抜いておく

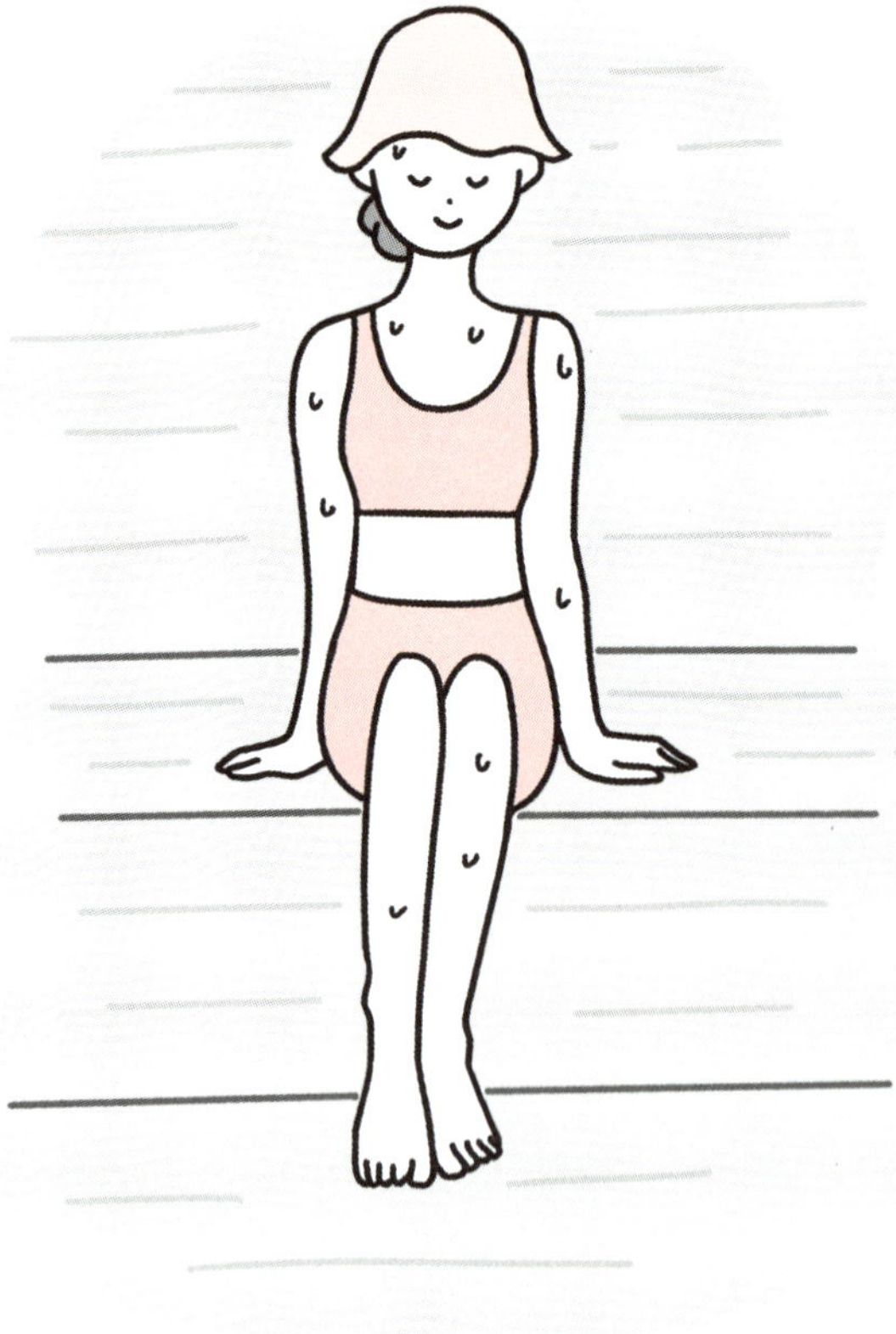

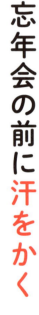

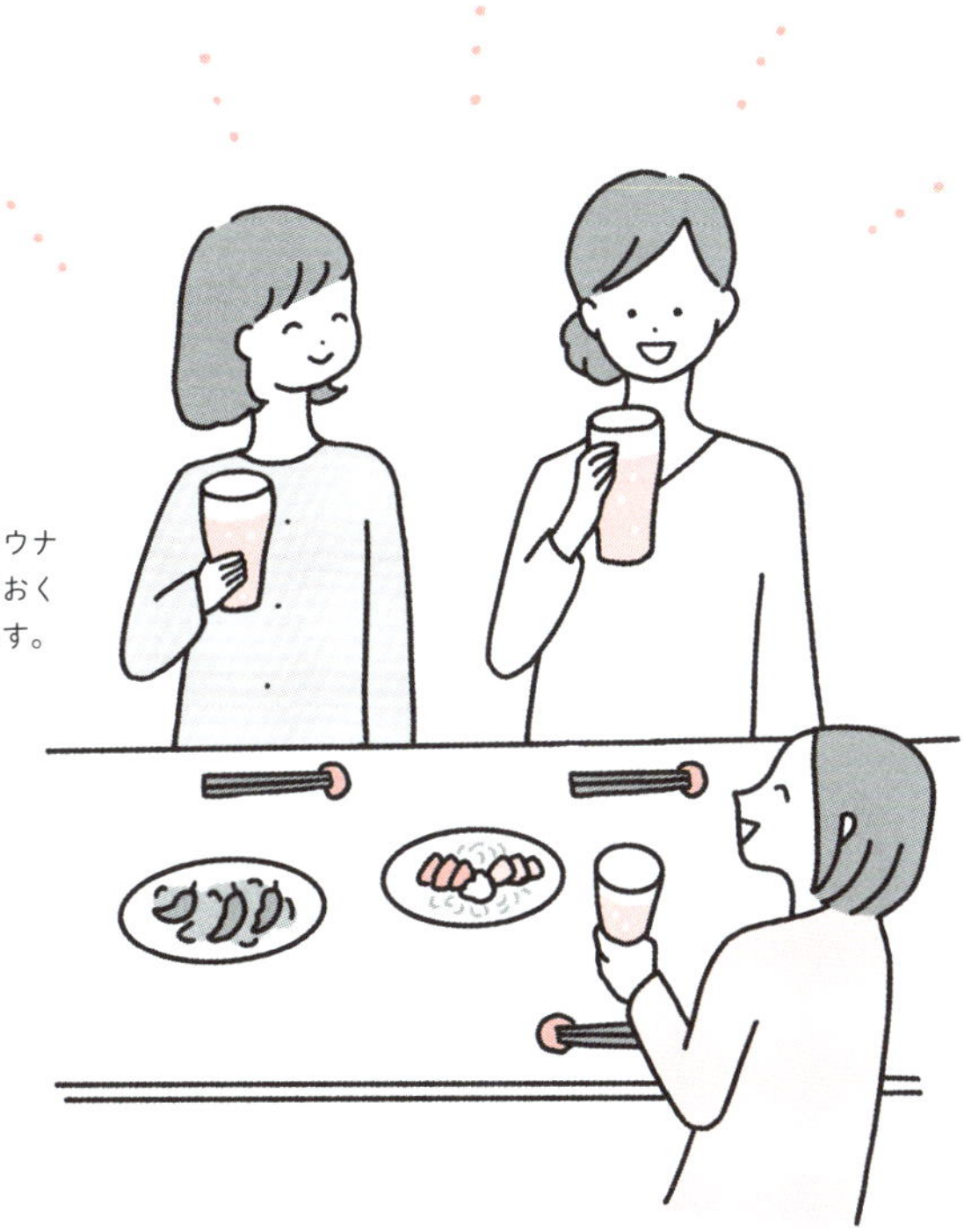

忘年会の前に運動やサウナでスッキリ汗を流しておくと、体がラクになります。

体の水分バランスを整えながら楽しむ

忘年会ではつい楽しくて飲み過ぎてしまいますが、お酒を飲むと体内は水分過多になりがち。これは、尿量を抑えて体に水分を溜める抗利尿ホルモンが分泌されるためです。むくみやだるさの原因になります。これらを防ぐには、飲み会の前に運動やサウナで汗をかいておきましょう。これから補給する水分のために、あらかじめ体の中の水分を抜いておくのです。

また、お酒を飲み過ぎると体内の水分が失われるため、飲酒時は常温の水か白湯と一緒に飲んで、体内の水分バランスをうまくとるようにしましょう。

winter
1月
1日

おせちは体を温める料理のオンパレード

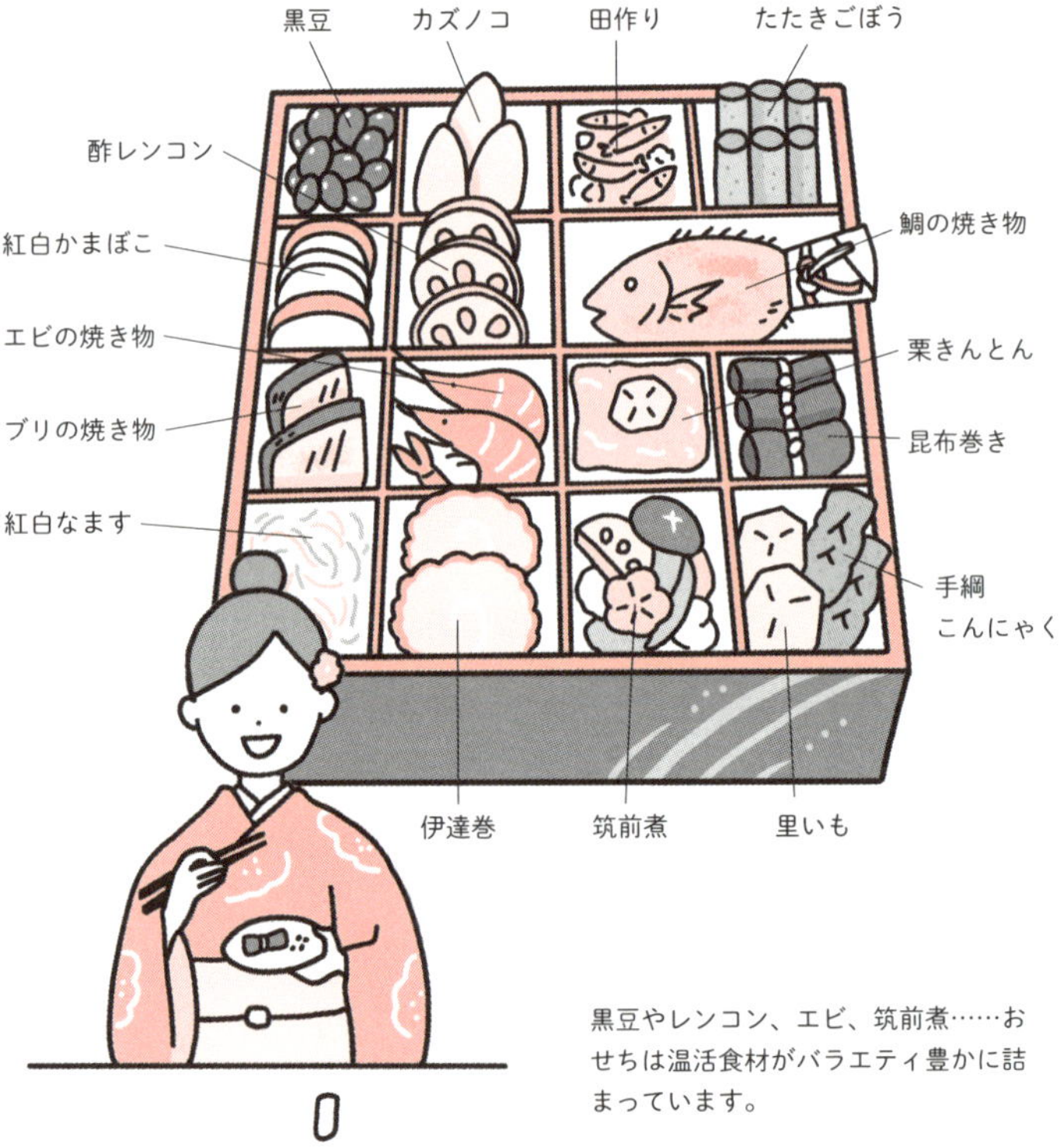
黒豆
カズノコ
田作り
たたきごぼう
酢レンコン
紅白かまぼこ
鯛の焼き物
エビの焼き物
栗きんとん
ブリの焼き物
昆布巻き
紅白なます
手綱
こんにゃく
伊達巻
筑前煮
里いも
0

黒豆やレンコン、エビ、筑前煮……おせちは温活食材がバラエティ豊かに詰まっています。

食物繊維やタンパク質、腸活に効く栄養が満載

お正月に食べるおせち料理には五穀豊穣や無病息災といった意味が込められていますが、実は温活&腸活的にも優秀な料理がずらりとそろっています。黒豆やレンコン、ごぼう、芋類、こんにゃくなどは食物繊維が豊富で腸内環境を整えてくれます。筑前煮は食物繊維が豊富な根菜類に加えて、鶏肉のタンパク質がプラスされたバランスのいい料理。カズノコはDHAやEPAが多く、血液をサラサラにしてくれます。高タンパクで低脂肪のエビは、体の冷えをとり、気力をアップさせてくれます。温活を意識しながら手づくりしてみて。

1月2日

積極的にコタツに入る

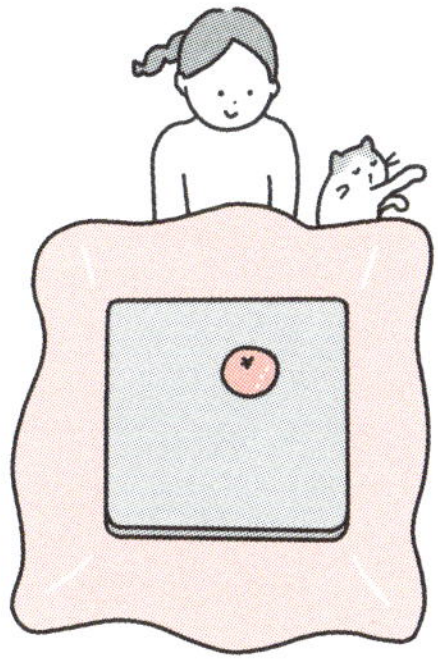

家の中は足元から冷えてくるので、こたつに積極的に入りたい。脱水症状にならないように、みかんでしっかり水分補給を。

1月3日

床暖房をつける

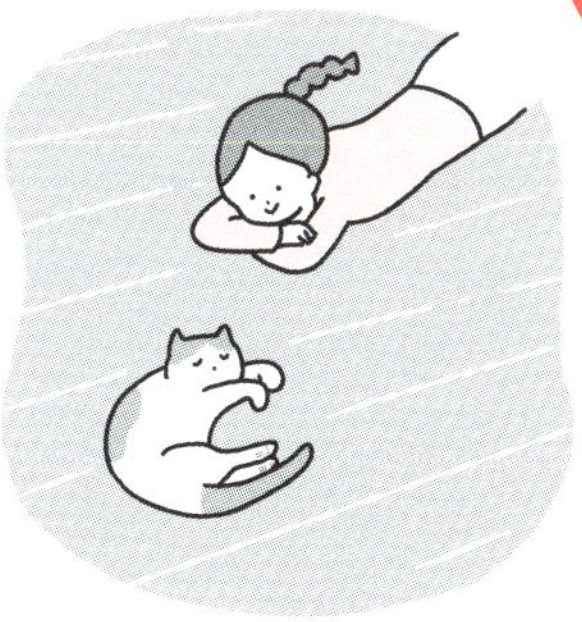

おなかから下を温めると温まった血液が身体をめぐり、効率的に体を温められます。足元から温める床暖房はいちおし。

1月4日

部屋の窓を二重にする

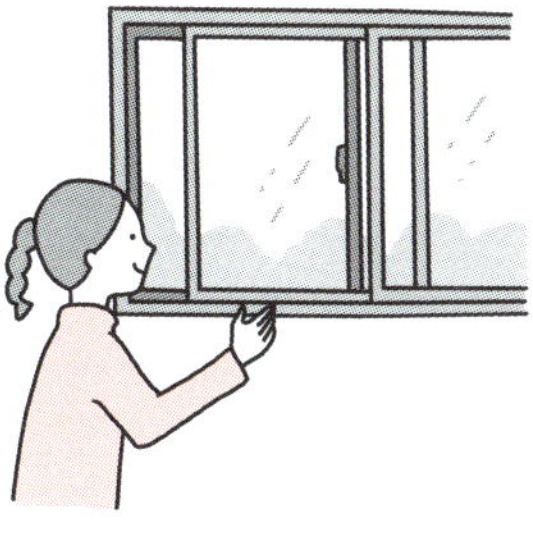

部屋の熱の58%は窓から逃げていくので、まず窓から見直してみて。二重窓にするだけでも気密性がアップします。

1月5日

浴室暖房でヒートショックを防ぐ

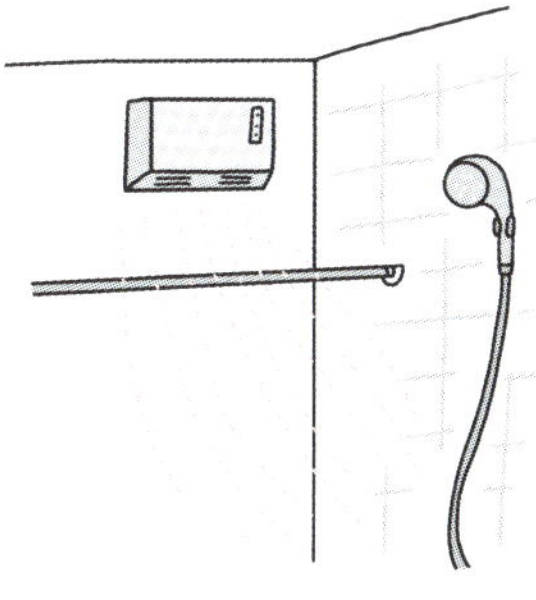

急激な温度変化で血圧が変動し、健康被害を引き起こすヒートショック。浴室には暖房をつけて発生を防ぎましょう。

winter
1月
6日

オフィスで湯たんぽを使う

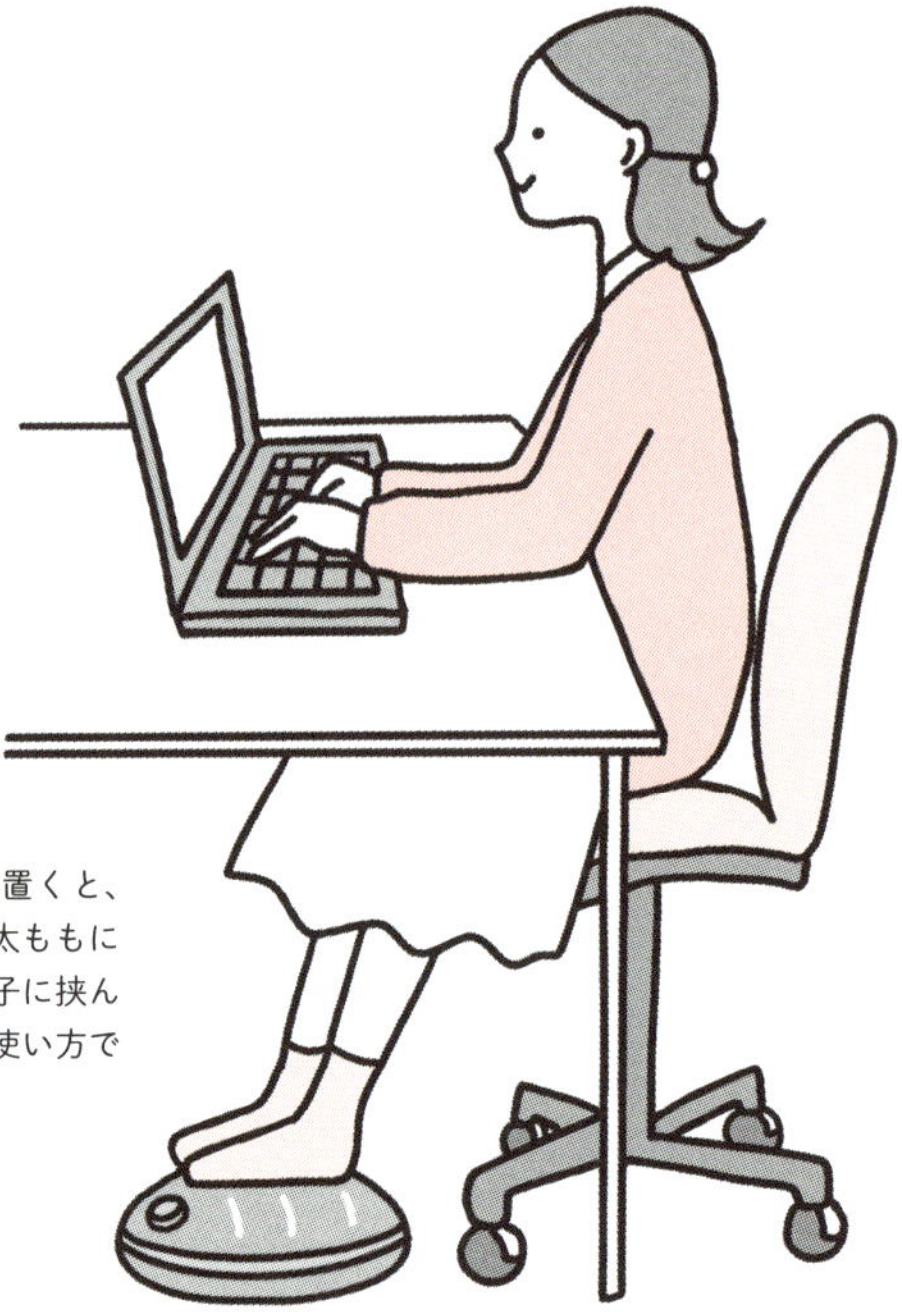

足元に湯たんぽを置くと、足が温まります。太ももに置いたり、腰と椅子に挟んだり、いろいろな使い方で体を温めて。

オフィスでもこたつスタイルを意識して

　オフィスでは足元に湯たんぽを置いて足をのせ、下半身は膝掛けや毛布などでくるめばこたつみたいにポカポカ。また太ももの上に湯たんぽを置くのもおすすめ。太ももには毛細血管がたくさん走っているため、太ももを温めると血液が温まり、全身に熱が行き渡ります。腰と椅子の間にはさむのも◎。湯たんぽは、昔ながらの湯を入れる金属製のもののほか、充電して繰り返し使えるタイプや電子レンジで温めて使えるタイプも。大きさも、広範囲を温める大サイズ、部分的に温める小サイズなどさまざまです。使い方に合わせて選びましょう。

1月7日

夕飯はニラ&ネギ入りの鍋

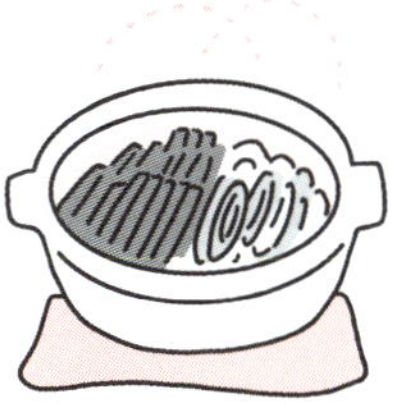

鍋にニラとネギを入れると血流がよくなり、体が温まります。

1月8日

夜ごはんは甘酒おでんに

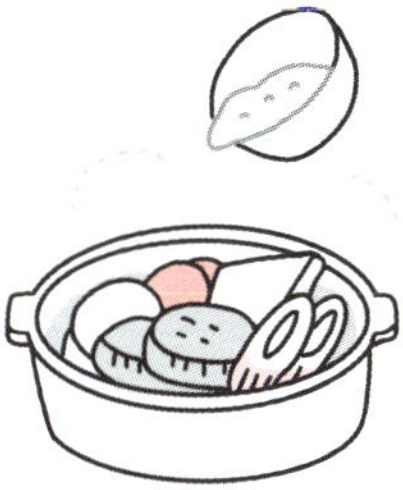

おでんに甘酒を入れるとほのかな甘みとコクが加わり、絶妙なおいしさに。

1月9日

鍋は味噌鍋がおすすめ

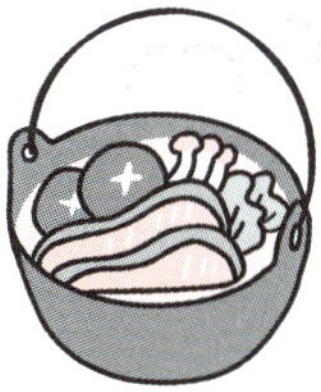

善玉菌を増やす味噌ベースの鍋もおすすめ。具だくさんにして食べて。

1月10日

善玉菌を増やす発酵白菜

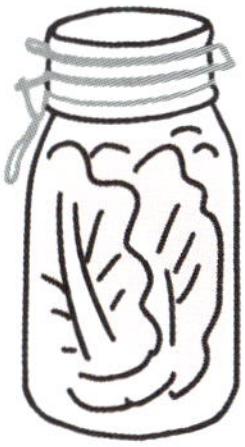

白菜を塩漬けにした発酵白菜は、便通を改善しダイエット効果も。

1月11日

免疫力の底上げに1日1リンゴ

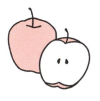

リンゴのペクチンは食物繊維が豊富。抗酸化作用の強いポリフェノールも。

1月12日

緑黄色野菜と果物で免疫力を強化

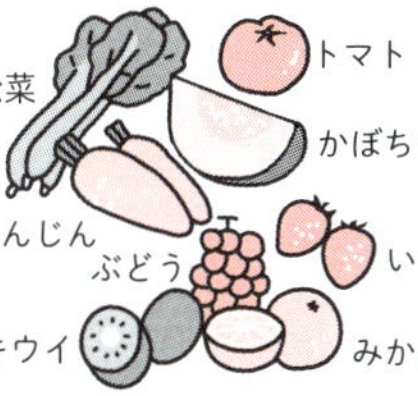

緑黄色野菜に多いビタミンA、果物に多いビタミンCは、活性酸素を除去します。

winter
1月
13日

首、手首、足首、3つの首を温める

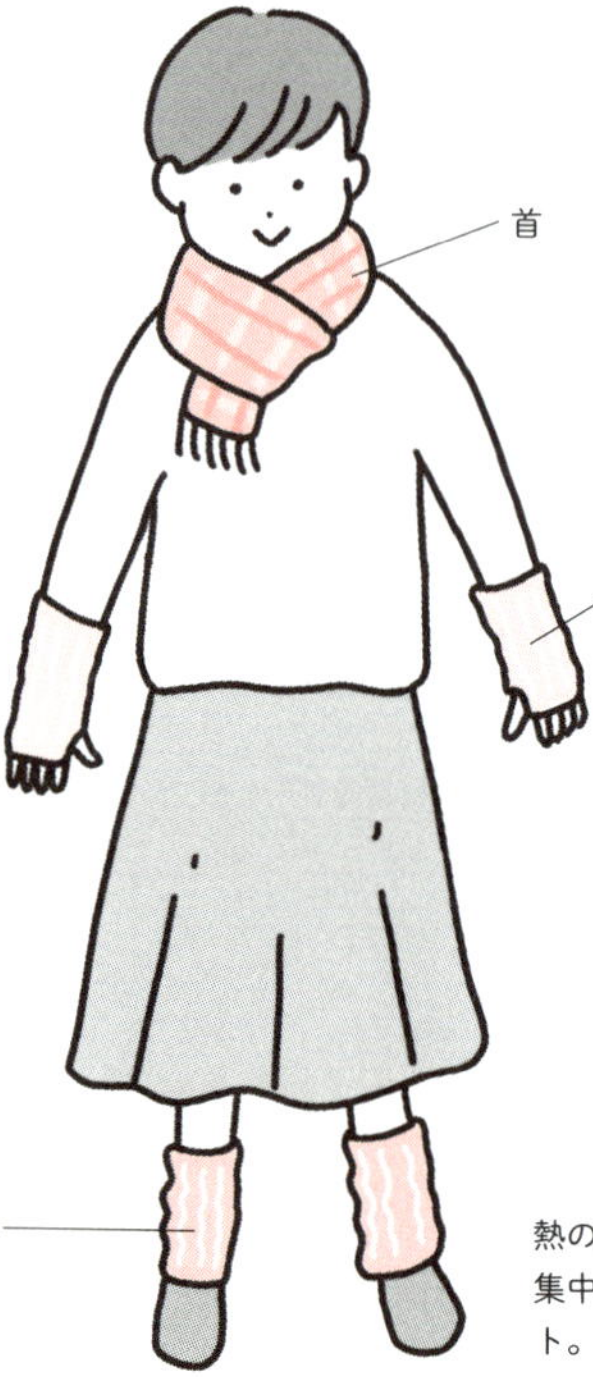

熱の逃げやすい「三首」を集中的に温めるのがポイント。

三首を温めると血流がスムーズに

東洋医学では「首」「手首」「足首」の三首が、最も熱の逃げやすいポイントとされています。温めるならこの三首を重点的に。

まず首の両側には、頸動脈《けいどうみゃく》という大きな血管が通っていて、ここを冷やすと体全体が冷えてしまいます。マフラーやストール、タートルネックでしっかりガード。手首に見える血管は、静脈で血液の通り道。ここはリストウォーマーでカバーしましょう。手首に巻きつけるカイロを活用してもよいです。足首は心臓から出た血液を運ぶ動脈が体表近くを通っています。特に冷えやすいので、靴下やレッグウォーマーで温めて。

winter
1月
14日

しょうがや玉ねぎを枕元に置いて安眠

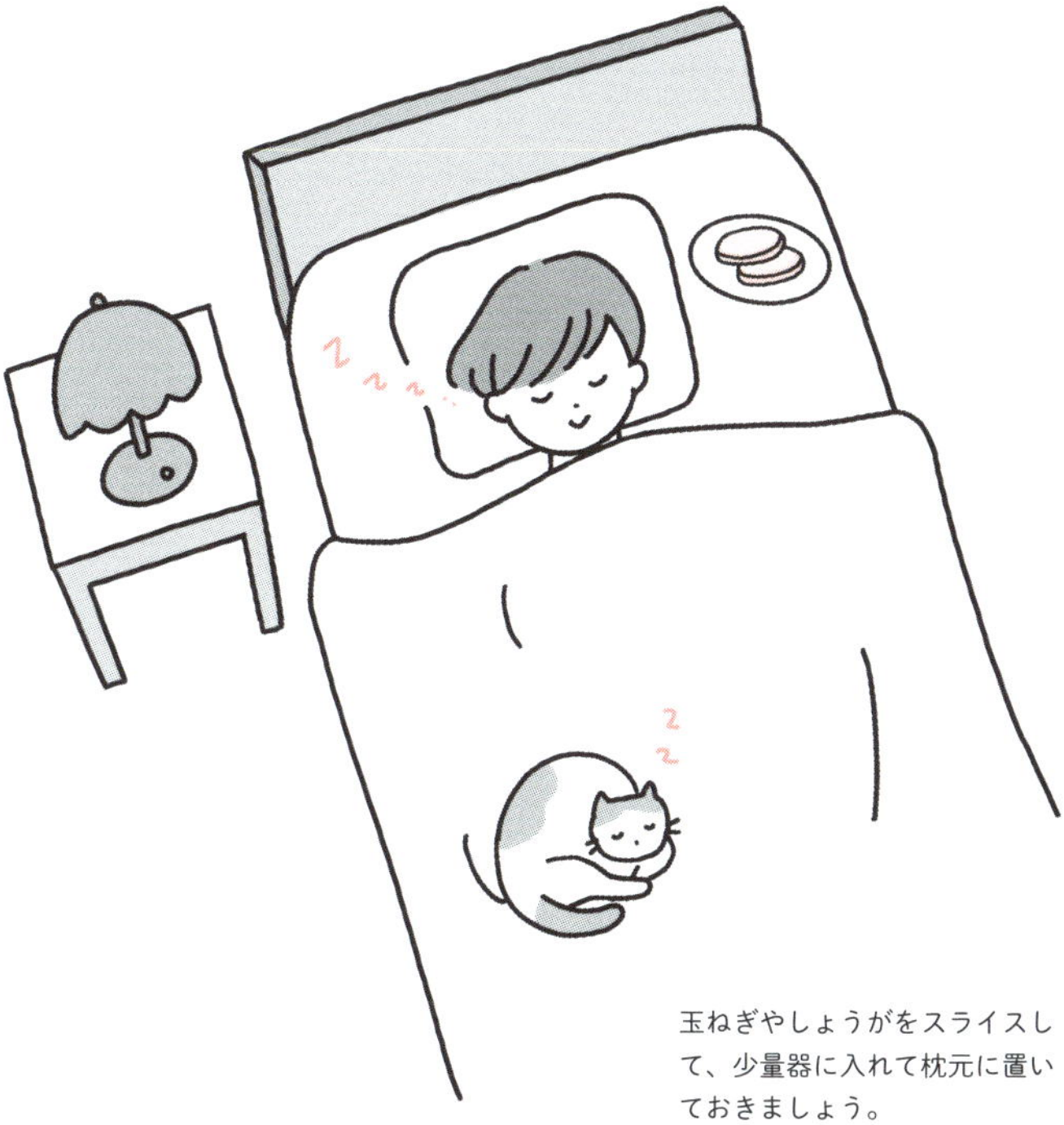

玉ねぎやしょうがをスライスして、少量器に入れて枕元に置いておきましょう。

さわやかなにおいに寒い夜もスヤスヤ

腸内環境を改善するオリゴ糖を含む玉ねぎは、実は安眠効果も期待できます。玉ねぎに含まれる硫化アリルが睡眠を促進するため、生でスライスしたものを食べるとぐっすり寝られます。

温活食材としておなじみのしょうがも、辛味成分が体を温めて睡眠の質を高めてくれます。寝る前にしょうが湯を飲むと、深く眠れるでしょう。

玉ねぎやしょうがを枕元に置いておくだけでも効果大。ニラやにんにくにも同様の安眠作用がありますが、においが強いのが難点。その点、玉ねぎとしょうがはにおいも気になりません。

winter

1月
15日

年末年始の食べ過ぎに1日断食で体をリセット

- 暴飲暴食は血液を汚す最大の原因。食べ過ぎたら断食を
- 1日断食は、3食をにんじんリンゴジュースに置きかえる

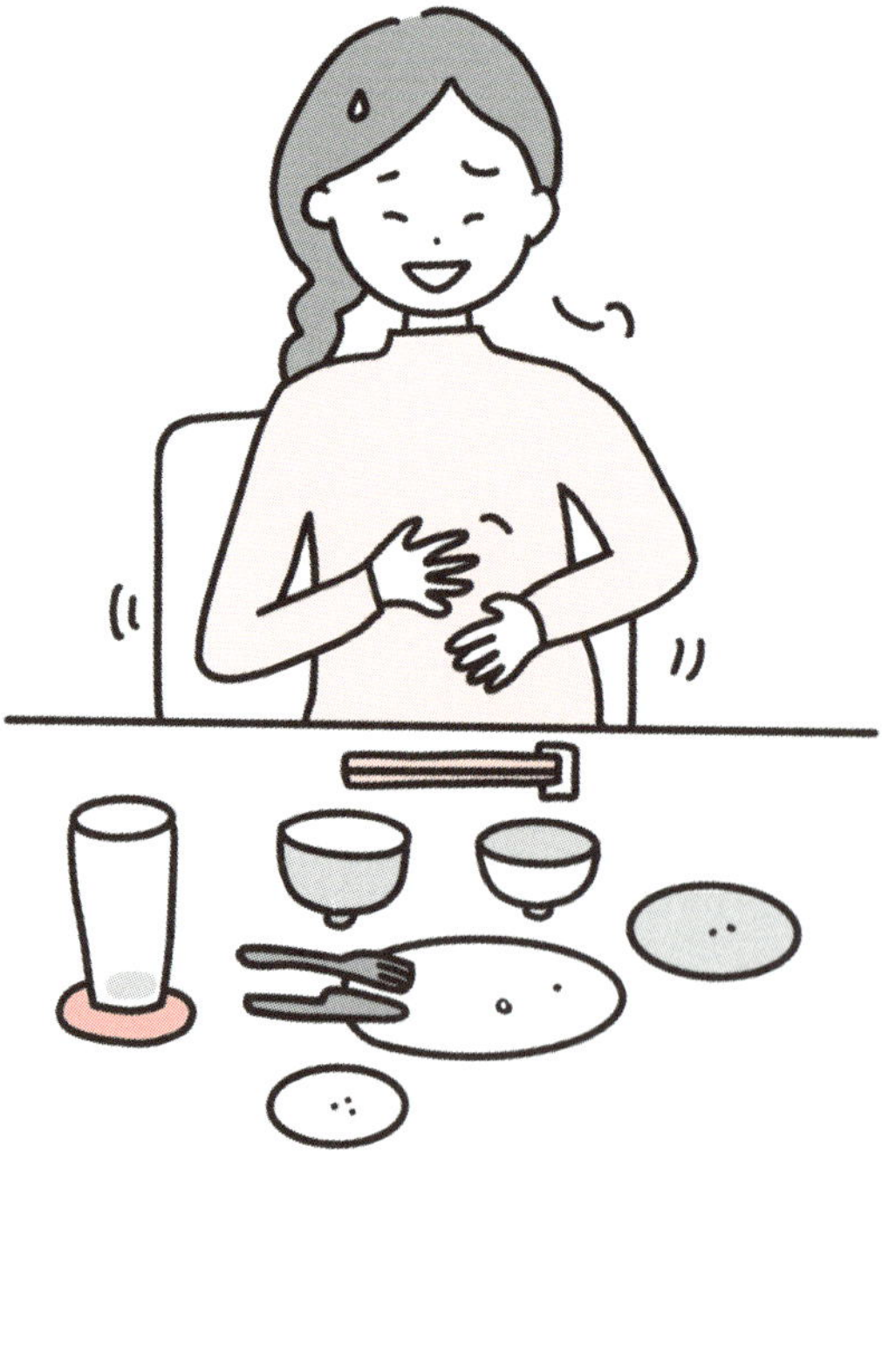

1日断食メニュー

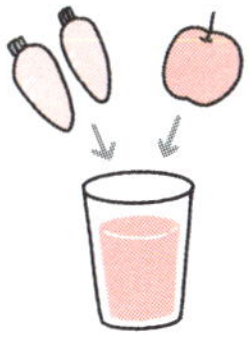

朝
にんじんリンゴジュース
（にんじん2本、リンゴ1個をジューサーにかけてつくる）
★ P.33 参照
※ジューサーがなければ市販の野菜ジュースで OK

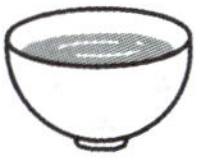

10時
具なし味噌汁

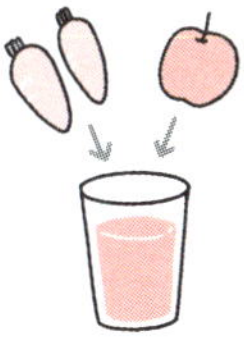

昼
にんじんリンゴジュース

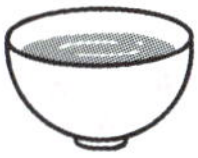

15時
しょうが紅茶
（はちみつまたは黒砂糖入り）
★ P.18 参照

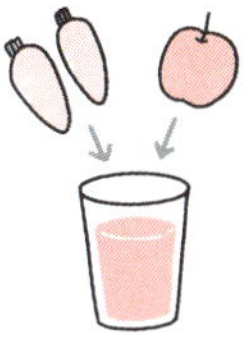

夕
にんじんリンゴジュース

にんじんリンゴジュースに紅茶や味噌汁をプラス

食べ過ぎは血液を汚す最大の敵。年末年始に暴飲暴食をしたら、1日断食で体をリセットしましょう。断食メニューは、3食がにんじんリンゴジュース2~3杯、間食に具なし味噌汁としょうが紅茶を飲みます。空腹感やめまい、ふらつきなど低血糖症状が出てきたら、しょうが紅茶を飲むか、黒糖や黒あめをなめましょう。ジュース＝水分で冷えを感じたら、にんじんリンゴジュースの量を減らしてしょうが紅茶を飲みます。

断食明けの翌朝は、ごはんを茶わん6分目、梅干し、小鉢、ワカメと豆腐の味噌汁など軽めに。

winter

1月16日

梅醤番茶で胃腸を整える。下痢には大根湯

梅醤番茶のつくり方

材料

梅干し…１個
しょうが…少々
醤油…少々
番茶…180ml

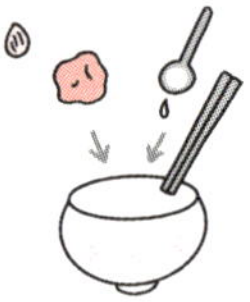

❶梅干しの種をとり、湯飲みに入れて箸でつぶす。醤油を加えて練り合わせる。

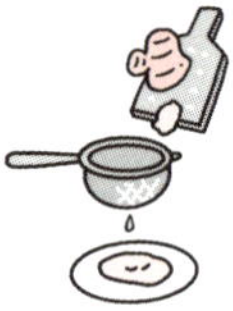

❷しょうがは皮つきのまますりおろし、茶こしでこす。

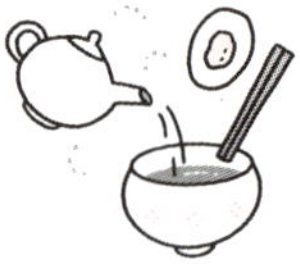

❸湯飲みにしょうがと番茶を入れて、かき混ぜる。

大根湯のつくり方

材料

大根…２～３㎝
醤油…大さじ 1/2
本くず粉…小さじ１
水…180ml

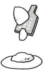

❶大根をすりおろす。

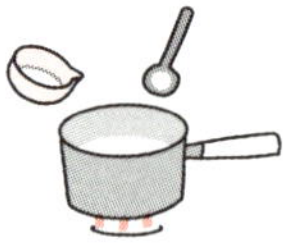

❷小鍋で水を沸騰させたところに、大根、醤油、少量の水で溶いた本くず粉を入れる。

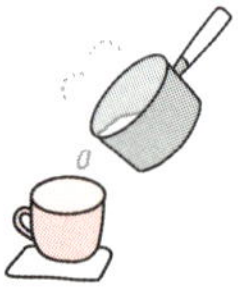

❸混ぜながら再度沸騰させたら、火を止めてカップに注ぐ。

薬を飲まなくても胃腸を整えられます

便秘や下痢、腹痛などには、番茶に醤油、梅干し、しょうがを入れた「梅醤番茶」を。梅干しとしょうがには強い殺菌作用、醤油には毒を分解する作用があります。また番茶は陽性食品なので、体をしっかりと温めます。

「大根湯」は、食べ過ぎによる便秘や下痢に効果大。大根のジアスターゼには、胃腸を整える作用があります。それに殺菌効果の高い醤油を足してくず粉でとろみをつければ、熱が逃げにくく体はポカポカに。このように、薬を飲まなくても胃腸を整えて便通を改善する方法があります。薬は最後の手段に。

1月17日

小豆カイロを肩にのせる

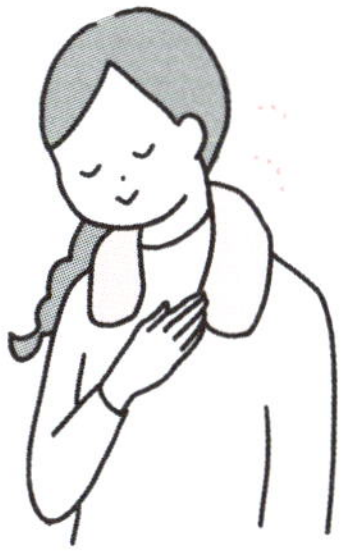

レンジでチンして使える小豆カイロは、肩こり解消にもってこい。温まると血流が改善されて、疲労物質も流されます。

1月18日

靴下用カイロを足裏と足首の上に貼る

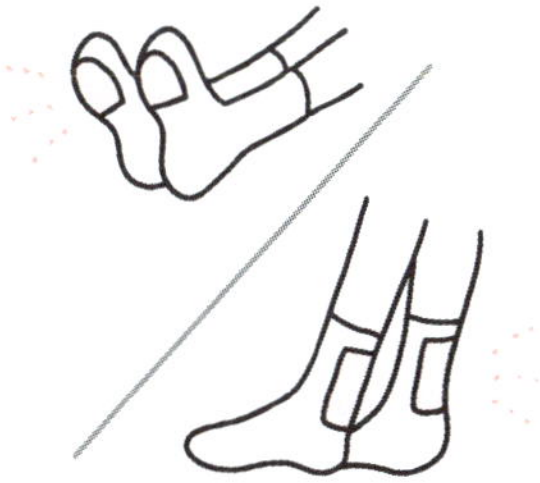

足裏の「湧泉《ゆうせん》」と内くるぶしの上にある「三陰《さんいん》交《こう》」にカイロを貼ると、つま先など冷えやすい末端まで血液が通います。

1月19日

頭痛やめまいには手首カイロ

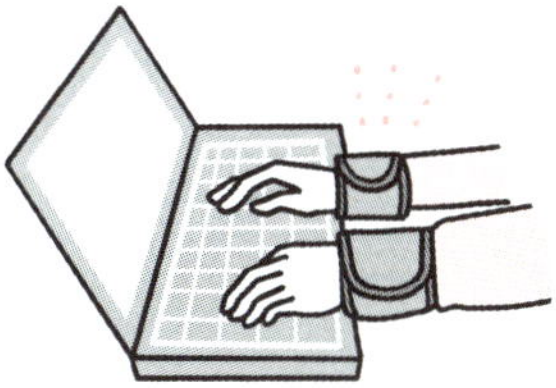

手首に巻くようにカイロを貼ると、手首まわりの血流が促進。ツボが刺激されて、めまいなどの不調の改善につながります。

1月20日

みぞおちカイロで胃腸回復

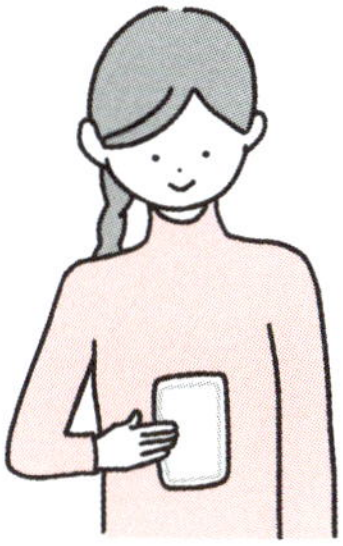

みぞおちにカイロを1枚貼ると、胃の血行がよくなり、消化機能が改善。食べ過ぎや胃もたれ、むかつきに有効。

winter
1月
21日

電車に乗る前にコートを脱ぐ

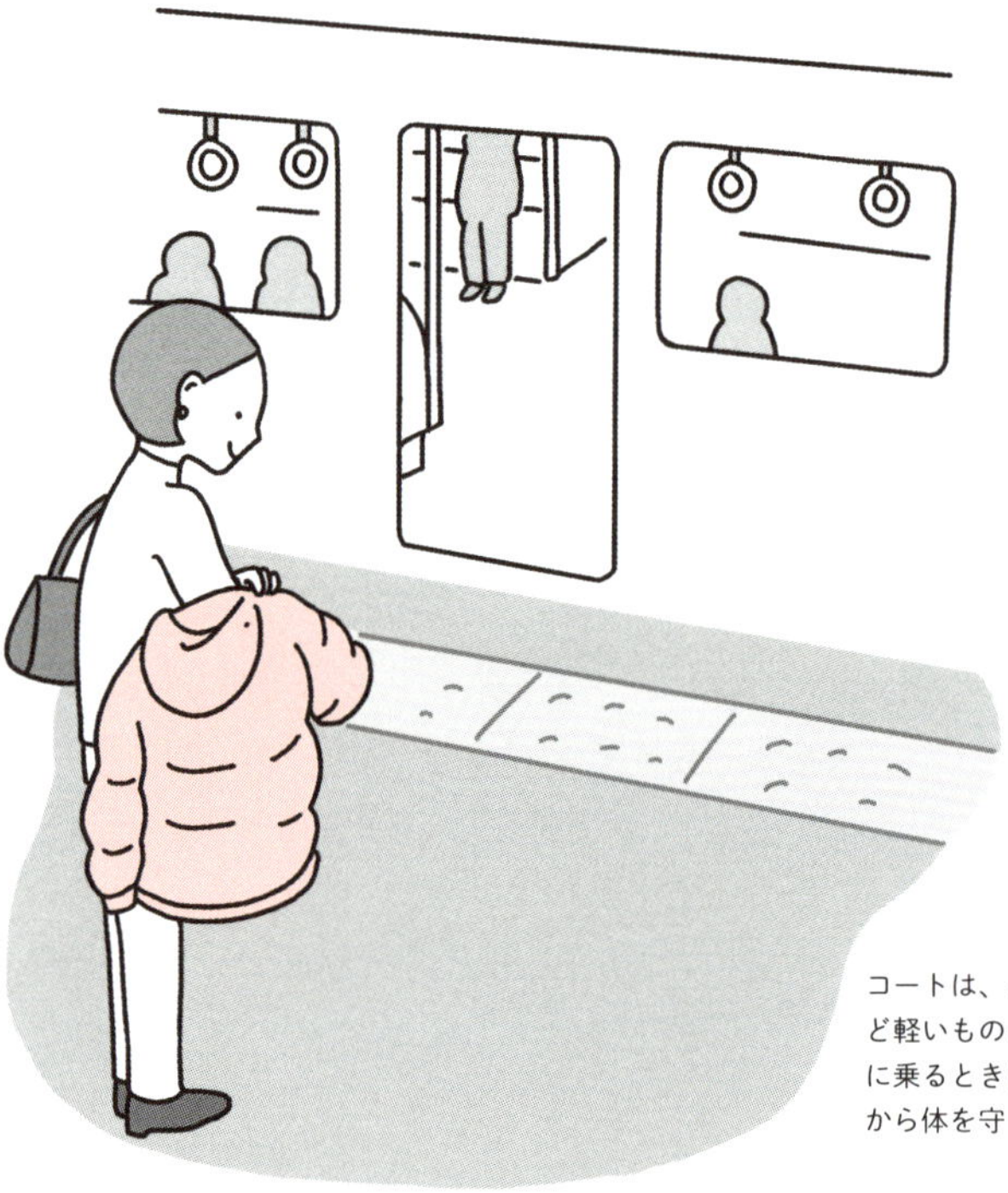

コートは、ダウンコートなど軽いものがベスト。電車に乗るときは脱いで、冷えから体を守りましょう。

コートは軽やかに。下半身をメインに温めて

冬の電車内は暖房が効き過ぎて暑いくらい。コートを着ていると汗をかき、体が冷えてしまいます。可能なら、電車に乗る前にコートは脱いでおきましょう。

またコートは、軽くて通気性のいいものがおすすめ。重すぎるものは保温に必要な空気層がつぶれたり、汗をかいて体温調節が難しかったりします。

また上半身を温め過ぎると、冷えのぼせの原因になります。機能性インナーなど中に暖かいものを着て、コートは軽やかに羽織るのが理想のスタイルです。下半身はスパッツやレギンスなどを下に履いて重点的に温めましょう。

1月22日 電気敷布は寝るときに電源オフ

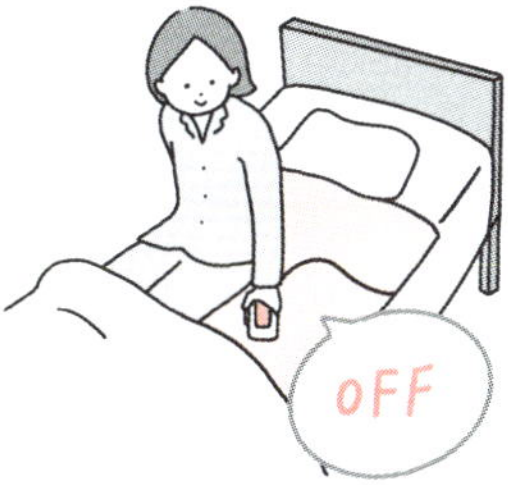

電気敷布は乾燥するので、寝る前につけて温めて、寝るときは電源オフに。

1月23日 レッグウォーマーを履いて寝る

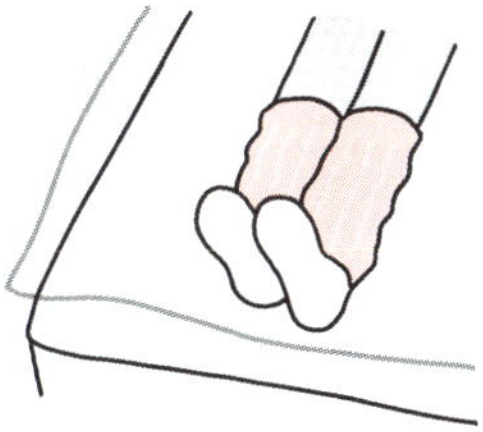

レッグウォーマーは足先から熱や汗を逃がして、体を冷やしません。

1月24日 小型ヒーターを脱衣所に置く

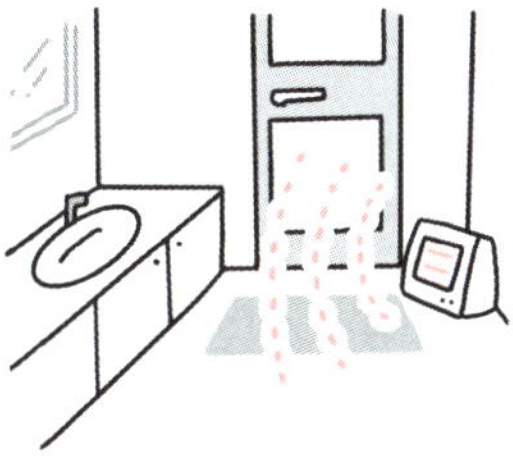

脱衣所が寒いとヒートショックを起こす可能性も。小型ヒーターで暖めて。

1月25日 ドア下の隙間にスポンジを挟む

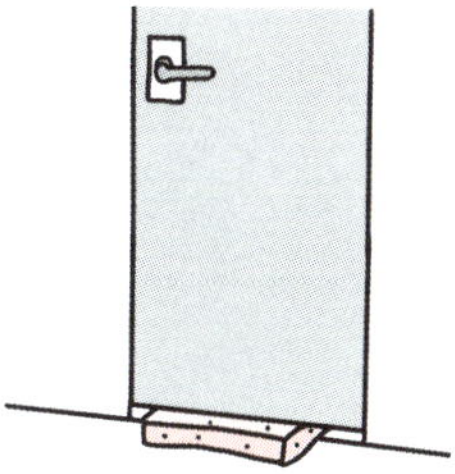

ドアの下の隙間にスポンジを挟むと、室内の暖気が外に逃げません。

1月26日 厚めのカーテンをつける

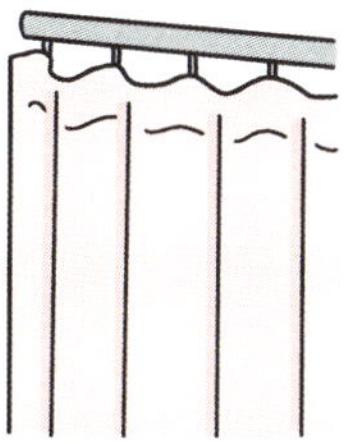

賃貸なら機能性の高い厚めのカーテンで、熱が外に逃げるのを防いで。

1月27日 窓に断熱用フィルムを貼る

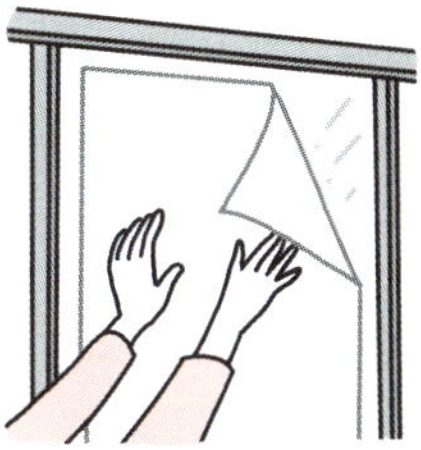

窓にフィルムを貼ることで窓から逃げる空気を減らし、暖房効果を UP ！

winter
1月
28日

デザイナーズフーズ・ピラミッドを意識する

デザイナーズフーズ・ピラミッド

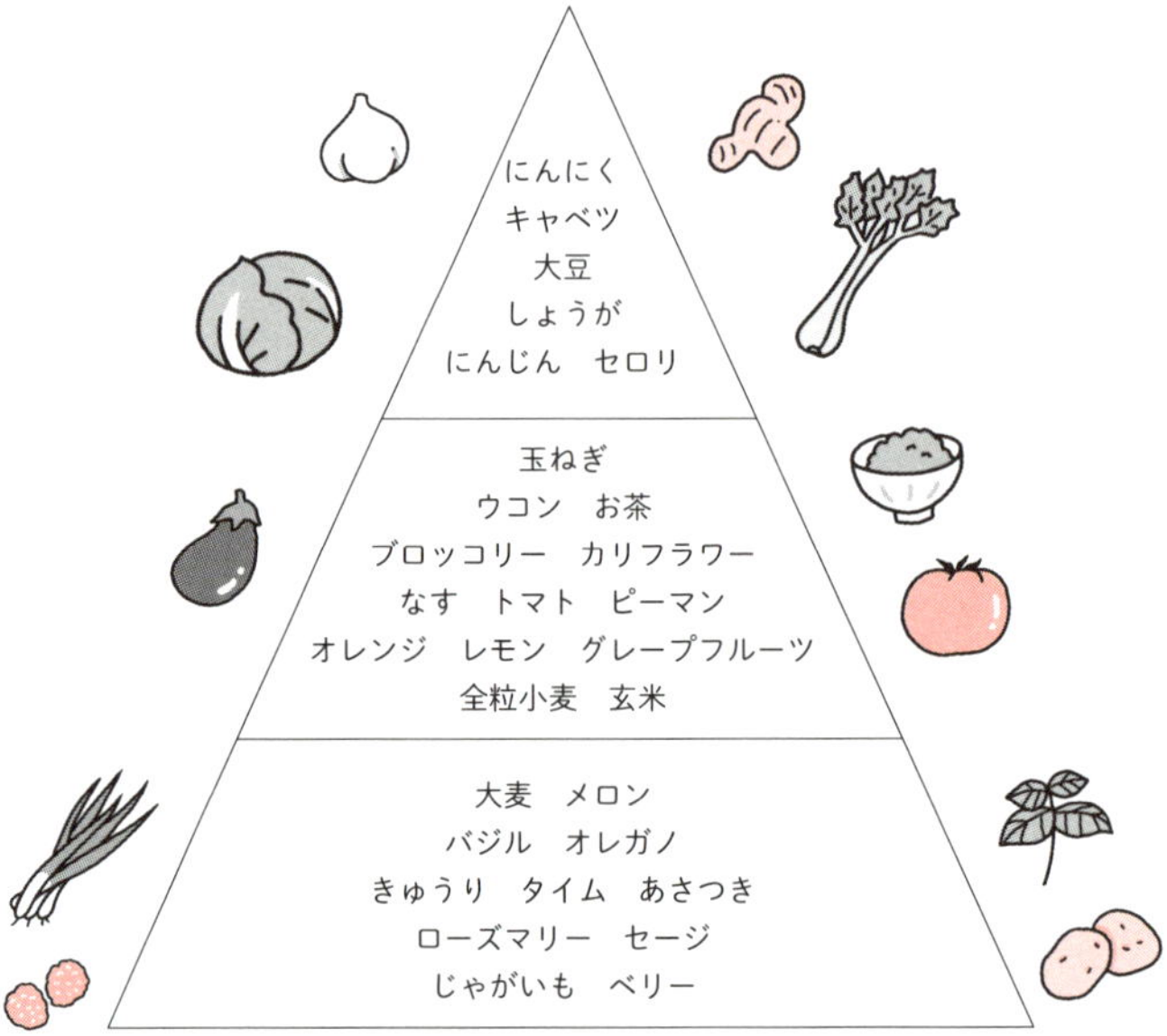
にんにく
キャベツ
大豆
しょうが
にんじん　セロリ
玉ねぎ
ウコン　お茶
ブロッコリー　カリフラワー
なす　トマト　ピーマン
オレンジ　レモン　グレープフルーツ
全粒小麦　玄米
大麦　メロン
バジル　オレガノ
きゅうり　タイム　あさつき
ローズマリー　セージ
じゃがいも　ベリー

※アメリカ国立がん研究所が発表している「がん予防に効果のある食品のピラミッド」より抜粋。

ピラミッドの上の食品でがんを寄せつけない

　がんの原因は血液の汚れ。また、がんは熱に弱く、低体温で活性化します。つまり、がんを予防するには体温を上昇させる温活が効果的。その方法として有効なのが、がん予防効果のある食材を積極的にとることです。

　参考になるのが、アメリカ国立がん研究所が提唱する「デザイナーズフーズ・ピラミッド」です。ピラミッドの上に行くほど重要度が高く、その頂点に当たる「重要度の高い野菜」は、にんにくやキャベツ、しょうがなど。他にも、運動をする、入浴やサウナで体を温める、呼吸法なども、がん予防になります。

winter
1月
29日

顔のむくみには温冷タオル

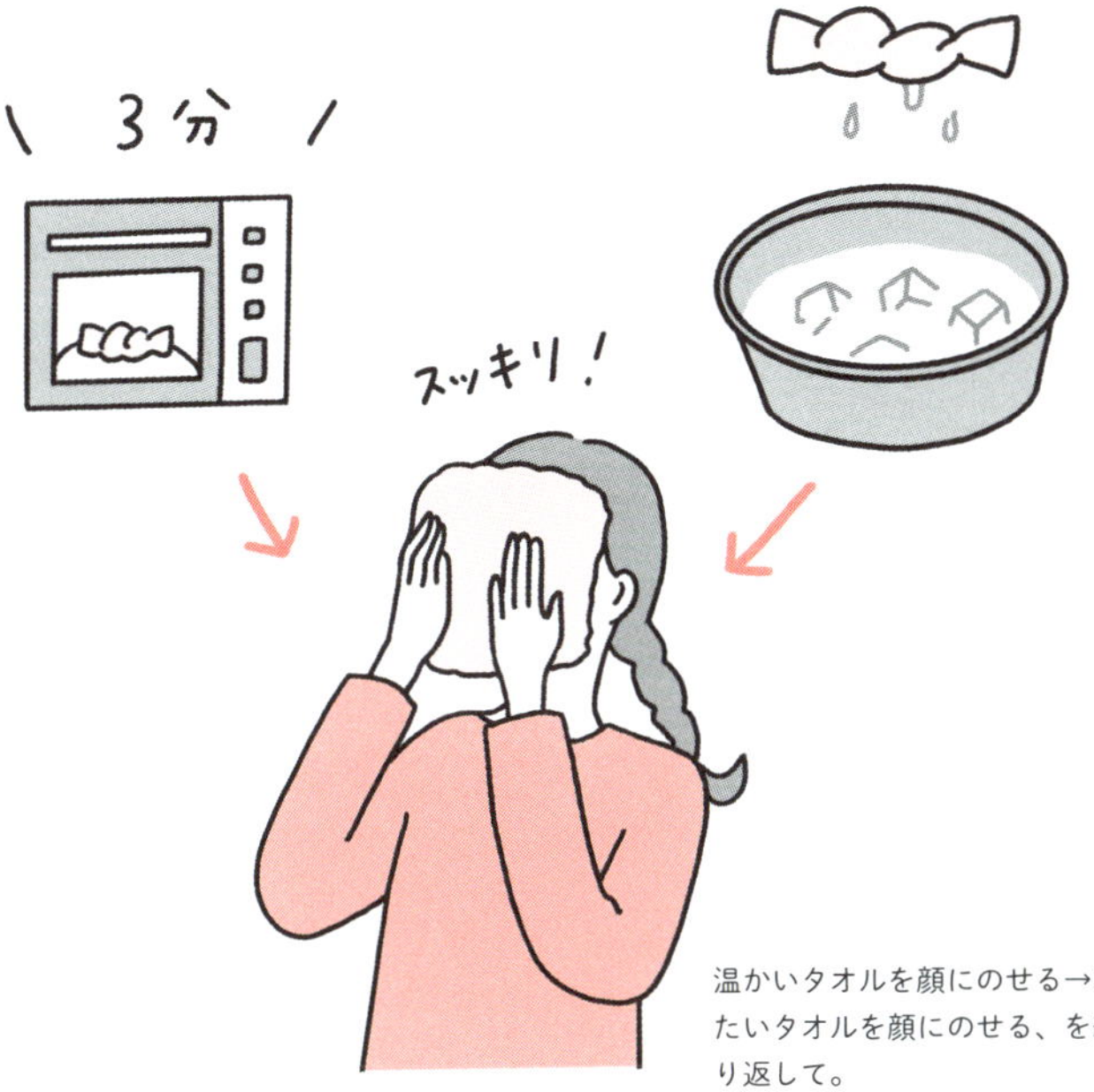

温かいタオルを顔にのせる→冷たいタオルを顔にのせる、を繰り返して。

2日酔いの顔パンパンに素早く効く温冷タオル

顔のむくみの原因は、水分や塩分、アルコールのとり過ぎで水が滞っていること。お酒を飲んだ翌日に顔がパンパンになったことはありませんか?

そんな顔のむくみをとるには、温冷タオルが効果的です。まずタオルを2枚用意します。1枚のタオルは濡らして軽く絞り、電子レンジで3分温めます。もう1枚のタオルは氷水につけて冷やして絞っておきます。最初に温かいタオルを顔全体に30秒のせて、その後に冷たいタオルを30秒。これを何回か繰り返すと、血管が拡張・縮小を繰り返します。ポンプ作用で血流がよくなり、むくみもスッキリ。

winter

1月
30日

キムチは腸にいい発酵食品。キムチくんマークつきを買う

- 韓国料理の代表格のキムチは乳酸菌が豊富で、腸内環境を整える
- 汗をかかない程度に食べるのがポイント

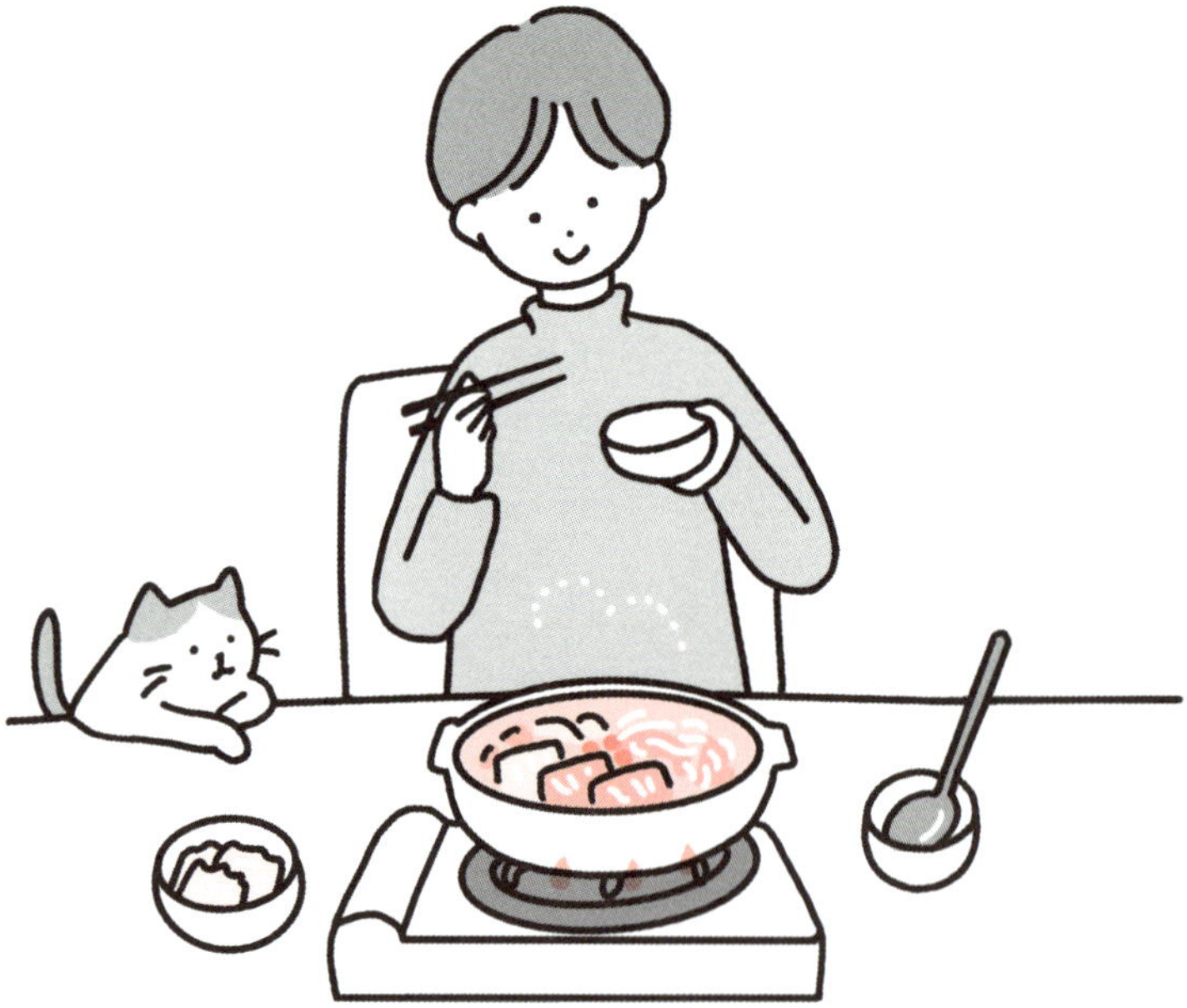

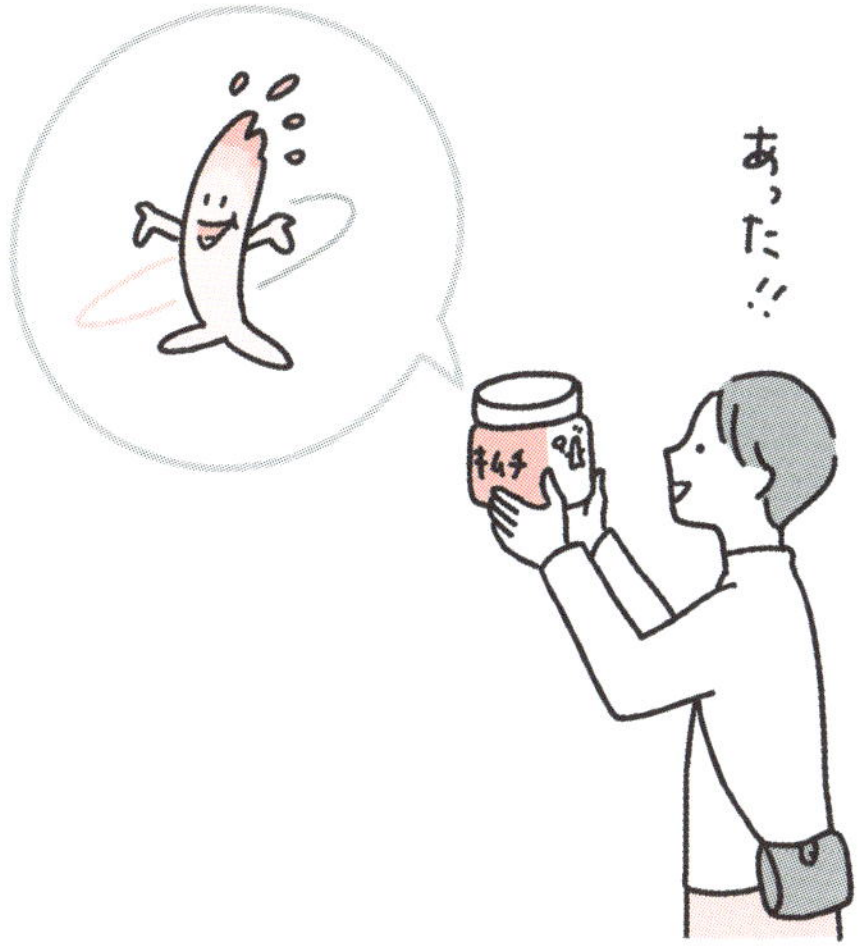

ただ唐辛子をつけているだけでなく、キムチくんマークのついた熟成発酵しているキムチを選んで。

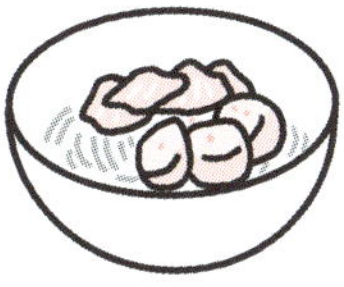

キムチ×アボカド×めかぶ

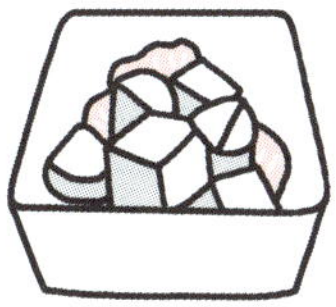

キムチ×チーズ

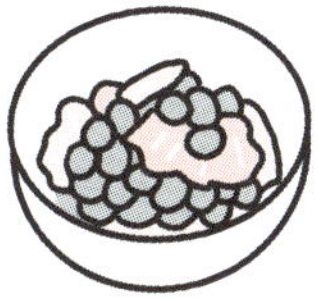

キムチ×納豆

組み合わせ次第で善玉菌がどんどん増える！

韓国料理には辛いものが多く、食べると血行がよくなり体が温まります。ただし汗をかくと体が冷えてしまうので、汗をかかない程度に食べることが大切。

韓国料理の代表格であるキムチは乳酸菌が豊富で、生きたまま腸に届くため腸活にぴったり。「キムチ×納豆」「キムチ×チーズ」「キムチ×アボカド×めかぶ」といった組み合わせなら、腸の中の善玉菌を増やし、より腸内環境を整えて免疫力を高めます。

キムチは、熟成発酵キムチを表す「キムチくんマーク」のついたものを選びましょう。

winter
1月
31日

腹巻パンツは一人二役

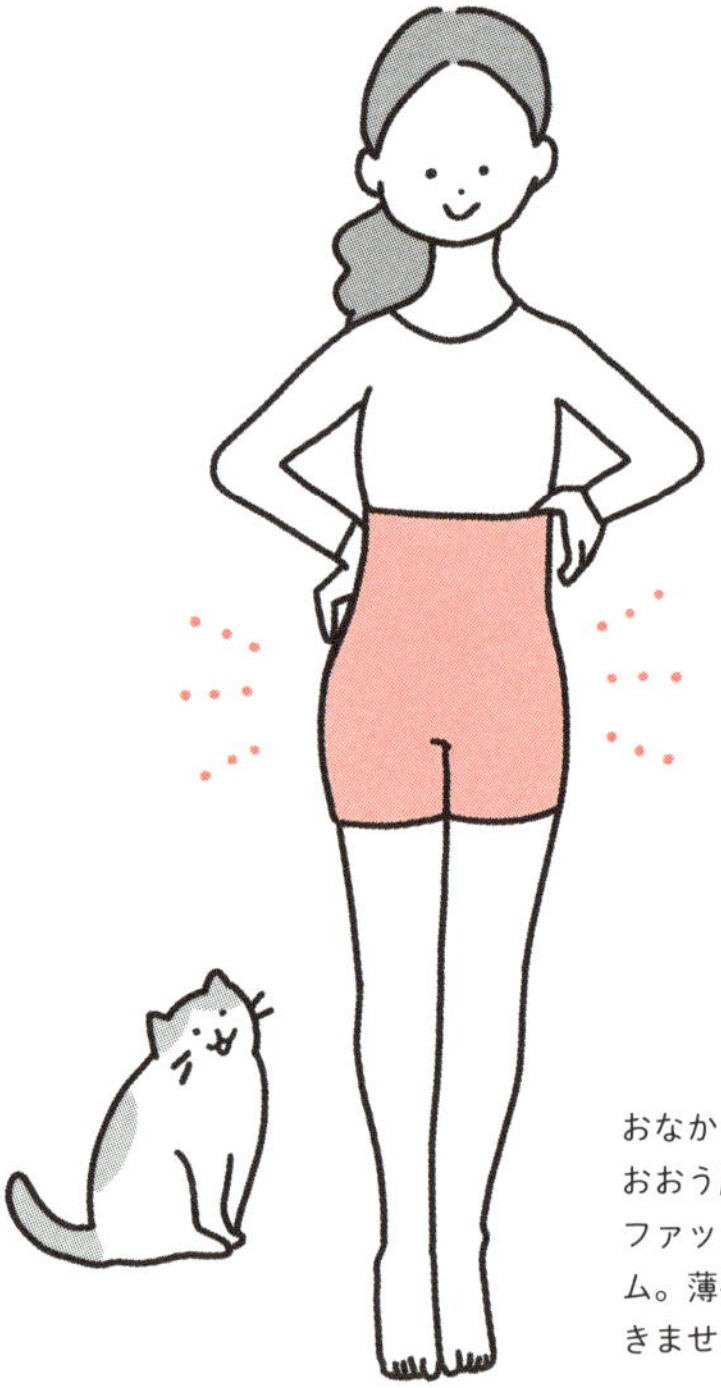

おなかとおしりをまるっとおおう腹巻パンツは、温活ファッションの定番アイテム。薄手ならアウターに響きません。

カバー力が高くずれにくい！

上半身は軽やかにして下半身は温める「こたつスタイル」は、温活ファッションの鉄則。見えないところこそ冷やさないことが大事です。腹巻とショーツが一体化した腹巻パンツはおなかまでしっかりカバーしてくれるうえ、ずれにくく着心地抜群。下半身を丸ごと温めてくれます。

シルクやウール、丈の長いもの、短いものなどメーカーによってさまざまなので、ふだんのファッションや使うシーンに合わせて選びましょう。シルクなどさらっとした素材のものなら、1年じゅう使えます。寝るときに着用すれば朝までホカホカ。

2月1日

タートルネックを着る

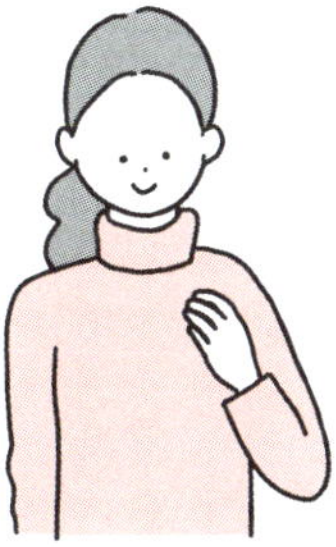

冷えが入り込みやすい首はタートルネックで温めると、体全体がポカポカに。冷えを防ぎながらおしゃれも楽しみたい。

2月2日

家ではルームソックスを履く

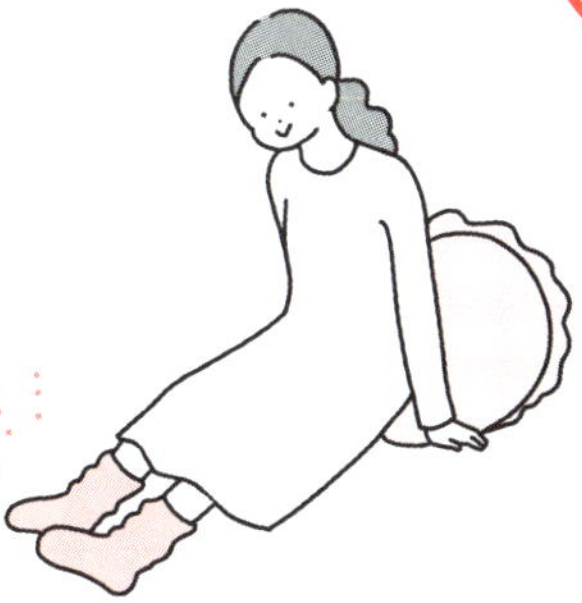

足元を冷やすと血液が上に集まり、イライラしたり、眠れなくなったり。家にいるときもルームソックスで足元を温めて。

2月3日

外出時はお気に入りのマフラーを

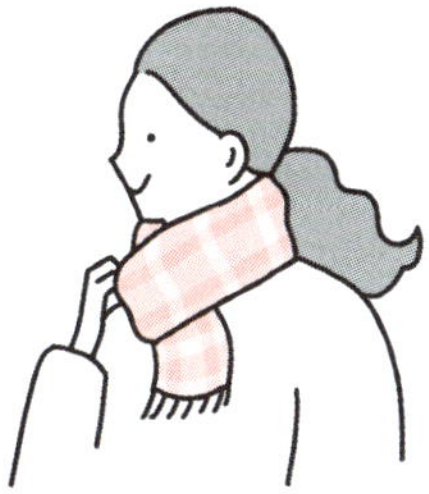

頸動脈《けいどうみゃく》が通り、熱を生み出す褐色《かっしょく》脂肪細胞が集まる首を温めると、血液循環が促進。お気に入りのマフラーで出かけたい。

2月4日

ゆるい靴下で重ね履き

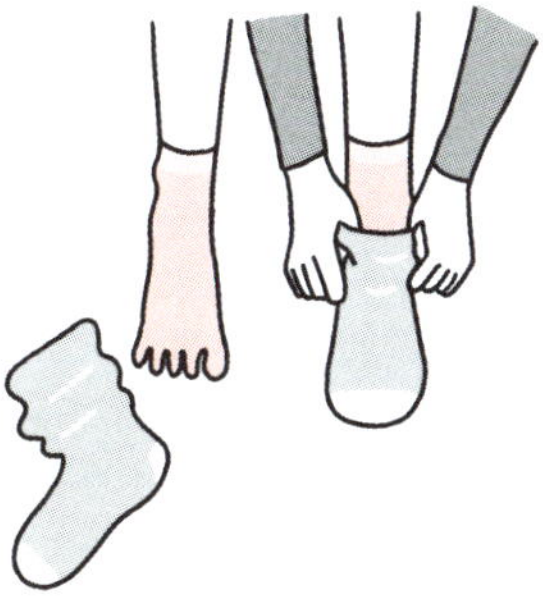

血管を圧迫するきついサイズのソックスはNG。5本指ソックスを履いたら、ゆるめのもこもこソックスで重ね履きを。

winter

2月
5日

どれにしようか悩んだら根菜類を使ったメニュー

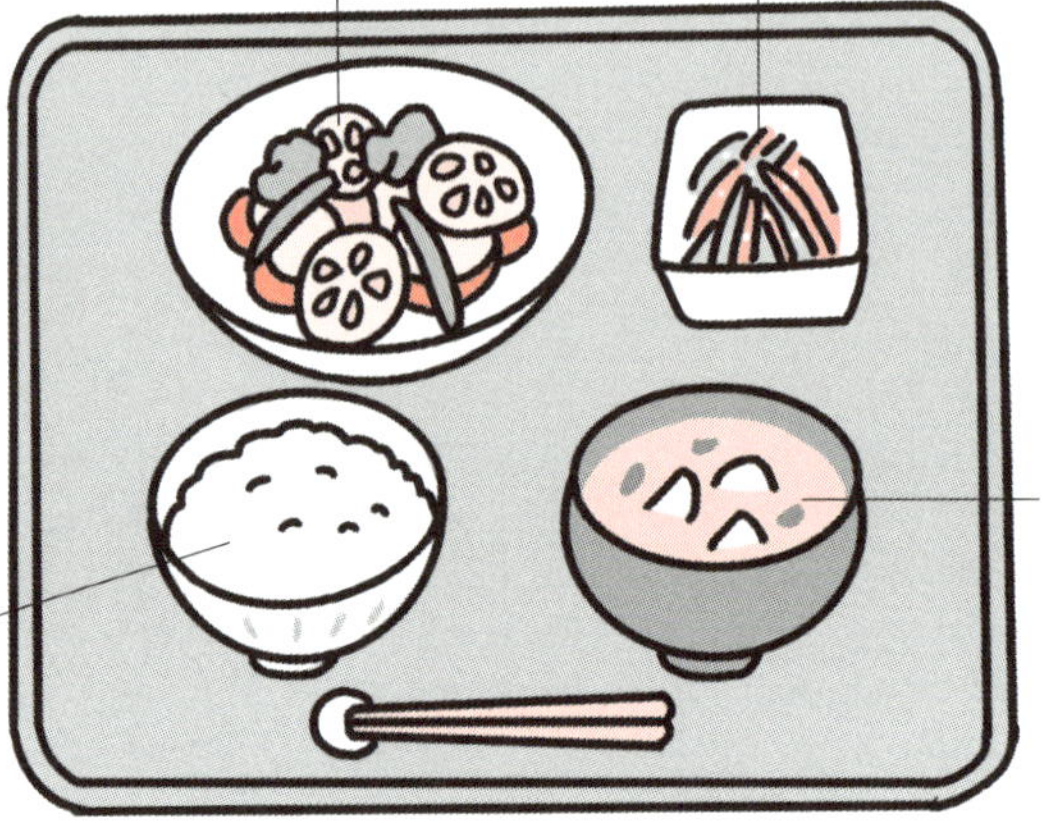

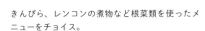

きんぴら、レンコンの煮物など根菜類を使ったメニューをチョイス。

根菜類を食べると下半身から温まります

今日のランチは何を食べようかな……迷ったら、にんじんやごぼう、じゃがいも、レンコン、玉ねぎ、山芋といった根菜類を使ったメニューを選びましょう。

そもそも土の中で育つ根菜は人間でいう下半身に相当するため、漢方では、冷え性気味の人は根菜を食べるのがよいとされています。

根菜類を食べると腰痛や冷えが改善して体が温まり、老廃物をしっかり排出できるようになります。家でも鍋や豚汁、きんぴらごぼうなど、根菜類をたっぷり使う料理をつくって頻繁に食卓に登場させましょう。忙しい日は根菜の入ったお惣菜を買っても○。

2月6日 くつろぐなら床よりソファ

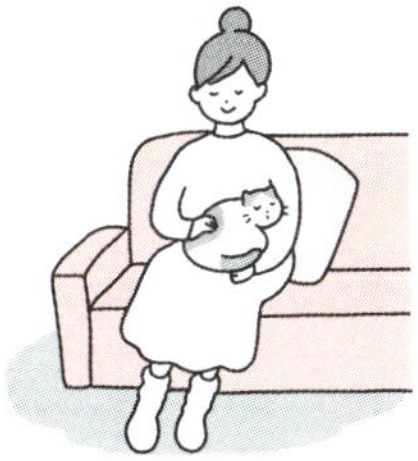

冷たい空気は下に下がるため、床よりもソファのほうが暖かく感じます。

2月7日 毛布は布団の上からかける

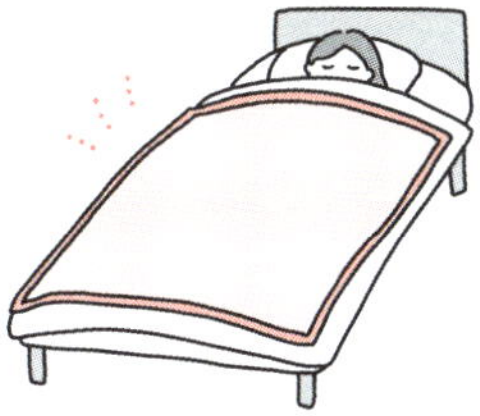

布団の上から毛布をかけると熱が逃げにくくなり、保温力がアップします。

2月8日 パネルウォーマーでホカホカ

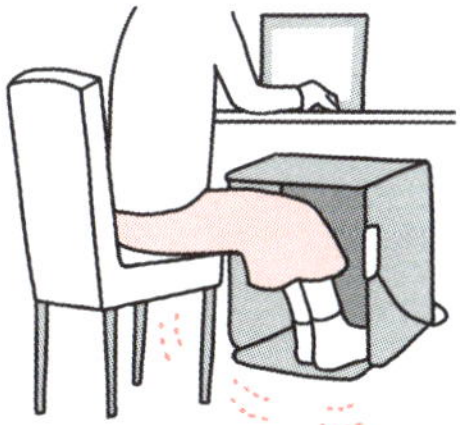

足を包んで暖めるパネルウォーマーは、床下からの冷気を防ぎ暖房効果大。

2月9日 ホットマットで下半身を温める

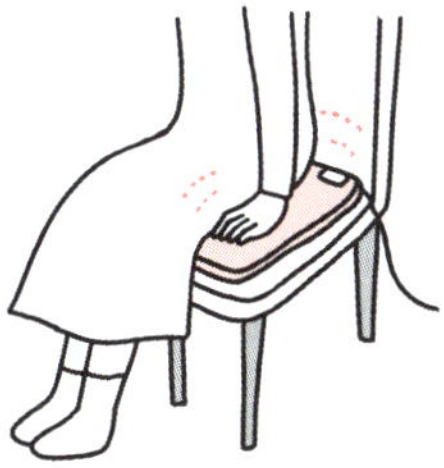

コンパクトなホットマットはピンポイントで暖まり、節電にもなります。

2月10日 部屋着は着る毛布にする

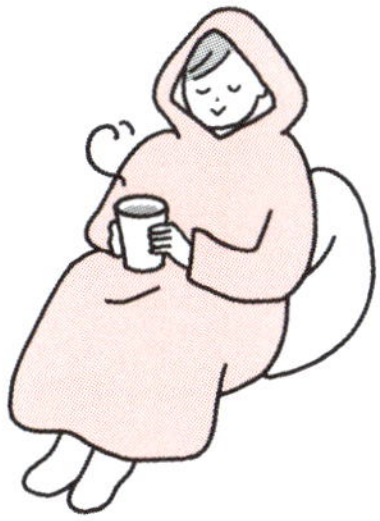

着る毛布は体にぴったり密着させられるため、暖かさをキープできます。

2月11日 ベストを活用する

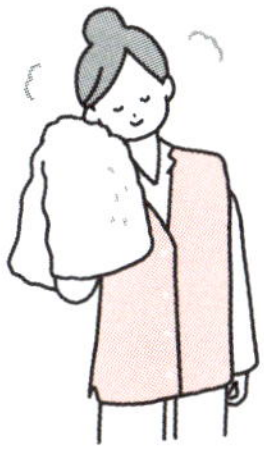

左右の肩甲骨の間の「風《ふう》門《もん》」は冷やすと×。ベストで暖めましょう。

winter
2月
12日

顔にスチーマーを当てる

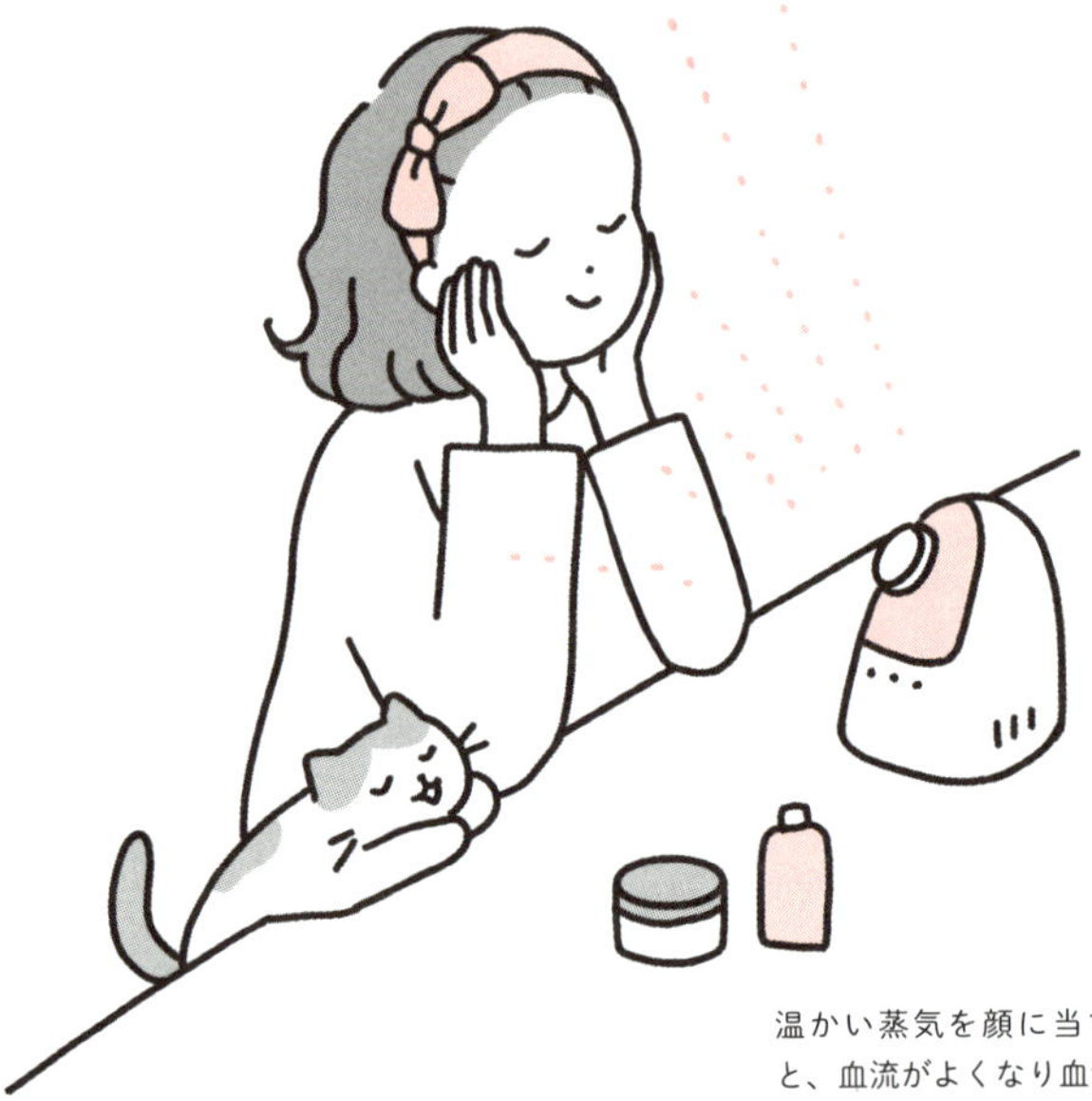

温かい蒸気を顔に当てると、血流がよくなり血色のよいみずみずしい肌に。

皮膚の先まで栄養を届けるのは血液

スキンケアは、血流が命。温かい蒸気を顔に当てるフェイススチーマーを使うと、血行がよくなり顔色が明るくなります。また毛穴が開くので、化粧水やローションが浸透しやすくなります。

そもそも私たちの体の中にある毛細血管をすべてつなぎ合わせると、地球2周半分になるといわれています。皮膚の先まで張りめぐらされた毛細血管に栄養を届けるのは、すべて血液です。血流がよくなれば肌の代謝もアップし、くすみやシミ知らずの美肌が手に入るわけです。お風呂から上がったらすぐにスチーマーを顔に当てましょう。

winter
2月13日

お風呂から出たら1分以内に保湿をする

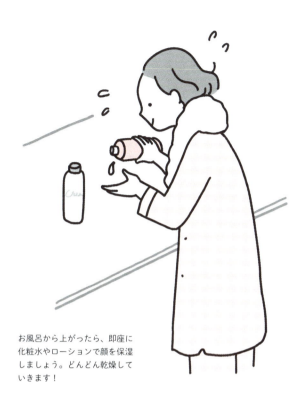

お風呂から上がったら、即座に化粧水やローションで顔を保湿しましょう。どんどん乾燥していきます！

お風呂上がりは1分以内に保湿を

お風呂から上がったら、肌はどんどん乾燥していきます。「10分以内に保湿しましょう」とよくいわれますが、一刻も早く保湿したほうがいい！　大げさではなく、1分以内に顔に化粧水やローションを塗ってほしいです。お風呂上がりにすぐにケアできるように、手にとりやすい場所に置いておきましょう。

冬になるとすねに粉を吹くほど乾燥肌の人は、体にもクリームやオイルを塗って保湿しましょう。私の場合はそれほど乾燥肌ではなく、ベタベタするのも苦手なので、体のスキンケアは控えています。自分に合うケアでOKです。

winter

2月
14日

お風呂に入れない日は手浴・足浴をする

- 手や足を熱いお湯につけるだけで、温まった血液が全身をめぐる
- シャワー浴の日は、足浴も併用して

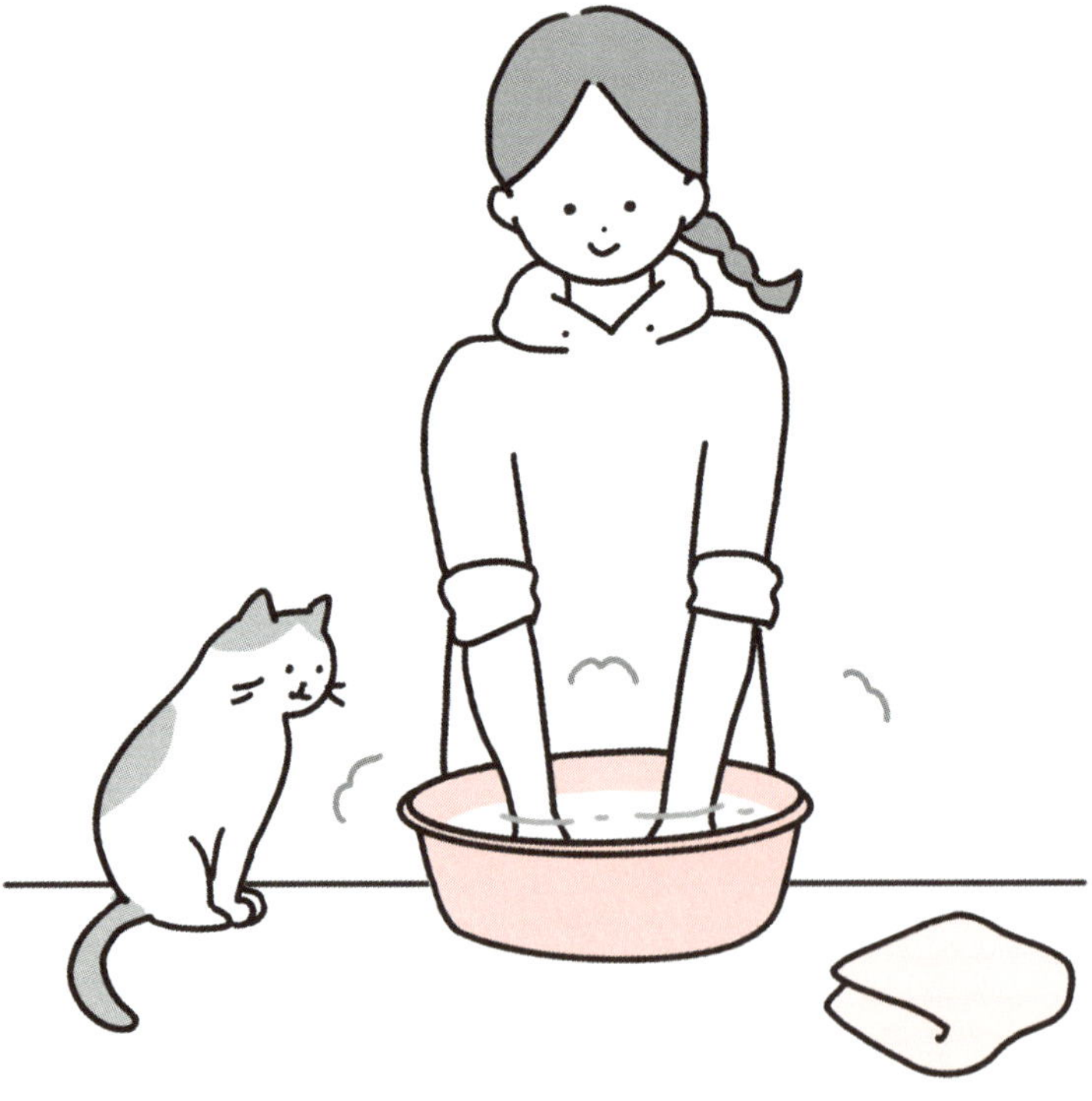

足浴のやり方

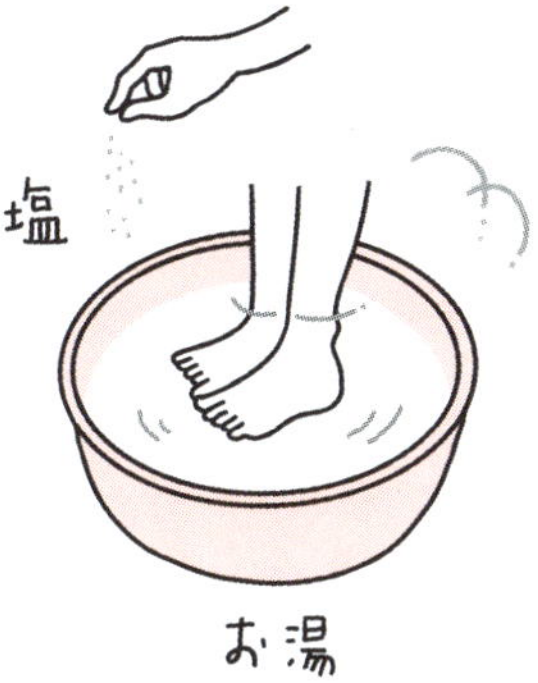

43度くらいの少し熱めのお湯を入れた洗面器に、両足首から足先を10～15分入れる。

手浴のやり方

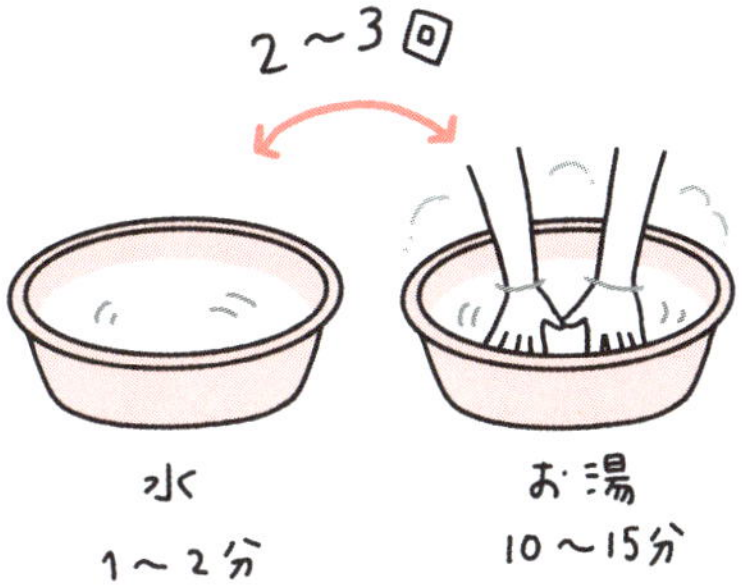

43度くらいの少し熱めのお湯を入れた洗面器に、両手首から手先までつけて10～15分。そのあとに冷水を入れた洗面器に1～2分つけて温冷浴をすると、さらに温め効果が得られる。

冷えを感じたら熱いお湯に手足をチャポン

病気やケガで入浴できない、疲れてお風呂に入る元気がない、そんなときはお湯を張った洗面器に手や足をつけるだけでもOK。温まった血液を全身にめぐらせることができます。

やり方は簡単。洗面器に熱めのお湯を入れて、両手や両足を入れて10～15分。つぎ足し用の熱いお湯も準備し、ときどき加えて湯温が下がるのを防ぎましょう。シャワー浴の日は、洗面器に熱めのお湯を足首まで入れて、足浴をしながらシャワーを浴びるとよいでしょう。朝晩問わず、冷えを感じるときは気軽に行いたい。

winter

2月15日

起きる前に暖房タイマー

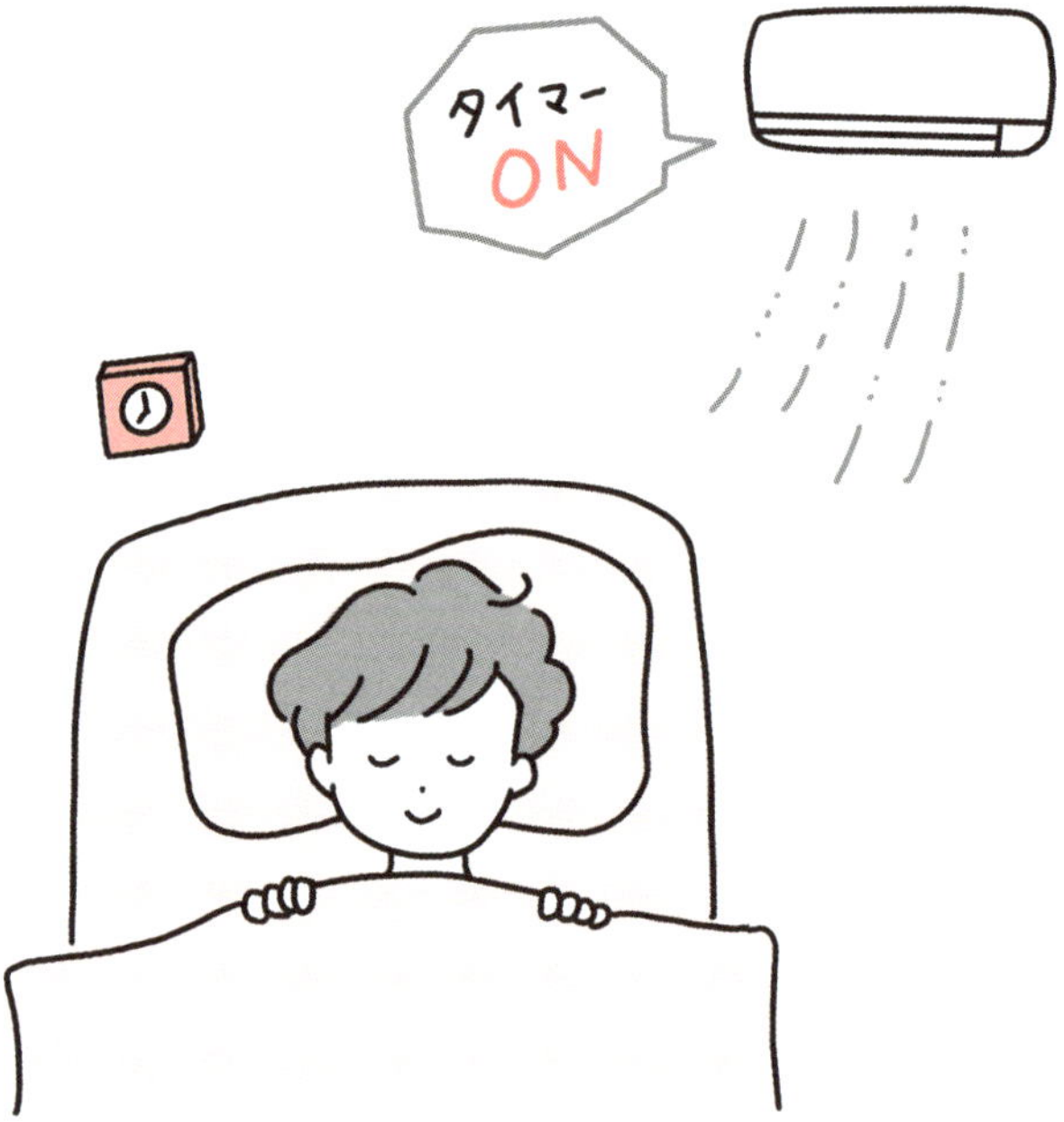

朝起きる前に暖房タイマーで部屋を暖めておくと、
起きやすくなり、体が冷えるのも防げます。

部屋を冷やすのは禁物。一定の室温をキープ

寒い家で過ごすと、風邪やインフルエンザなどの感染症やアレルギー、肺炎などにかかりやすくなります。就寝時もある程度の温度は保ち、冷え過ぎないようにしましょう。寝る前は暖房で部屋を暖めて、布団には湯たんぽを。暖房のスイッチはオフして寝ますが、起きる前に暖房が入るようにタイマー設定をしておきましょう。とにかく部屋の中では「寒い」と感じない工夫が大切です。

布団は、化学繊維のものは熱がこもり、あせもができたり肌が荒れたりすることも。天然繊維の布団のほうが心地よく眠れるでしょう。

2月16日

風邪をひいたら「葛根湯《かっこんとう》」

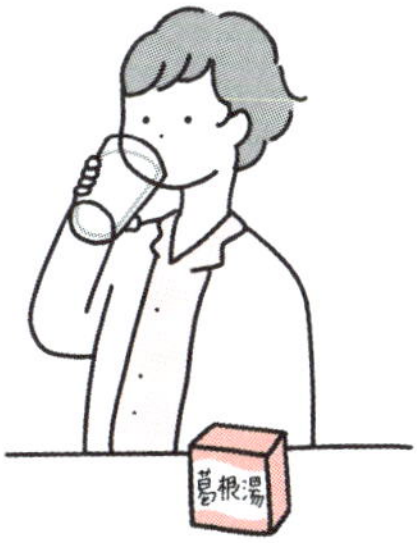

「葛根湯」は風邪の特効薬。上半身の血行をよくするので、肩こりや頭痛の解消にもつながります。飲んだらすぐに布団へ！

2月17日

インフルエンザには「麻黄湯《まおうとう》」

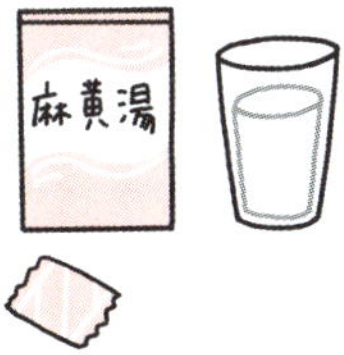

風邪やインフルエンザの初期症状には「麻黄湯」の服用を。体を温めて発汗を促し、熱を発散させる作用があります。

2月18日

風邪のひき始めに効く「湯」

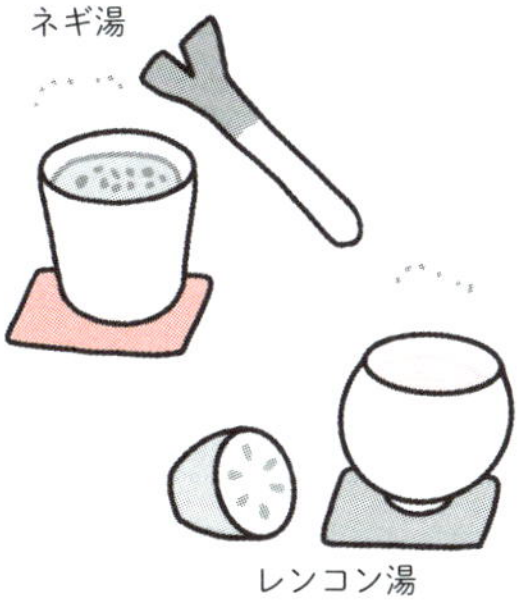

熱湯に長ネギのみじん切りと味噌を入れたネギ湯、番茶にすりおろしレンコンと塩を入れたレンコン湯は、風邪にテキメン。

2月19日

軽い熱の日には薬湯やサウナ

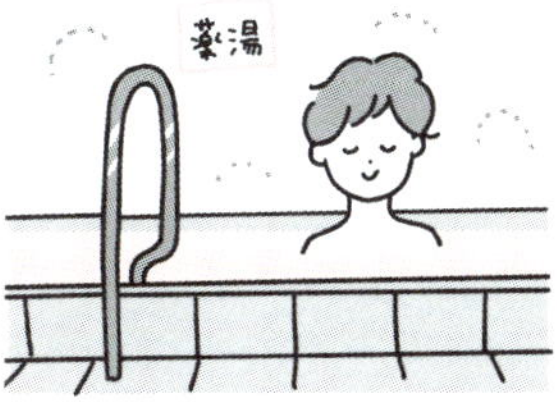

熱が高くなければお風呂に入って OK。薬湯やサウナで体温を上げると免疫細胞が活性化し、風邪を吹き飛ばします。

winter
2月
20日

加湿器をうまく使う

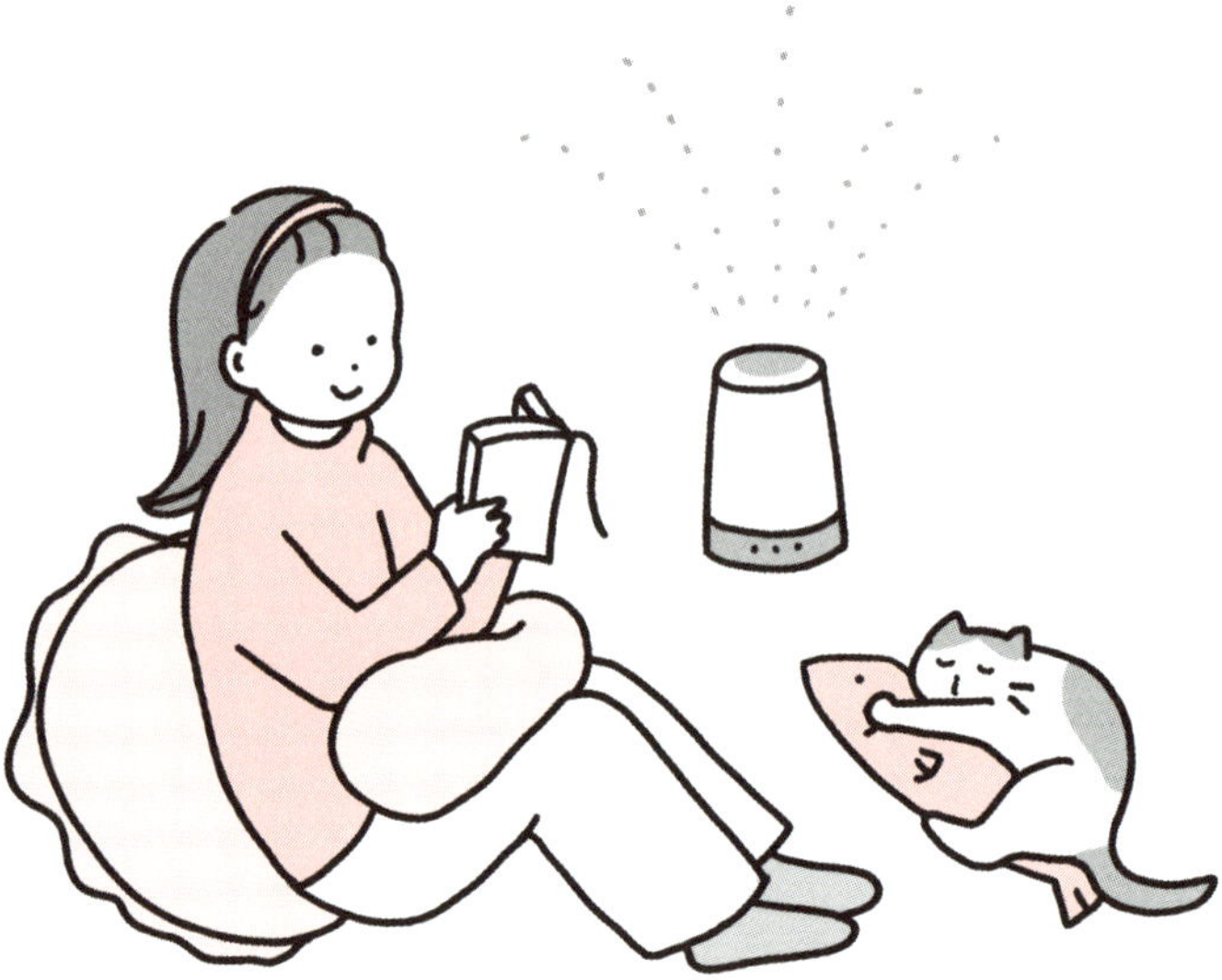

加湿器の蒸気で部屋はじんわりあったか。暖かい部屋で過ごせば、病気知らずの健康体でいられます。

湿度が高いと同じ温度でも暖かく感じる

空気が乾燥するとのどの粘膜の潤いが低下し、病原体が侵入しやすい状態になります。粘膜を乾燥させないよう加湿器をじょうずに活用し、部屋の湿度管理に気を配りましょう。

また加湿器を使うと、同じ温度設定でも暖かく感じるというメリットがあります。夏に蒸し暑いとより暑く感じるのと同じで、湿度があると暖かく感じるのです。

光熱費を節約しようと加湿器や暖房の使用を控える人もいますが、冬の光熱費を節約し過ぎると病気につながります。医療費がかかっては元の木阿弥。光熱費は優先的に考えましょう。

2月21日

しょうが湿布を手づくり

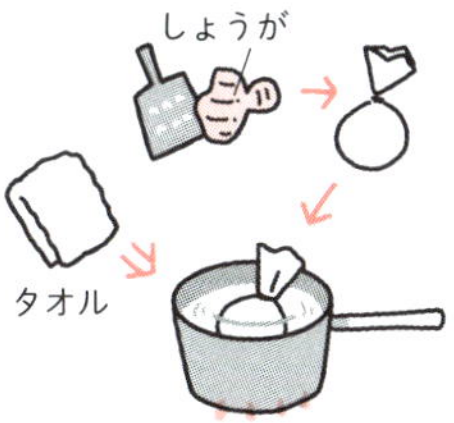

すりおろしたしょうがを入れた湯にタオルを浸し、ゆるく絞って患部に。

2月22日

ニラ湿布で血行促進

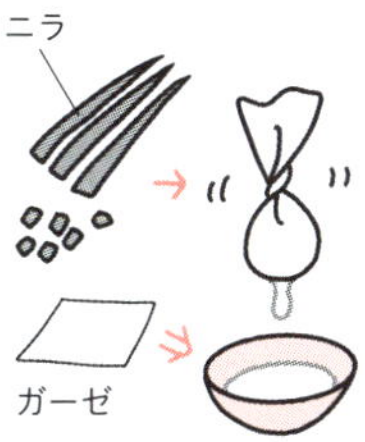

ニラのしぼり汁をガーゼにしみ込ませて、患部に塗って30分おく。

2月23日

熱産生にはにんにく湿布

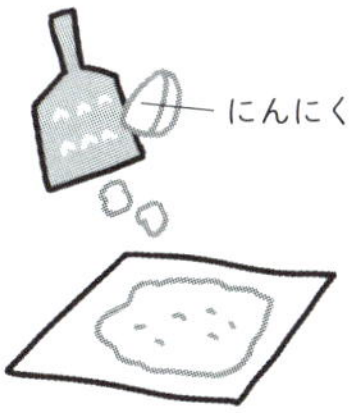

ガーゼに包んだすりおろしにんにくを患部に2～3分当てて、洗い流す。

2月24日

こんにゃくでおなかを温める

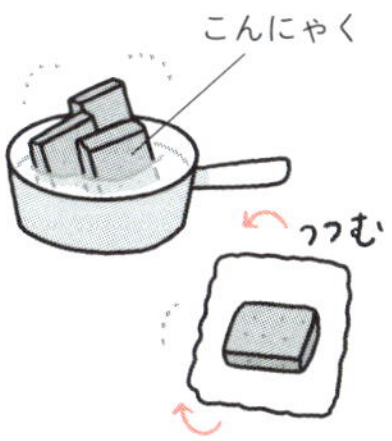

ゆでたこんにゃくをタオルでくるみ、おなかや痛む場所に当てる。

2月25日

あぶったネギで呼吸をラクに

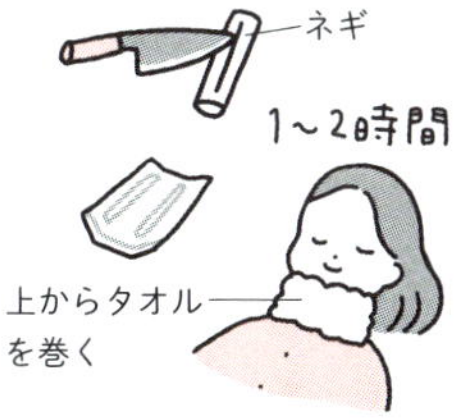

白い部分を火であぶり、包丁で開く。中のぬるぬるした面をのどに当てる。

2月26日

すりおろしたきゅうりで解毒

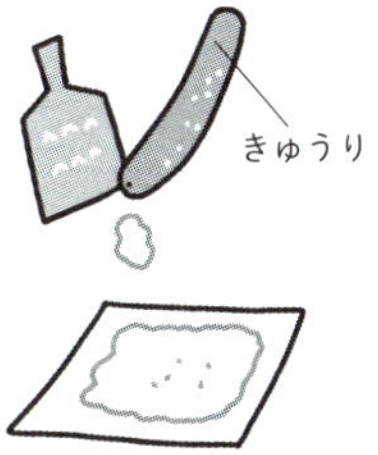

すりおろしてガーゼに浸し、患部に当てる。解毒作用と解熱作用があり。

winter

2月
27日

銭湯に行って温冷交代浴をする

- 温冷交代浴とは、熱いお湯と冷水に交互につかる入浴法

- 最後に冷水で締めると血管が収縮し、湯冷め防止に

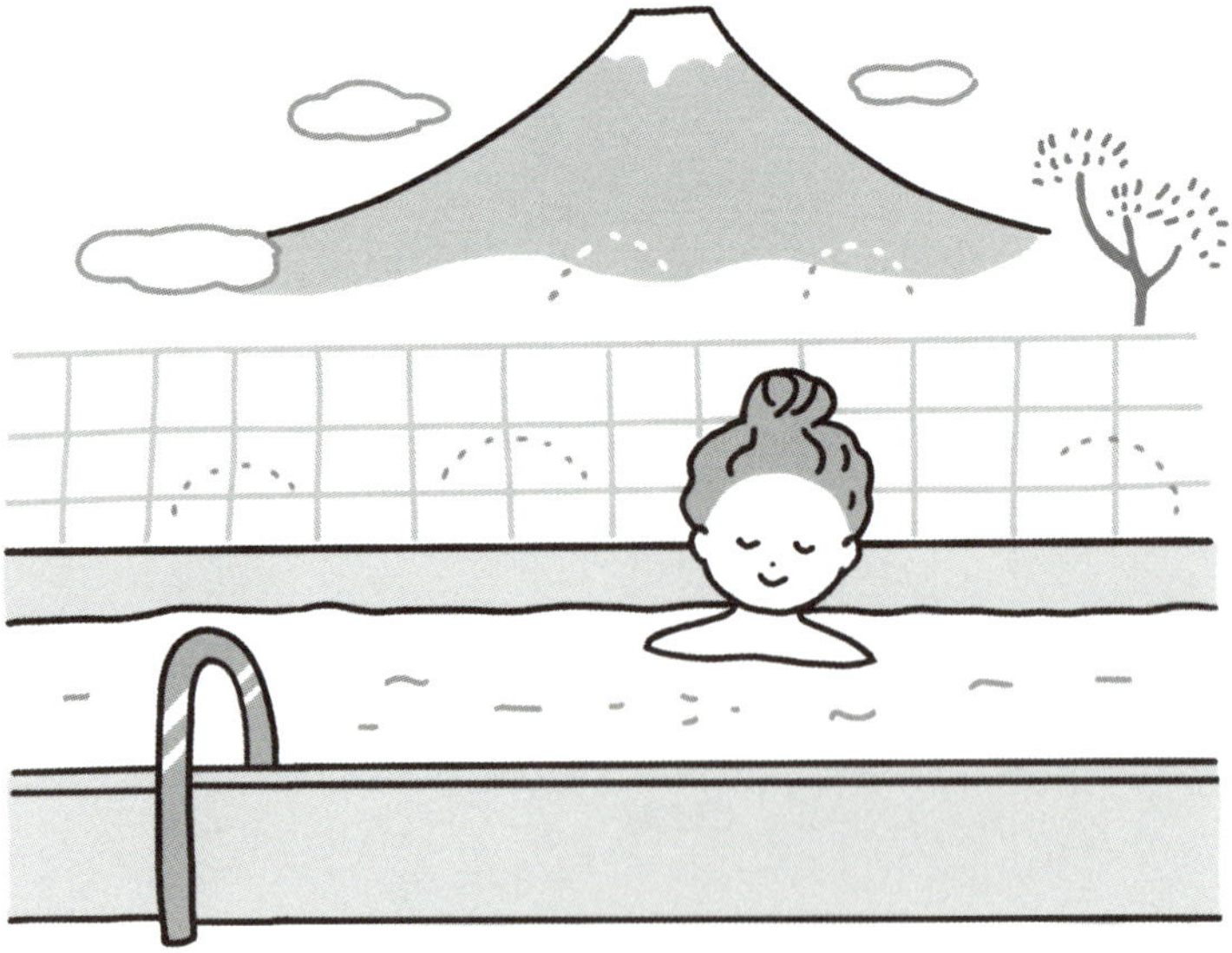

温冷交代浴のやり方

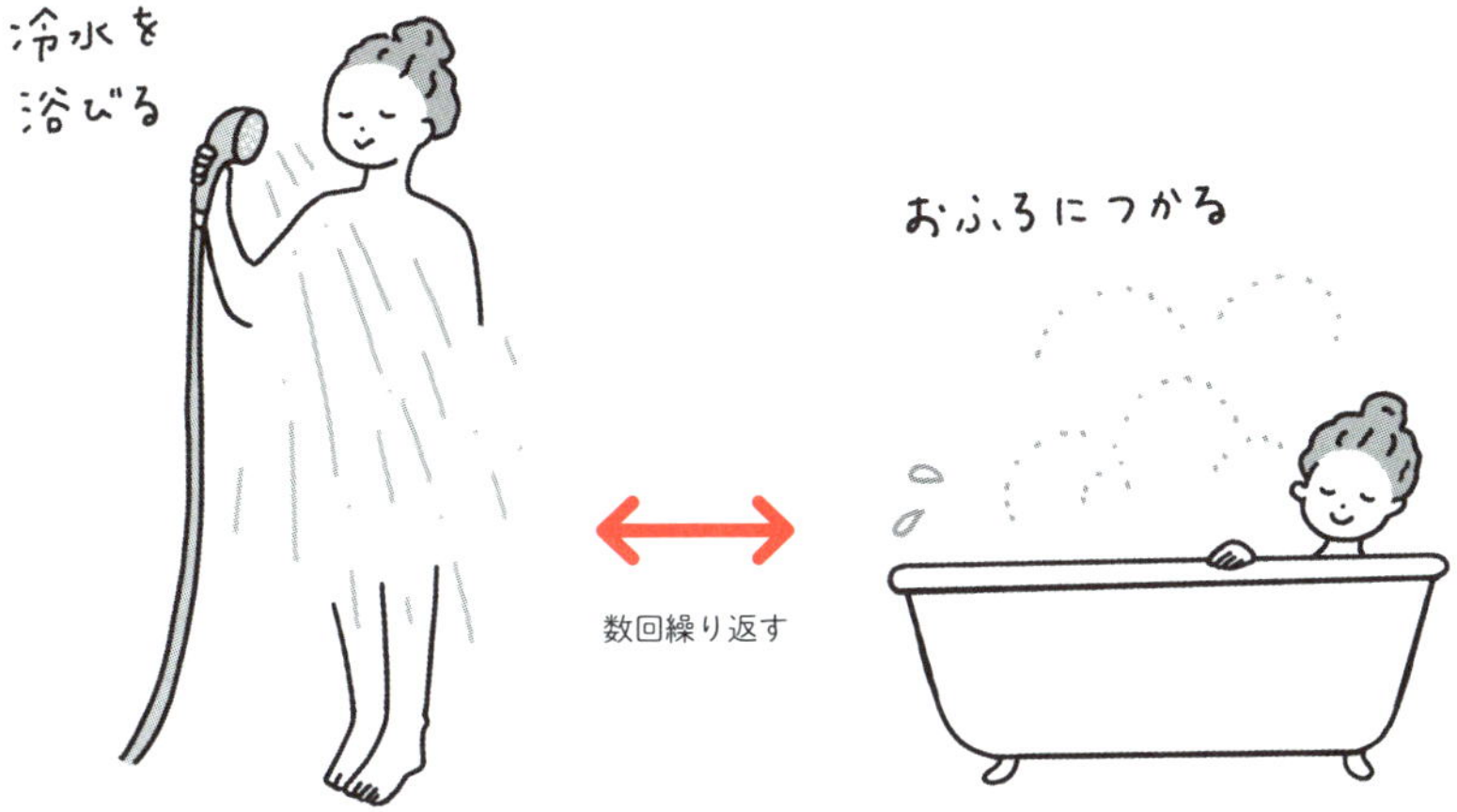

湯船から上がり、約20度の水風呂か冷水シャワーを30秒浴びる。最後は冷水で終わる。

42度以上の熱めのお湯に1～2分つかる。

エネルギーが大量消費！ダイエットにも

手足を思い切り伸ばせる銭湯は、リラックスしながら体を温められる最高の温活スポット。銭湯に行ったら、ぜひ温冷交代浴を試してみましょう。

温冷交代浴とは、42度以上の熱いお湯に1～2分つかった後に、約20度の水風呂に入るか、冷水シャワーを30秒浴びる。これを交互に繰り返す方法。最後に冷水で終えると、体表面の血管が収縮して体が温まり、冷えにくくなります。それだけでなく、熱を産生して脂肪を燃やす褐色《かっしょく》脂肪細胞を刺激するため、エネルギー消費量をアップさせる働きもあります。

winter

2月
28日

室温22度、湿度50%以上を保てるように注意する

- 寒くて乾燥した場所は、ウイルスが侵入しやすい
- 部屋の空気を循環させて、頭寒足熱で過ごす

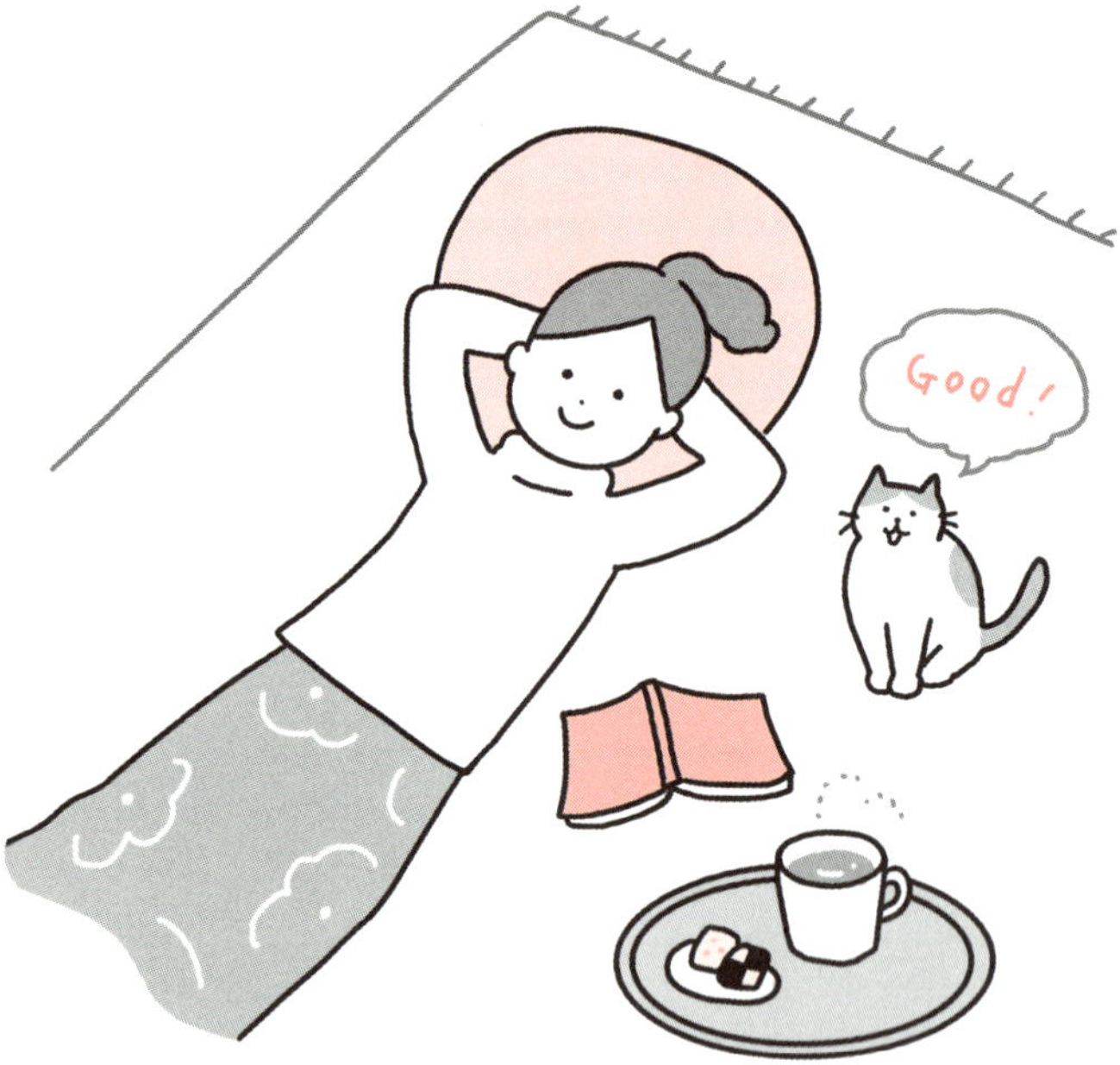

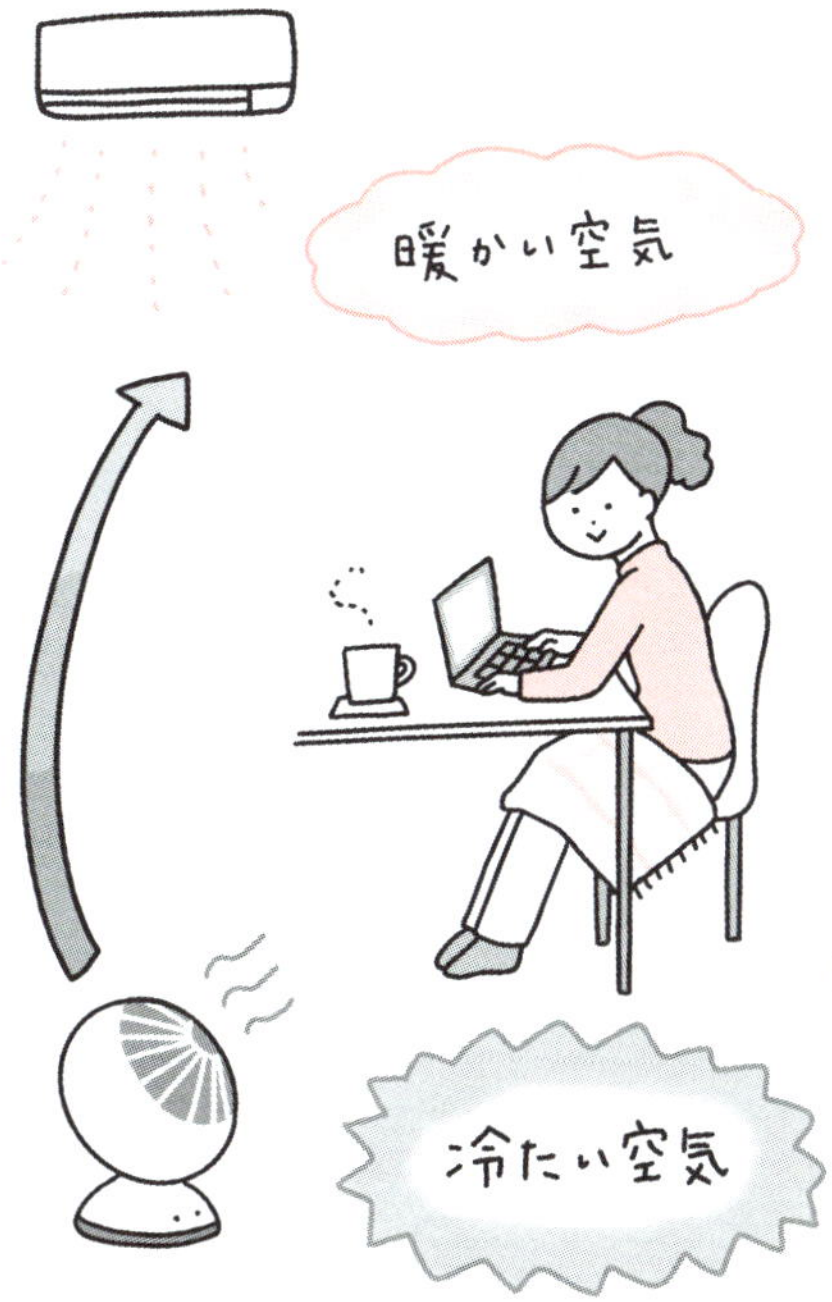

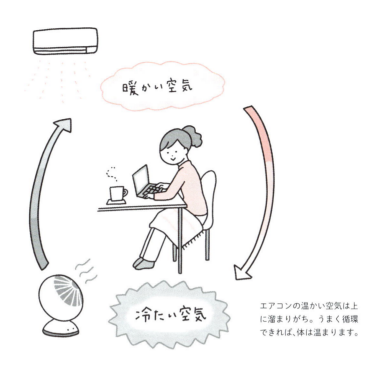

エアコンの温かい空気は上に溜まりがち。うまく循環できれば、体は温まります。

暖かい空気は上にいく。じょうずにめぐらせて

冬の室温は22〜25度、湿度は50〜60%を保ちましょう。風邪やインフルエンザなどのウイルスは、寒くて乾燥した環境が大好き。ウイルスの侵入を防ぐには空気に潤いを与えることが大切です。体を温める基本は頭寒足熱ですが、暖かい空気は上にいく性質があります。扇風機やサーキュレーターなどで部屋の空気をかき混ぜて、部屋の上のほうだけ暖かくなるのを避けましょう。小型ヒーターなどを上手に使って下半身を温めると、体全体を温められます。エアコンと小型ヒーターの二刀流で、寒い冬を乗り切りましょう。

おわりに

今から20年以上前、20代の私の体も冷え切っていました。
大学病院での研修医時代。36時間勤務が週3回という
ハードワークに心も体も悲鳴をあげていました。
ついに生理が止まり、そこではじめて父(医師の石原結實先生)に助けを求めました。
すると、玄米や梅干し、しょうが紅茶、おしゃれとは程遠い腹巻が、
段ボール箱いっぱいに送られてきました。
そこから父のアドバイス通り、
毎日玄米と梅干しを食べ、しょうが紅茶を飲み、腹巻をしました。
すると、しばらくすると体温が1度上がり、生理も元通り。
生理痛、便秘、目が開かないくらいひどい花粉症も改善しました。
私が提案する温活は、こうした私自身の経験から生まれたものだったのです。
その後、妊娠、出産を経て現在に至るまで、当たり前のように温活生活を送っています。
今のルーティンは、仕事が終わったら近所のジムで30分ランニング、
その後向かいの銭湯に移動してサウナで整う。

夜はぐっすり眠れるので、翌朝もシャキッと目覚められる。
毎日を元気に過ごせています。

温活をルーティン化するには、
ストレスを感じない簡単なものからとり入れるのがコツ。
わざわざジムに行かなきゃ、半身浴を30分しなきゃ、
となると時間がないとあきらめてしまうので、家の中でできることから始めましょう。
腹巻をする、温かいものを飲む、しょうがを足す、お風呂に5分だけつかる……
この本には、そんなヒントがたくさん詰まっています。
何度も読み返して実践していただけると嬉しいです。

温活を当たり前の習慣にすれば、
この先もずっと心身ともに健やかでいられます。
変化の多い女性の人生、共に楽しみましょう!

イシハラクリニック副院長
石原新菜

石原 新菜

医師。イシハラクリニック副院長。父・石原結實のクリニックで主に漢方医学、自然療法、食事療法により、種々の病気の治療にあたっている。1980年長崎県生まれ。小学校2年生までスイスで過ごし、高校卒業まで静岡県伊東市で育つ。帝京大学医学部卒業後、同大学病院で研修医として勤務。わかりやすい医学解説と親しみやすい人柄で人気があり、テレビ、ラジオ、雑誌などで幅広く活躍中。二児の母。著書多数。日本内科学会会員。日本東洋医学会会員。日本温泉気候物理医学会会員。

デザイン　日毛 直美
イラスト　ふじい ふみか
編集協力　池田 純子　八文字 則子
校正　滄流社
編集　山中 千穂

カラダを温めて冷えをとる！ 温活365日

発行日　2025年2月1日　第1刷発行

著　者　石原 新菜
発行者　清田 名人
発行所　株式会社内外出版社
〒110-8578 東京都台東区東上野2-1-11
電話 03-5830-0368(企画販売局)
電話 03-5830-0237(編集部)
https://www.naigai-p.co.jp/
印刷・製本　中央精版印刷株式会社

ISBN978-4-86257-728-3